CB122650

NEONATOLOGIA

A Medicina é uma área do conhecimento em constante evolução. Os protocolos de segurança devem ser seguidos, porém novas pesquisas e testes clínicos podem merecer análises e revisões, inclusive de regulação, normas técnicas e regras do órgão de classe, como códigos de ética, aplicáveis à matéria. Alterações em tratamentos medicamentosos ou decorrentes de procedimentos tornam-se necessárias e adequadas. Os leitores, profissionais da saúde que se sirvam desta obra como apoio ao conhecimento, são aconselhados a conferir as informações fornecidas pelo fabricante de cada medicamento a ser administrado, verificando as condições clínicas e de saúde do paciente, dose recomendada, o modo e a duração da administração, bem como as contraindicações e os efeitos adversos. Da mesma forma, são aconselhados a verificar também as informações fornecidas sobre a utilização de equipamentos médicos e/ou a interpretação de seus resultados em respectivos manuais do fabricante. É responsabilidade do médico, com base na sua experiência e na avaliação clínica do paciente e de suas condições de saúde e de eventuais comorbidades, determinar as dosagens e o melhor tratamento aplicável a cada situação. As linhas de pesquisa ou de argumentação do autor, assim como suas opiniões, não são necessariamente as da Editora.

Esta obra serve apenas de apoio complementar a estudantes e à prática médica, mas não substitui a avaliação clínica e de saúde de pacientes, sendo do leitor – estudante ou profissional da saúde – a responsabilidade pelo uso da obra como instrumento complementar à sua experiência e ao seu conhecimento próprio e individual.

Do mesmo modo, foram empregados todos os esforços para garantir a proteção dos direitos de autor envolvidos na obra, inclusive quanto às obras de terceiros e imagens e ilustrações aqui reproduzidas. Caso algum autor se sinta prejudicado, favor entrar em contato com a Editora.

Finalmente, cabe orientar o leitor que a citação de passagens desta obra com o objetivo de debate ou exemplificação ou ainda a reprodução de pequenos trechos desta obra para uso privado, sem intuito comercial e desde que não prejudique a normal exploração da obra, são, por um lado, permitidas pela Lei de Direitos Autorais, art. 46, incisos II e III. Por outro, a mesma Lei de Direitos Autorais, no art. 29, incisos I, VI e VII, proíbe a reprodução parcial ou integral desta obra, sem prévia autorização, para uso coletivo, bem como o compartilhamento indiscriminado de cópias não autorizadas, inclusive em grupos de grande audiência em redes sociais e aplicativos de mensagens instantâneas. Essa prática prejudica a normal exploração da obra pelo seu autor, ameaçando a edição técnica e universitária de livros científicos e didáticos e a produção de novas obras de qualquer autor.

Editora Manole

NEONATOLOGIA

Série Pediatria SOPERJ

EDITORES

Katia Telles Nogueira
Edson Ferreira Liberal
Marcio Moacyr Vasconcelos

ORGANIZADORES DA SÉRIE

Joel Bressa da Cunha
Adriana Rocha Brito

ORGANIZADORES DESTE VOLUME

Patrícia de Padua Andrade Campanha
Arnaldo Costa Bueno

SOPERJ
SOCIEDADE DE PEDIATRIA DO ESTADO DO RIO DE JANEIRO

manole
editora

Copyright © Editora Manole Ltda., 2022, por meio de contrato com a Sociedade de Pediatria do Estado do Rio de Janeiro (SOPERJ)
Logotipo © Sociedade de Pediatria do Estado do Rio de Janeiro (SOPERJ)

Editora responsável: Rosana Arruda da Silva
Projeto gráfico: Departamento Editorial da Editora Manole
Diagramação: Lira Editorial
Ilustrações: Lira Editorial
Capa: Departamento de Arte da Editora Manole

CIP-BRASIL. CATALOGAÇÃO NA PUBLICAÇÃO
SINDICATO NACIONAL DOS EDITORES DE LIVROS, RJ

N36

Neonatologia/editores Katia Telles Nogueira, Edson Ferreira Liberal, Marcio Moacyr Vasconcelos ; organizadores da série Joel Bressa da Cunha, Adriana Rocha Brito; organizadores deste volume Patrícia de Padua Andrade Campanha, Arnaldo Costa Bueno. – 1. ed. – Santana de Parnaíba [SP]: Manole, 2022.
336 p.; 23 cm. (Pediatria SOPERJ)

Inclui bibliografia e índice
ISBN 978-65-5576-623-3

1. Neonatologia. 2. Recém-nascidos – Cuidado e tratamento. I. Nogueira, Katia Telles. II. Liberal, Edson Ferreira. III. Vasconcelos, Marcio Moacyr. IV. Cunha, Joel Bressa da. V. Brito, Adriana Rocha. VI. Campanha, Patrícia de Padua Andrade. VII. Bueno, Arnaldo Costa.

21-74661 CDD: 618.9201
CDU: 616-053.31

Meri Gleice Rodrigues de Souza – Bibliotecária – CRB-7/6439

Todos os direitos reservados.
Nenhuma parte deste livro poderá ser reproduzida,
por qualquer processo, sem a permissão expressa dos editores.
É proibida a reprodução por fotocópia.

A Editora Manole é filiada à ABDR – Associação Brasileira de Direitos Reprográficos

Edição – 2022
Reimpressão – 2023

Editora Manole Ltda.
Alameda América, 876
Tamboré – Santana de Parnaíba – SP – Brasil
CEP: 06543-315
Fone: (11) 4196-6000
www.manole.com.br | https://atendimento.manole.com.br/

Impresso no Brasil
Printed in Brazil

EDITORES

Katia Telles Nogueira
Doutora em Saúde Coletiva pelo Instituto de Medicina Social da Universidade do Estado do Rio de Janeiro (UERJ). Professora Adjunta da Disciplina de Emergências Pediátricas da Faculdade de Ciências Médicas da UERJ. Professora Adjunta de Saúde da Criança da Universidade Estácio de Sá (UNESA). Especialista em Adolescência pela Sociedade Brasileira de Pediatria (SBP). Membro do Departamento de Emergências da SBP. Presidente da Sociedade de Pediatria do Estado do Rio de Janeiro (SOPERJ) – triênio 2019-2021.

Edson Ferreira Liberal
Professor de Pediatria da Escola de Medicina e Cirurgia da Universidade Federal do Estado do Rio de Janeiro (EMC-UNIRIO). Vice-Presidente da Sociedade Brasileira de Pediatria (SBP).

Marcio Moacyr Vasconcelos
Professor Associado de Pediatria da Universidade Federal Fluminense (UFF). *Fellow* em Neurologia Pediátrica pela George Washington University – EUA. Membro do Departamento Científico (DC) de Neurologia da Sociedade de Pediatria do Estado do Rio de Janeiro (SOPERJ) e da Sociedade Brasileira de Pediatria (SBP).

ORGANIZADORES DA SÉRIE

Joel Bressa da Cunha
Médico, com pós-graduação em Neonatologia pela Universidade de Tohoku – Japão. Presidente do Departamento Científico (DC) de Saúde Escolar da Sociedade Brasileira de Pediatria (SBP). Diretor de Publicação e membro do Departamento Científico (DC) de Saúde Escolar da Sociedade de Pediatria do Estado do Rio de Janeiro (SOPERJ).

Adriana Rocha Brito
Neurologista pediátrica pelo Instituto Fernandes Figueira, da Fundação Oswaldo Cruz (IFF-FIOCRUZ). Professora Adjunta de Pediatria da Universidade Federal Fluminense (UFF). Mestre em Saúde da Criança e do Adolescente e Doutora em Neurologia pela UFF. Membro do Departamento Científico (DC) de Segurança e do Grupo de Trabalho (GT) de Saúde Mental da Sociedade Brasileira de Pediatria (SBP). Diretora Adjunta de Publicação, membro do DC de Neurologia e do GT de Segurança e Prevenção da Violência da Sociedade de Pediatria do Estado do Rio de Janeiro (SOPERJ).

ORGANIZADORES DESTE VOLUME

Patrícia de Padua Andrade Campanha
Mestre em Saúde da Criança e da Mulher pelo Instituto Fernandes Figueira, da Fundação Oswaldo Cruz (IFF-FIOCRUZ). Doutoranda em Clínica Médica pela Universidade Federal do Rio de Janeiro (UFRJ). Especialista em Pediatria com área de atuação em Neonatologia pela Sociedade Brasileira de Pediatria (SBP). Diretora do Departamento Neonatal da Maternidade Leila Diniz – Rio de Janeiro. Coordenadora do Programa de Residência Médica em Neonatologia da Maternidade Leila Diniz. Membro do Departamento Científico (DC) de Perinatologia da Sociedade de Pediatria do Estado do Rio de Janeiro (SOPERJ). Instrutora do Programa de Reanimação Neonatal da SBP. Consultora nacional do método canguru pelo Ministério da Saúde. Médica do Serviço de Neonatologia da Maternidade Escola da UFRJ.

Arnaldo Costa Bueno
Professor Associado do Departamento Materno-Infantil da Universidade Federal Fluminense (UFF). Doutor em Saúde da Criança e da Mulher pelo Instituto Fernandes Figueira, da Fundação Oswaldo Cruz (IFF-FIOCRUZ). Especialista em Pediatria com área de atuação em Neonatologia pela Sociedade Brasileira de Pediatria (SBP). Consultor nacional do método canguru pelo Ministério da Saúde. Membro do Departamento Científico (DC) de Perinatologia da Sociedade de Pediatria do Estado do Rio de Janeiro (SOPERJ). Instrutor do Programa de Reanimação Neonatal da SBP. Instrutor do curso *Pediatric Advanced Life Support* (PALS) pela SBP e American Heart Association (AHA). Membro da Comissão do Título de Especialista em Neonatologia (CEXTEN) da SBP.

AUTORES

Alan Araújo Vieira
Professor Associado do Departamento Materno-Infantil da Universidade Federal Fluminense (UFF). Doutor em Saúde Materno-Infantil pelo Instituto Fernandes Figueira, da Fundação Oswaldo Cruz (IFF-FIOCRUZ). Chefe do Serviço de Neonatologia do Hospital Universitário Antônio Pedro (HUAP) - Niterói. Especialista em Pediatria com área de atuação em Neonatologia pela Sociedade Brasileira de Pediatria (SBP).

Antônio Carlos de Almeida Melo
Membro do Departamento Científico (DC) de Perinatologia da Sociedade de Pediatria do Estado do Rio de Janeiro (SOPERJ) e do DC de Aleitamento Materno da SOPERJ. Especialista em Pediatria com área de atuação em Neonatologia pela Sociedade Brasileira de Pediatria (SBP).

Arnaldo Costa Bueno
Professor Associado do Departamento Materno-Infantil da Universidade Federal Fluminense (UFF). Doutor em Saúde da Criança e da Mulher pelo Instituto Fernandes Figueira, da Fundação Oswaldo Cruz (IFF-FIOCRUZ). Especialista em Pediatria com área de atuação em Neonatologia pela Sociedade Brasileira de Pediatria (SBP). Consultor nacional do método canguru pelo Ministério da Saúde. Membro do Departamento Científico (DC) de Perinatologia da Sociedade de Pediatria do Estado do Rio de Janeiro (SOPERJ). Instrutor do Programa de Reanimação Neonatal da SBP. Instrutor do curso *Pediatric Advanced Life Support* (PALS) pela SBP e American Heart Association (AHA). Membro da Comissão do Título de Especialista em Neonatologia (CEXTEN) da SBP.

Camilla Morcelli Tovar
Membro do Departamento Científico (DC) de Perinatologia da Sociedade de Pediatria do Estado do Rio de Janeiro (SOPERJ). Especialista em Pediatria com área de atuação em Neonatologia pela Sociedade Brasileira de Pediatria (SBP). Rotina médica da UTI Neonatal do Hospital Oeste D'Or – Rede D'Or/São Luiz – Rio de Janeiro.

Carlos Alberto Bhering
Professor Titular da Cadeira de Pediatria da Faculdade Severino Sombra – Vassouras. Doutor em Saúde da Criança e da Mulher pelo Instituto Fernandes Figueira, da Fundação Oswaldo Cruz (IFF-FIOCRUZ). Médico do Departamento de Neonatologia do IFF.

Carmen Lucia Leal Ferreira Elias
Mestre em Saúde Coletiva pelo Núcleo de Estudos em Saúde Coletiva (NESC). Presidente do Departamento Científico (DC) de Aleitamento Materno da Sociedade de Pediatria do Estado do Rio de Janeiro (SOPERJ). Membro do DC de Perinatologia da SOPERJ. Avaliadora da iniciativa Hospital Amigo da Criança (IHAC). Especialista em Pediatria com habilitação em Neonatologia e Terapia Intensiva Pediátrica pela Sociedade Brasileira de Pediatria (SBP). Especialista em Docência Superior pela Universidade do Grande Rio (UNIGRANRIO). Professora da Disciplina de Pediatria/Neonatologia da Universidade Estácio de Sá (UNESA). Instrutora do Programa de Reanimação Neonatal da SBP. Médica do Serviço de Neonatologia do Hospital Maternidade Fernando Magalhães (HMAF) – Rio de Janeiro.

Carolina Soares Mota Dias
Médica pela Universidade Estácio de Sá (UNESA). Especialista em Pediatria pela Universidade Federal Fluminense (UFF). Residente de Neonatologia na Maternidade Escola da Universidade Federal do Rio de Janeiro (UFRJ).

Daniel Hilário Santos Genu
Mestre em Saúde da Criança e da Mulher pelo Instituto Fernandes Figueira, da Fundação Oswaldo Cruz (IFF-FIOCRUZ). Doutorando em Ciências Médicas pelo Instituto D'Or de Pesquisa e Ensino. Especialista em Pediatria com área de atuação em Neonatologia pela Sociedade Brasileira de Pediatria (SBP). Especialista em Terapia Intensiva Pediátrica pela Associação de Medicina Intensiva Brasileira (AMIB). Membro do Departamento Científico (DC) de Perinatologia da Sociedade de Pediatria do Estado do Rio de Janeiro (SOPERJ). Médico do Serviço de Neonatologia da Maternidade Escola da Universidade Federal do Rio de Janeiro (UFRJ). Professor da Disciplina de Pediatria da Universidade Estácio de Sá (UNESA). Instrutor do Programa de Reanimação Neonatal da SBP. Instrutor

do curso *Pediatric Advanced Life Support* (PALS) pela SBP e American Heart Association (AHA). Coordenador médico do Centro de Terapia Intensiva Pediátrico do Hospital Estadual Getúlio Vargas – Rio de Janeiro.

Fabio Chaves Cardoso
Professor Assistente da Faculdade de Medicina da Universidade Estácio de Sá (UNESA). Médico do Serviço de Neonatologia do Hospital Federal dos Servidores do Estado e do Hospital Universitário Gaffrée e Guinle da Universidade Federal do Estado do Rio de Janeiro (UNIRIO). Mestre em Saúde da Família pela UNESA. Especialista em Neonatologia pela Universidade do Estado do Rio de Janeiro (UERJ). Membro do Departamento Científico (DC) de Perinatologia da Sociedade de Pediatria do Estado do Rio de Janeiro (SOPERJ). Instrutor do Programa de Reanimação Neonatal da Sociedade Brasileira de Pediatria (SBP).

Giselda de Carvalho da Silva
Coordenadora estadual (Rio de Janeiro) do Programa de Reanimação Neonatal da Sociedade Brasileira de Pediatria (SBP). Membro do Departamento Científico (DC) de Perinatologia da Sociedade de Pediatria do Estado do Rio de Janeiro (SOPERJ). Especialista em Pediatria com área de atuação em Neonatologia pela SBP. Especialista em Terapia Intensiva Pediátrica pela Faculdade Redentor em parceria com a Associação de Medicina Intensiva Brasileira (AMIB). Rotina médica do Serviço de Neonatologia do Hospital Rocha Faria – Rio de Janeiro. Médica do Serviço de Neonatologia da Maternidade Municipal Carmela Dutra – Rio de Janeiro.

Guilherme Mendes Sant'Anna
Professor Adjunto de Pediatria da Divisão de Neonatologia da Universidade McGill – Montreal, Canadá. Fundador do grupo "Neonatologia Brasil" do Facebook.

Jaqueline Serra Brand
Mestre em Saúde Materno-Infantil pela Universidade Federal Fluminense (UFF). Especialista em Pediatria com área de atuação em Neonatologia pela Sociedade Brasileira de Pediatria (SBP). Membro do Departamento Científico (DC) de Perinatologia da Sociedade de Pediatria do Estado do Rio de Janeiro (SOPERJ). Instrutora do Programa de Reanimação Neonatal da SBP. Médica do Serviço de Neonatologia do Hospital Universitário Antônio Pedro (HUAP) – Niterói. Rotina médica da UTI Neonatal do Hospital Caxias D'Or – Duque de Caxias.

João Henrique Carvalho Leme de Almeida (*in memoriam*)
Mestre em Saúde da Criança pelo Instituto Fernandes Figueira, da Fundação Oswaldo Cruz (IFF-FIOCRUZ). Doutorando em Pesquisa Aplicada pelo IFF-FIOCRUZ.

Membro do Departamento Científico (DC) de Neonatologia da Sociedade Brasileira de Pediatria (SBP). Membro do DC de Perinatologia da Sociedade de Pediatria do Estado do Rio de Janeiro (SOPERJ). Médico do Departamento de Neonatologia do IFF-FIOCRUZ. Coordenador da Residência Médica do IFF-FIOCRUZ. Instrutor do Programa de Reanimação Neonatal da SBP.

José Roberto de Moraes Ramos
Doutor em Saúde da Criança e da Mulher pelo Instituto Fernandes Figueira, da Fundação Oswaldo Cruz (IFF-FIOCRUZ). Chefe do Laboratório de Função Pulmonar do Departamento de Neonatologia do IFF-FIOCRUZ. Membro executivo do Programa de Reanimação Neonatal da Sociedade Brasileira de Pediatria (SBP). Membro do Departamento Científico (DC) de Perinatologia da Sociedade de Pediatria do Estado do Rio de Janeiro (SOPERJ).

José Vicente de Vasconcellos
Especialista em Pediatria com área de atuação em Neonatologia pela Sociedade Brasileira de Pediatria (SBP). Membro do Departamento Científico (DC) de Perinatologia da Sociedade de Pediatria do Estado do Rio de Janeiro (SOPERJ). Membro do DC de Aleitamento Materno da SBP e da SOPERJ.

Laura de Fátima Afonso Dias
Especialista em Pediatria com área de atuação em Neonatologia e Terapia Intensiva Pediátrica pela Sociedade Brasileira de Pediatria (SBP). Diretora Técnica da UTI Neonatal Nicola Albano – unidades Campos dos Goytacazes e Macaé. Diretora do XY Diagnóstico – Laboratório de Biologia Molecular e Genética. Membro do Departamento Científico (DC) de Perinatologia da Sociedade de Pediatria do Estado do Rio de Janeiro (SOPERJ). Instrutora do Programa de Reanimação Neonatal da SBP.

Lucia Helena Wagner
Especialista em Pediatria com área de atuação em Neonatologia pela Sociedade Brasileira de Pediatria (SBP). Chefe da Unidade Neonatal do Hospital Universitário Pedro Ernesto da Universidade do Estado do Rio de Janeiro (HUPE-UERJ). Mestre em Saúde, Medicina Laboratorial e Tecnologia Forense pela UERJ. Membro do Departamento Científico (DC) de Perinatologia da Sociedade de Pediatria do Estado do Rio de Janeiro (SOPERJ). Instrutora do Programa de Reanimação Neonatal da SBP.

Maria Lucia de Barros de Medeiros
Mestre em Saúde da Criança e da Mulher pelo Instituto Fernandes Figueira, da Fundação Oswaldo Cruz (IFF-FIOCRUZ). Especialista em Pediatria com área

de atuação em Neonatologia pela Sociedade Brasileira de Pediatria (SBP). Membro do Departamento Científico (DC) de Perinatologia da Sociedade de Pediatria do Estado do Rio de Janeiro (SOPERJ). Diretora Científica do Hospital da Mulher Mariska Ribeiro. Professora de Pediatria da Universidade Iguaçu (UNIG). Professora do Internato de Neonatologia da Fundação Técnico-Educacional Souza Marques (FTESM). Instrutora do Programa de Reanimação Neonatal da SBP.

Maria Marta Regal de Lima Tortori
Professora Adjunta de Pediatria da Universidade Federal do Estado do Rio de Janeiro (UNIRIO). Doutora em Saúde da Criança pela Universidade Federal de Minas Gerais (UFMG). Mestre em Saúde da Criança pelo Instituto Fernandes Figueira, da Fundação Oswaldo Cruz (IFF-FIOCRUZ). Professora responsável pela Disciplina Neonatologia da Escola de Medicina e Cirurgia da UNIRIO. Especialista em Pediatria com área de atuação em Neonatologia pela Sociedade Brasileira de Pediatria (SBP). Membro do Departamento Científico (DC) de Perinatologia da Sociedade de Pediatria do Estado do Rio de Janeiro (SOPERJ).

Marlos Melo Martins
Doutor em Clínica Médica pela Universidade Federal do Rio de Janeiro (UFRJ). Mestre em Saúde da Criança e do Adolescente pela UFRJ. Neurologista pediátrico e Coordenador médico do Instituto de Puericultura e Pediatria Martagão Gesteira (IPPMG). Médico do Serviço de Neonatologia da Maternidade Escola da UFRJ. Membro do Departamento Científico (DC) de Neurologia da Sociedade de Pediatria do Estado do Rio de Janeiro (SOPERJ).

Merilyn Brandel
Fisioterapeuta pela Universidade Federal de Juiz de Fora (UFJF). Especialista em Pediatria e Neonatologia pela Universidade Estácio de Sá (UNESA).

Nicole Oliveira Mota Gianini
Doutora em Saúde da Criança e da Mulher pelo Instituto Fernandes Figueira, da Fundação Oswaldo Cruz (IFF-FIOCRUZ). Mestre em Saúde da Criança pelo IFF-FIOCRUZ. Especialista em Nutrição Parenteral e Enteral pela Sociedade Brasileira de Nutrição Parenteral e Enteral (SBNPE). Especialista em Pediatria com área de atuação em Neonatologia e Nutrição pela Sociedade Brasileira de Pediatria (SBP). Coordenadora médica do Centro de Tratamento Intensivo Neonatal (CETRIN) do Hospital Maternidade Santa Lúcia – Rio de Janeiro. Coordenadora técnica de Neonatologia da Secretaria Municipal de Saúde do Rio de Janeiro (SMS-RJ). Membro do Departamento Científico (DC) de Perinatologia da Sociedade de Pediatria do Estado do Rio de Janeiro (SOPERJ).

Patrícia de Padua Andrade Campanha
Mestre em Saúde da Criança e da Mulher pelo Instituto Fernandes Figueira, da Fundação Oswaldo Cruz (IFF-FIOCRUZ). Doutoranda em Clínica Médica pela Universidade Federal do Rio de Janeiro (UFRJ). Especialista em Pediatria com área de atuação em Neonatologia pela Sociedade Brasileira de Pediatria (SBP). Diretora do Departamento Neonatal da Maternidade Leila Diniz – Rio de Janeiro. Coordenadora do Programa de Residência Médica em Neonatologia da Maternidade Leila Diniz. Membro do Departamento Científico (DC) de Perinatologia da Sociedade de Pediatria do Estado do Rio de Janeiro (SOPERJ). Instrutora do Programa de Reanimação Neonatal da SBP. Consultora nacional do método canguru pelo Ministério da Saúde. Médica do Serviço de Neonatologia da Maternidade Escola da UFRJ.

Priscila Ghelman
Médica pela Fundação Técnico-Educacional Souza Marques (FTESM). Especialista em Pediatria pelo Hospital Central da Polícia Militar do Rio de Janeiro (HCPM). Mestre em Saúde Coletiva pela Universidade do Estado do Rio de Janeiro (UERJ). Residente de Neonatologia na Maternidade Escola da Universidade Federal do Rio de Janeiro (UFRJ).

Raimunda Izabel Pirá Mendes
Mestre em Saúde da Criança pelo Instituto Fernandes Figueira, da Fundação Oswaldo Cruz (IFF-FIOCRUZ). Especialista em Pediatria com área de atuação em Neonatologia pela Sociedade Brasileira de Pediatria (SBP). Coordenadora da Comissão do Título de Especialista em Neonatologia (CEXTEN) da SBP. Membro do Departamento Científico (DC) de Perinatologia da Sociedade de Pediatria do Estado do Rio de Janeiro (SOPERJ). Diretora Médica da UTI Neonatal Neounidas no Hospital Alemão do Amparo Feminino – Rio de Janeiro.

Sheila Mariah de Sá Finni Prado Chaves
Mestre em Saúde, Medicina Laboratorial e Tecnologia Forense pela Universidade do Estado do Rio de Janeiro (UERJ). Especialista em Pediatria com área de atuação em Neonatologia pela Sociedade Brasileira de Pediatria (SBP). Instrutora do Programa de Reanimação Neonatal da SBP. Rotina médica da Unidade Neonatal do Hospital Universitário Pedro Ernesto da UERJ. Médica do Serviço de Neonatologia da Maternidade Escola da Universidade Federal do Rio de Janeiro (UFRJ).

SUMÁRIO

SEÇÃO V PROBLEMAS INFECCIOSOS NO RECÉM-NASCIDO

SEÇÃO VI PROBLEMAS NEUROLÓGICOS NO RECÉM-NASCIDO

SEÇÃO VII PROBLEMAS HEMATOLÓGICOS NO RECÉM-NASCIDO

APRESENTAÇÃO

Caros Colegas Pediatras,

Apresentamos o livro *Neonatologia*, da Série Pediatria SOPERJ, mantendo o compromisso de trazer informações atualizadas sobre temas importantes para a prática pediátrica qualificada. Temos certeza do sucesso desta obra, que vai se juntar aos demais volumes da Série na aceitação pelos pediatras, residentes e alunos em formação. Trata-se de mais um movimento da atual Diretoria da SOPERJ no sentido de ampliar a Série Pediatria SOPERJ, enfrentando o desafio de manter sua qualidade em alto patamar.

Em tempos de mudanças rápidas e expressiva produção de conhecimento, é obrigatório manter-se atualizado e escolher as fontes adequadas de leitura. Todos os volumes da Série foram organizados pelos Departamentos Científicos da SOPERJ, contando com especialistas renomados nos temas abordados em cada capítulo. A cuidadosa revisão da literatura busca as melhores evidências científicas e as práticas mais atualizadas. O novo volume traz a Neonatologia, desde os cuidados gerais com o recém-nascido até o assunto que é mais atual, cujo conhecimento está sendo intensamente construído no momento em que escrevemos esta apresentação: as manifestações e implicações da COVID-19. Os capítulos abordam a nutrição e os distúrbios metabólicos, os problemas respiratórios e a assistência ventilatória, bem como os problemas cardiovasculares, hematológicos, neurológicos e infecciosos, oferecendo uma visão abrangente da especialidade.

A parceria com a Editora Manole proporciona avanços à publicação dos livros que representam a Série Pediatria SOPERJ, com novo projeto gráfico, índice remissivo e outros cuidados editoriais que facilitarão sobremaneira a experiência da leitura. O conteúdo é apresentado de maneira agradável, com linguagem clara e organização de tópicos que permite sua consulta fácil. Este é o oitavo volume, revisado após intenso trabalho dos Autores, Organizadores e Editora. Essa conquista foi resultado da iniciativa e do olhar atento do Prof. Dr. Edson Liberal e da Profa. Dra. Isabel Rey Madeira, ambos ex-Presidentes da SOPERJ, que não mediram esforços para que o projeto fosse aprimorado.

Agradecemos especialmente à Profa. Dra. Katia Telles Nogueira, Presidente da SOPERJ no triênio 2019-2021, que tem se dedicado com afinco para que a Série Pediatria SOPERJ traga atualizações precisas e com qualidade científica ainda maior. Aos membros do Departamento Científico de Perinatologia da SOPERJ e autores dos capítulos, nossos agradecimentos pelo trabalho cuidadoso e dedicado. Também gostaríamos de mencionar a equipe da Editora Manole, que nos acompanhou com incentivo e profissionalismo exemplares.

Foi um prazer participar da construção coletiva desta obra, elaborada para ser fonte precisa e atualizada para os pediatras. Convidamos nossos colegas para esta leitura, na expectativa de apresentar temas tão importantes quanto complexos em linguagem acessível, oferecendo conhecimento de qualidade, com o pensamento voltado para a saúde integral dos recém-nascidos, primeiro passo para a plena qualidade de vida de crianças e adolescentes.

Boa leitura!

Joel Bressa da Cunha
Adriana Rocha Brito
Organizadores da Série Pediatria SOPERJ

PREFÁCIO

É com grande alegria e satisfação que apresentamos a 1ª edição do livro *Neonatologia,* da Série Pediatria SOPERJ.

Dedicamos esta obra a todos os profissionais de saúde que contribuem para o aprimoramento da arte de cuidar no universo da neonatologia, uma especialidade relativamente nova, com constantes transformações e avanços tecnológicos.

Durante a elaboração do livro, experimentamos mudanças em nosso modo de viver e aprender, em decorrência da pandemia da COVID-19, e desenvolvemos novos mecanismos de aprendizagem e convivência no mundo virtual. O profissional de saúde precisou se reinventar para manter a qualidade do cuidado aos pequenos pacientes e a prática assistencial baseada em evidências. É com esse espírito, de superar desafios, que buscamos preencher algumas lacunas no conhecimento, a fim de enfrentar os obstáculos da prematuridade, por meio de melhores abordagens diagnósticas e terapêuticas e do cuidado individualizado, procurando alcançar uma melhor sobrevida com menos morbidades.

Esperamos que a obra seja fonte de informação de qualidade e de inspiração para a dedicação, o compromisso e a responsabilidade no cuidado neonatal, contribuindo para a obtenção de melhores resultados.

Agradecemos a todos os autores que compartilharam suas experiências e seu conhecimento.

Gustavo Luis Benvenuti
Presidente do Departamento Científico
de Perinatologia da SOPERJ
Triênio 2019-2021

SEÇÃO I

CUIDADOS GERAIS COM O RECÉM-NASCIDO

1

TERMINOLOGIA NEONATAL

Maria Marta Regal de Lima Tortori
Raimunda Izabel Pirá Mendes

OBJETIVO

✓ Descrever termos, conceitos e definições utilizados em neonatologia, visando a sua uniformização na assistência neonatal.

INTRODUÇÃO

A terminologia em saúde consiste na padronização de termos e conceitos utilizados para favorecer a recuperação, o acesso, a divulgação e a disseminação do conhecimento e das informações nas áreas do conhecimento e em uso institucional. A uniformização é importante para o entendimento e a aplicação dos dados estatísticos, como os relativos à mortalidade, presentes nos censos periódicos, assim como para adequada comunicação da equipe perinatal.

Os conceitos aqui apresentados são referendados pela Organização Mundial da Saúde (OMS), Academia Americana de Pediatria (AAP), Ministério da Saúde (MS) do Brasil e/ou Sociedade Brasileira de Pediatria (SBP).

NOMENCLATURA TÉCNICA NO PERÍODO PERINATAL

Idade gestacional

- Número de semanas transcorridas entre o 1º dia do último período menstrual normal (não o momento presumido de concepção) e a data do parto, independentemente de a gestação resultar em nascido vivo ou morte fetal. A duração da gestação é expressa em dias ou semanas completas. Assim, a 40ª semana de gestação situa-se entre 280 dias e menos de 287 dias após o início do último período menstrual. É dita "calculada" quando obtida a partir do número de dias entre a data da última menstruação (DUM) e a data do nascimento e "estimada" quando obtida pelo exame obstétrico e/ou ultrassonográfico gestacional ou pelo exame somático e/ou neurológico do recém-nascido (RN).[1]

Utilizam-se, ainda, os termos "idade cronológica" e "idade corrigida":

- Idade cronológica: idade da criança a partir do momento de seu nascimento. Expressa em horas, dias, semanas, meses ou anos de vida. Durante os primeiros 3 dias recomenda-se a indicação em horas (até 72 horas, inclusive).[2]
- Idade corrigida: idade do pré-termo corrigida para o termo, considerando-se o nascimento "ideal" em 40 semanas. Soma-se a idade cronológica após seu nascimento (convertida em semanas) com a idade gestacional (IG) ao nascimento (em semanas). Ao completar 40 semanas, inicia-se a contagem em dias e mantém-se o ajuste até os 2 ou 3 anos, conforme a prematuridade ao nascimento.[2]

Um exemplo de aplicação desses conceitos seria: IG ao nascer de 32 semanas; idade cronológica de 10 dias (1 semana e 3 dias); idade corrigida de 33 semanas e 3 dias.

Períodos da gestação[1,2]

- 1º trimestre: período compreendido entre o 1º dia do período menstrual e a 13ª semana de IG.
- 2º trimestre: período entre a 13ª e a 26ª semanas de gestação.
- 3º trimestre: período entre a 26ª semana de gestação e o nascimento.

Produtos da concepção[1,2]

Os produtos da concepção compreendem o ovo, o blastocisto, o embrião, o feto, a mola hidatiforme e o coriocarcinoma. O ovo fertilizado transforma-se em blastocisto, que depois se transforma em embrião, sendo assim denominado até a 8ª semana de gestação.

- Feto: produto da concepção a partir da 8ª semana de gestação até o nascimento.
- Recém-nascido (RN): produto da concepção, após o nascimento, a partir do momento em que é clampeado o cordão umbilical até completar 28 dias de vida.

Conceitos estatísticos[3]

- Aborto: expulsão ou extração de um embrião ou feto com peso menor que 500 g ou com IG abaixo de 20 a 22 semanas ou com comprimento inferior a 25 cm, independentemente da presença ou não de sinais vitais.
- Coeficiente de mortalidade neonatal (CMN):

$$\frac{\text{número de óbitos de RN com menos de 28 dias}}{\text{número de nascidos vivos}} \times 1.000$$

- Coeficiente de mortalidade neonatal precoce (CMNp):

$$\frac{\text{número de óbitos de RN até 7 dias (168 horas)}}{\text{número de nascidos vivos}} \times 1.000$$

- Coeficiente de mortalidade neonatal tardia (CMNt):

$$\frac{\text{número de óbitos de RN de 7 dias a 28 dias incompletos}}{\text{número de nascidos vivos}} \times 1.000$$

- Coeficiente de mortalidade perinatal (CMP):

$$\frac{\text{número de natimortos + número de óbitos de RN até 7 dias de vida}}{\text{número de natimortos + número de nativivos pesando 1.000 g ou mais}} \times 1.000$$

- Coeficiente de morte materna:

$$\frac{\text{número de mortes maternas, em determinada região, em determinado ano}}{\text{número de RN vivos na mesma região, no mesmo ano}} \times 1.000$$

- Coeficiente de natalidade (CN):

$$\frac{\text{número de nascidos vivos em determinada área e período}}{\text{população estimada da mesma área na metade do período}} \times 1.000$$

- Coeficiente de natimortalidade ou de mortalidade fetal (CMF):

$$\frac{\text{número de natimortos em determinada região, em determinado período}}{\text{número total de nascimentos (vivos e mortos) na mesma região, no mesmo período}} \times 1.000$$

- Mortalidade fetal: divide-se em precoce, intermediária e tardia.
  - Mortalidade fetal precoce: refere-se aos abortos.
  - Mortalidade fetal intermediária: ocorre entre a 20ª e a 28ª semanas de gestação, com pesos fetais entre 500 e 1.000 g.
  - Mortalidade fetal tardia: ocorre entre a 28ª semana de gestação e o parto.
- Morte materna: morte de mulher durante a gestação ou até 42 dias após seu término, independentemente da duração ou localização da gestação, decorrente de qualquer causa relacionada com a gravidez ou agravada por ela ou por medidas tomadas com relação a ela, porém não consequente a causas acidentais ou incidentais. Podem ter causas obstétricas diretas, resultantes de complicações na gestação, parto e puerpério, ou ser decorrentes de intervenções, omissões, tratamento incorreto ou da cadeia de eventos resultantes das causas mencionadas.
- Morte neonatal/óbito neonatal: morte ocorrida no período neonatal (28 dias completos de vida).
  - Morte neonatal precoce: morte ocorrida em crianças nos primeiros 7 dias de vida (168 horas).
  - Morte neonatal tardia: morte ocorrida em crianças com mais de 7 dias e antes de 28 dias completos de vida.
- Nascido vivo/nativivo (NV): produto de um nascimento (após a expulsão ou extração completa do corpo materno) com sinais vitais como respiração, choro, movimentos de músculos de contração voluntária, batimento cardíaco ou pulso umbilical.
- Nascimento: completa expulsão ou extração do corpo materno, independentemente de o cordão ter sido ligado ou de a placenta estar inserida. Fetos pesando menos de 500 g não são considerados nascimentos para fins estatísticos perinatais. Na ausência do peso de nascimento, a IG de 20 a 22 semanas completas, assim como o comprimento de 25 cm (crânio-calcanhar) são considerados equivalentes a 500 g.
- Natimorto: produto de um nascimento sem evidência de vida, em que o óbito do produto da concepção ocorreu antes da expulsão ou da extração completa do corpo materno.
- Neomorto: morte após o nascimento, no período neonatal, independentemente do tempo de vida (minutos, horas ou dias, completos ou incompletos).
- Óbito fetal: morte do produto da concepção (natimorto) ocorrida antes de sua completa expulsão ou extração do organismo materno, independentemente do tempo de gestação. A morte é indicada pelo fato de que, após a separação, o feto não apresenta qualquer sinal vital.
- Óbito perinatal: óbito do produto da concepção com 28 semanas ou mais, ou de RN com menos de 7 dias.

- Período neonatal: período que compreende do nascimento até a idade de 27 dias, 23 horas e 59 minutos pós-natal.
  - Período neonatal 1: do nascimento até 23 horas e 59 minutos de vida.
  - Período neonatal 2: do final da 24ª hora de vida até 6 dias, 23 horas e 59 minutos.
  - Período neonatal 3: do final do 7º dia de vida até 27 dias, 23 horas e 59 minutos.
- Período perinatal: período compreendido entre 22 semanas completas (154 dias) de gestação e 7 dias completos de vida pós-natal. A 10ª revisão da Classificação Internacional de Doenças antecipou o início do período perinatal para 22 semanas de gestação.
  - Período perinatal 1: da 28ª semana até o 7º dia de vida. Para fins estatísticos, é recomendada a utilização desse conceito.
  - Período perinatal 2: da 20ª semana de gestação até o 28º dia de vida.
- Vida ao nascimento: quando o RN respira ou mostra algum outro sinal vital, como batimentos cardíacos, pulsação do cordão umbilical ou movimentos efetivos da musculatura voluntária.

Classificação do recém-nascido[2,4]

- De acordo com peso ao nascer (PN): o PN é o primeiro peso do RN obtido após o nascimento, preferencialmente na 1ª hora de vida.
  - Baixo peso ao nascer (BPN): PN < 2.500 g.
  - Muito baixo peso ao nascimento (MBPN): PN < 1.500 g.
  - Extremo baixo peso ao nascimento (EBPN): PN < 1.000 g.
  - Macrossomia: PN acima do percentil 90 ou superior a 4.000 g.
- De acordo com a IG:
  - Pré-termo: IG inferior a 37 semanas.
    - Pré-termo extremo: RN com IG inferior a 28 semanas ou PN inferior a 1.000 g.
    - Pré-termo tardio: RN com IG de 34 semanas a 36 semanas e 6 dias.
  - Termo: IG de 37 semanas até 41 semanas e 6 dias (259 a 293 dias).
  - Pós-termo: RN com IG igual ou superior a 42 semanas.
- De acordo com a correlação PN × IG: as curvas de percentis correlacionam o PN (eixo y) com a IG (eixo x). Em todas as curvas de percentil considera-se o percentil 10 o limite inferior e o percentil 90, o limite superior. Portanto, independentemente da curva, os limites 10 e 90 são os de referência para a classificação.
  - Pequeno para a idade gestacional (PIG): PN abaixo do percentil 10 para a IG.

  - PIG assimétrico: restrição do crescimento durante a fase de hipertrofia celular (final da gestação). Apresenta redução mais acentuada no peso, alguma redução no comprimento e no perímetro cefálico.
  - PIG simétrico: restrição do crescimento durante a fase de hiperplasia celular (início da gestação). Apresenta redução proporcional de peso, comprimento e perímetro cefálico.
- Apropriado ou adequado para a idade gestacional (AIG): PN entre os percentis 10 e 90 para a IG.
- Grande para a idade gestacional (GIG): PN acima do percentil 90 para a IG.

Organização da assistência neonatal

A infraestrutura para o atendimento integral e humanizado ao RN inclui vários níveis de complexidade, como atendimento na sala de parto, alojamento conjunto, unidade de cuidados intermediários e intensivos, transporte, acompanhamento ambulatorial e escores de risco para mortalidade. O quantitativo e a distribuição proporcional de leitos, para cada uma das unidades, seguem portarias específicas do MS do Brasil.

As unidades neonatais são divididas de acordo com as necessidades dos cuidados, e assim nomeadas:[5,6]

- Alojamento conjunto (Alcon): unidade do sistema hospitalar destinada a mãe e RN saudáveis. É para onde vão logo após o nascimento e permanecem juntos, durante as 24 horas do dia, até a alta hospitalar.
- Unidade de terapia intensiva neonatal (UTIN): unidade destinada ao tratamento de RN grave, caracterizada por alta complexidade. É classificada em níveis I, II e III de acordo com os requisitos de humanização, estrutura física, serviços, materiais e equipamentos.
- Unidade de cuidado intermediário neonatal convencional (UCINCo): também conhecida como unidade semi-intensiva, é destinada ao tratamento de RN de médio risco, com demanda de assistência contínua. Caracteriza-se por menor complexidade do que a UTIN.
- Unidade de cuidado intermediário neonatal canguru (UCINCa): unidade cuja infraestrutura física, de material e de recursos humanos permite acolher mãe e filho para prática da atenção humanizada ao RN de baixo peso. O método utilizado é conhecido como canguru. De acordo com critérios específicos para o método, envolve a permanência no mesmo ambiente 24 horas por dia até a alta hospitalar.

Outros termos utilizados frequentemente em neonatologia

- Rede cegonha: estratégia do MS do Brasil que se propõe a garantir boas práticas de cuidados a gravidez, parto, nascimento e puerpério, bem como atenção integral à saúde da criança com crescimento e desenvolvimento saudáveis, embasada em evidências científicas e nos princípios de humanização.[7]
- Genograma: instrumento que facilita a compreensão mais ampla dos membros da família e da forma como se relacionam, assim como retrata graficamente a história e o padrão familiar.
- Declaração de Nascido Vivo (DNV): documento padronizado pelo MS, de preenchimento obrigatório para todos os nascidos vivos, utilizado para o registro civil de nascimento da criança.
- Sistema de Informação sobre Nascidos Vivos (SINASC): traça o perfil dos nascimentos em cada hospital, município e Estado, com base em dados informatizados, de modo que caracteriza a população e permite identificar prioridades de intervenção.[8]
- Programa Nacional da Triagem Neonatal (PNTN): programa que inclui testes com metodologia de rastreamento, especificamente na população com idade entre 0 a 28 dias de vida, visando detectar precocemente diferentes distúrbios. Exemplos: triagem metabólica neonatal (teste do pezinho), teste do reflexo vermelho (teste do olhinho), triagem auditiva neonatal (teste da orelhinha), teste da oximetria de pulso (teste do coraçãozinho).[9]
- Escores de risco neonatal: os principais escores usados em neonatologia são *clinical risk index for babies (CRIB)* e *score for neonatal acute physiology perinatal extension II (SNAPPE II).*[4]

✓ CONCLUSÃO

No exercício diário da neonatologia, a terminologia neonatal tem papel de destaque no processo assistencial. As diferentes classificações dos RN são fundamentais na comunicação dos fatos entre as equipes de saúde, assim como no acolhimento das famílias.

Os conceitos estatísticos geram indicadores que permitem avaliação e acompanhamento do desempenho e da qualidade de assistência com evidências científicas. Esses indicadores auxiliam as instituições nas tomadas de decisão para implementar melhorias no processo assistencial neonatal.

As nomenclaturas da organização estrutural da assistência neonatal estão diretamente relacionadas, ainda, com a complexidade do atendimento e o quantitativo de profissionais por leito.

REFERÊNCIAS BIBLIOGRÁFICAS

1. American Academy of Pediatrics. Committee on Fetus and Newborn. Nomenclature for duration of gestation, birth weight and intra-uterine growth. Pediatrics. 1967;39(6):935-9.
2. Bertagnon JRD, Segre CAM. Terminologia técnica do período neonatal. In: Segre CAM, Costa HPF. Perinatologia: fundamentos e prática. 2.ed. São Paulo: Sarvier; 2009. p.385-9.
3. Vega CEP. Mortalidade materna e perinatal. In: Segre CAM, Costa HPF. Perinatologia: fundamentos e prática. 2.ed. São Paulo: Sarvier; 2009. p.365-80.
4. Cloherty JP, Eichenwald EC, Hansen AR, Stark AR. Manual de neonatologia. 7.ed. Rio de Janeiro: Guanabara Koogan; 2015.
5. Brasil. Ministério da Saúde. Portaria n. 2.068, 21 de outubro de 2016. Disponível em: https://bvsms.saude.gov.br/bvs/saudelegis/gm/2016/prt2068_21_10_2016.html. Acesso em: 16/11/2021.
6. Brasil. Ministério da Saúde. Portaria n. 930, 10 de maio de 2012. Disponível em: http://bvsms.saude.gov.br/bvs/saudelegis/gm/2012/prt0930_10_05_2012.html. Acesso em: 16/11/2021.
7. Brasil. Ministério da Saúde. Portaria n. 1.459, 24 de junho de 2011. Disponível em: https://bvsms.saude.gov.br/bvs/saudelegis/gm/2011/prt1459_24_06_2011.html. Acesso em: 16/11/2021.
8. Brasil. Ministério da Saúde. Portaria n. 116, 11 de fevereiro de 2009. Disponível em: http://bvsms.saude.gov.br/bvs/saudelegis/svs/2009/prt0116_11_02_2009.html. Acesso em: 16/11/2021.
9. Brasil. Ministério da Saúde. Programa Nacional da Triagem Neonatal. Disponível em: https://www.gov.br/saude/pt-br/acesso-a-informacao/acoes-e-programas/programa-nacional-da-triagem-neonatal. Acesso em: 16/11/2021.

2

ASSISTÊNCIA INICIAL AO RECÉM-NASCIDO PRÉ-TERMO DE MUITO BAIXO PESO

Patrícia de Padua Andrade Campanha

OBJETIVO

✓ Orientar sobre as práticas assistenciais mais adequadas, de acordo com as evidências científicas atuais, para atendimento ao recém-nascido de muito baixo peso, no período periparto e nas primeiras horas após o nascimento.

INTRODUÇÃO

Os cuidados assistenciais ao recém-nascido (RN) pré-termo de muito baixo peso devem ser orientados com os objetivos não somente de aumentar a sobrevida, mas também de melhorar a qualidade de vida dessa população, com prevenção de desfechos neurológicos adversos e outras morbidades, como displasia broncopulmonar, enterocolite necrosante e retinopatia da prematuridade. Antes da realização de qualquer prática assistencial devem-se avaliar os benefícios da indicação, com base nas evidências científicas mais recentes, e os potenciais riscos de danos acarretados pela assistência. A meta deve ser sempre a prevenção de danos para melhorar os desfechos dessa população vulnerável.

FISIOPATOLOGIA

Os RN pré-termo de muito baixo peso ao nascer são mais suscetíveis a diversas complicações após o nascimento, como hipotermia, infecção, distúrbios metabólicos e cardiopulmonares decorrentes da imaturidade anatômica e fisiológica, que estão associados com maior morbimortalidade dessa população.[1]

No período neonatal precoce há maior vulnerabilidade cardiorrespiratória, em virtude da transição da circulação fetal para a neonatal, com aumento da resistência vascular sistêmica e redução da resistência vascular pulmonar. Os RN apresentam maior risco para hipotermia por causa de sua capacidade limitada de iniciar a termogênese por meio da gordura marrom, menor capacidade para vasoconstrição periférica, aumento da perda de calor por evaporação através da pele imatura e maior superfície corporal com relação à massa corporal. Os órgãos imaturos têm maior risco, também, de lesões oxidativas quando o bebê é exposto ao oxigênio. Observam-se menor complacência pulmonar (consequente à menor produção de surfactante e ao menor número de alvéolos e comunicações interalveolares, que favorecem o colabamento alveolar) e maior complacência da caixa torácica, fatores que dificultam a mecânica pulmonar e as trocas gasosas, com maior possibilidade de insuficiência respiratória e necessidade de ventilação mecânica, com consequentes lesões pulmonares por volutrauma, barotrauma, atelectrauma e biotrauma. Há, ainda, maior risco de apneia da prematuridade, hemorragia peri-intraventricular e leucomalácia periventricular, em decorrência da imaturidade do sistema nervoso, da presença de matriz germinativa e da alteração na regulação do fluxo sanguíneo cerebral. O risco e a gravidade de infecções são maiores por conta da imaturidade do sistema imunológico. O RN pré-termo apresenta reservas de proteína e energia limitadas e dificuldade de produzir ou armazenar glicogênio, com maior risco de hipoglicemia e instabilidade metabólica. O aumento na demanda metabólica em decorrência do estresse, hipoxemia, desconforto respiratório e outros fatores aumentam a utilização de glicose nessas condições.[1]

PRÁTICAS ASSISTENCIAIS RECOMENDADAS

A implementação de práticas para melhorar a efetividade e a eficiência da assistência pela equipe multiprofissional durante o processo de transição e admissão do RN pré-termo de muito baixo peso está associada com melhores desfechos em curto e longo prazos. Cada membro da equipe deve estar ciente de seu papel e da importância de uma atuação coordenada, a fim de se evitar retardo no início dos cuidados.[2]

Assistência antenatal

A assistência adequada à gestante, com a realização de intervenções antes do parto, é fundamental para reduzir a morbimortalidade do RN pré-termo.

O parto de um RN pré-termo de muito baixo peso deve ser realizado em centro especializado, com equipamentos adequados e equipe treinada. Se a gestante se encontra em maternidade de baixo risco, o transporte intraútero é o mais indicado e está associado com melhores desfechos neonatais. Medicamentos tocolíticos, embora não tenham efeito direto no feto, podem ser usados por um curto período para retardar o parto e permitir a transferência segura para um centro especializado e a administração efetiva do corticosteroide antenatal.[3]

A administração de antibióticos a gestantes com ruptura prematura de membranas amnióticas pode retardar o parto pré-termo e reduzir a morbidade neonatal.[3]

A administração de sulfato de magnésio em gestantes com parto iminente antes de 32 semanas reduz em cerca de 30% o risco de paralisia cerebral aos 2 anos de idade.[3]

A administração de um curso único de corticosteroide antenatal em gestantes com parto prematuro melhora a sobrevida; reduz a incidência de síndrome do desconforto respiratório, enterocolite necrosante e hemorragia intraventricular; e não está associada com efeitos adversos significativos maternos ou fetais. O corticosteroide antenatal é recomendado para todas as gestantes com ameaça de parto antes de 34 semanas de gestação. O intervalo ideal entre o tratamento e o parto é de mais de 24 horas e menos de 7 dias após o início da corticoterapia. Após 14 dias, os benefícios são reduzidos. Os efeitos benéficos da 1ª dose do corticosteroide antenatal se iniciam dentro de poucas horas, portanto, devem ser administrados mesmo em trabalhos de parto avançados. Doses repetidas de corticosteroide diminuem o crescimento fetal, mas não reduzem a mortalidade ou outros desfechos graves. Nos casos em que o parto prematuro não ocorreu dentro de 1 a 2 semanas após o curso de corticosteroide, pode-se repetir um único curso se houver risco elevado de parto nos próximos 7 dias em gestantes com menos de 32 semanas.[3]

O tipo de parto deve ser orientado pela indicação obstétrica.

As práticas recomendadas para assistência à gestante com risco elevado de parto prematuro estão descritas no Quadro 1.[3]

Quadro 1 Recomendações para assistência a gestantes com risco para parto prematuro

- Gestantes com risco elevado para parto pré-termo devem ser assistidas em maternidades com UTIN, ou transferidas antes do parto
- Deve-se administrar um curso único de corticosteroide pré-natal a todas as gestantes com risco de parto prematuro, a partir da IG considerada viável até 34 semanas de gestação, idealmente pelo menos 24 horas antes do parto. Um único curso de corticosteroide pode ser repetido em gestantes com ameaça de parto prematuro com menos de 32 semanas de gestação, se o 1º curso foi administrado há mais de 1 a 2 semanas
- Gestantes com parto iminente antes de 32 semanas de gestação devem receber sulfato de magnésio
- Deve-se considerar o uso de medicamentos tocolíticos por um curto período em gestantes com risco de parto prematuro, a fim de permitir que seja completado o curso de corticosteroide
- Deve-se administrar antibióticos em gestantes com ruptura prematura de membranas amnióticas

UTIN: unidade de terapia intensiva neonatal; IG: idade gestacional.
Fonte: Sweet et al., 2019.[3]

Assistência ao recém-nascido pré-termo na sala de parto

Durante a transição do período fetal para o neonatal, o bebê deve receber o suporte indicado de forma gentil e ser exposto a um mínimo de intervenções que possam causar dano. A assistência deve ser realizada por uma equipe treinada, e todo o material necessário para reanimação deverá estar previamente preparado.

O momento do clampeamento do cordão umbilical é uma parte importante do processo de transição da circulação fetal para a neonatal. Como 30 a 50% da volemia fetal está na placenta, o clampeamento precoce do cordão umbilical, antes do início da respiração, pode resultar em redução significativa do débito ventricular esquerdo. O retardo no clampeamento do cordão melhora a estabilidade hemodinâmica nas primeiras 12 horas de vida e reduz a incidência de hemorragia peri-intraventricular e a necessidade de transfusões. A ordenha do cordão não é recomendada. Imediatamente após o nascimento (definido como expulsão completa do feto da cavidade uterina), deve ser avaliada a vitalidade do RN. Se houver respiração presente e movimentação muscular, o cordão umbilical deverá ser clampeado 30 a 60 segundos após o nascimento, antes de levar o RN para a mesa de reanimação.[4,5]

Para prevenção de hipotermia, que está associada com pior prognóstico neonatal, o RN deve ser levado para uma unidade de calor radiante (UCR) e colocado em saco plástico de polietileno, sem secar o corpo. A cabeça deve ser secada e posteriormente coloca-se uma touca dupla (plástica e de algodão ou lã). Todas as manobras de reanimação necessárias devem ser realizadas com o RN no saco plástico. O saco plástico deve ser retirado apenas na unidade de terapia intensiva neonatal (UTIN), após estabilização térmica. Em bebês com menos de 1.000 g pode ser necessário o uso de colchão térmico para manutenção da normotermia. A temperatura da sala de parto deve ser mantida em 26 °C. O transporte do bebê para a UTIN deve ser realizado em incubadora de transporte previamente aquecida.[4,5]

Para os bebês menores de 34 semanas deverá ser realizada monitorização da saturação de oxigênio com oxímetro de pulso e aqueles que necessitam de ventilação com pressão positiva também têm indicação de monitorização da frequência cardíaca com monitor cardíaco.[4,5]

A ventilação com pressão positiva está indicada quando o RN apresenta apneia, respiração irregular ou frequência cardíaca menor que 100 bpm, após realização dos passos iniciais. Quando indicada, deve ser iniciada no primeiro minuto de vida, com máscara facial, utilizando-se, preferencialmente, o ventilador manual em T (para fornecer pressão positiva no final da expiração – PEEP – e controlar a pressão inspiratória positiva – PIP) com misturador de oxigênio. A fração inspirada de oxigênio (FiO_2) inicial recomendada é de 0,3, devendo ser ajustada de acordo com a saturação de oxigênio, com saturação pré-ductal alvo de 70 a 80% nos primeiros 5 minutos de vida. Devem ser evitadas pressão e frequência elevadas.

Para os bebês com ventilação espontânea e frequência cardíaca maior que 100 bpm, mas que apresentam desconforto respiratório, deve ser iniciada pressão positiva contínua nas vias aéreas (em inglês, *continuous positive airway pressure* – CPAP) precoce, ainda na sala de parto, com pressão 5 a 6 cmH_2O, com máscara facial ou pronga nasal. Idealmente, os gases utilizados para a estabilização devem ser aquecidos e umidificados. Apenas uma minoria dos bebês necessita de intubação traqueal para estabilização (aqueles que não respondem à ventilação com máscara). O tamanho e o posicionamento do tubo traqueal devem ser adequados, de acordo com a idade gestacional (IG) e o peso (Tabelas 1 e 2).[4,5]

As práticas recomendadas para assistência ao RN pré-termo de muito baixo peso na sala de parto estão resumidas no Quadro 2.[4]

Tabela 1 Tamanho da cânula traqueal

Peso (g)	Idade gestacional (semanas)	Tamanho da cânula (diâmetro interno – mm)
< 1.000	< 28	2,5
1.000-2.000	28-34	3

Fonte: Sociedade Brasileira de Pediatria, 2021.[4]

Tabela 2 Profundidade inicial de inserção da cânula traqueal

Idade gestacional (semanas)	Peso (g)	Marca no lábio superior (cm)
23-24	500-600	5,5
25-26	700-800	6
27-29	900-1.000	6,5
30-32	1.100-1.400	7
33-34	1.500-1.800	7,5

Fonte: American Heart Association, 2016.[5]

Quadro 2 Recomendações para assistência ao recém-nascido de muito baixo peso na sala de parto

- Clampeamento do cordão umbilical com 30 a 60 segundos em bebês que nascem com boa vitalidade
- Medidas para prevenção de hipotermia: temperatura da sala de 26°C, assistência em unidade de calor radiante, uso de saco plástico de polietileno e touca dupla, uso de colchão térmico em prematuros extremos, gases aquecidos e umidificados
- Em bebês com ventilação espontânea, deve-se estabilizar com CPAP com máscara facial ou pronga nasal com 5 a 6 cmH_2O
- Para os bebês que necessitam de ventilação com pressão positiva, deve-se realizar ventilação gentil, utilizando o ventilador manual em T, com gases aquecidos e umidificados
- Utiliza-se o misturador de oxigênio para controle de FiO_2. A FiO_2 inicial recomendada é de 0,3 e deve ser ajustada de acordo com a leitura da saturação de oxigênio pré-ductal pelo oxímetro de pulso
- A intubação traqueal deve ser reservada apenas para os bebês que não respondem à ventilação com pressão positiva com máscara

FiO_2: fração inspirada de oxigênio.
Fonte: adaptado de Sociedade Brasileira de Pediatria, 2021.[4]

Assistência ao recém-nascido pré-termo de muito baixo peso à admissão na UTIN

O transporte do RN pré-termo de muito baixo peso da sala de parto para a UTIN deve ser realizado em incubadora de transporte aquecida, ainda no saco plástico e com touca, mantendo-se a monitorização da saturação de oxigênio e da frequência cardíaca e com o suporte ventilatório indicado desde a sala de parto. A equipe da UTIN deverá ser comunicada previamente sobre a internação. São importantes a identificação do bebê e o preenchimento da folha de admissão neonatal com os dados completos maternos, gestacionais e do parto, para definição da conduta mais adequada. A equipe multiprofissional já deve ter preparado o leito, o material e os equipamentos para recepção do RN e deverá atuar de forma coordenada durante a admissão.[2]

Na admissão à UTIN, o bebê é acomodado inicialmente em UCR, para obtenção de acesso vascular e, imediatamente após a obtenção do acesso, deverá ser transferido para incubadora com parede dupla, umidificada e com servo-controle da temperatura. Se disponível, deve-se utilizar equipamento combinado (incubadora e berço aquecido) para evitar transferência de leito e reduzir a manipulação. É importante a manutenção da temperatura entre 36,5 e 37 °C.[1-3]

Realizam-se, então, a monitorização do bebê, a avaliação dos sinais vitais e a instalação do suporte ventilatório indicado, enquanto um membro da equipe se prepara para a obtenção do acesso vascular.[2]

Para fins didáticos, as práticas assistenciais podem ser separadas por tópicos, conforme apresentado a seguir.

1. Acesso vascular

O acesso vascular inicial indicado é a veia umbilical. Deve-se proceder ao cateterismo umbilical venoso e, caso o bebê pese menos de 1.000 g ou apresente instabilidade clínica, com indicação de monitorização de pressão invasiva e previsão de coleta frequente de exames laboratoriais, realiza-se também o cateterismo da artéria umbilical. Deve ser utilizada técnica asséptica. Não devem ser utilizadas soluções alcoólicas para a antissepsia e recomenda-se o uso da clorexidina aquosa. É importante a verificação da posição adequada dos cateteres em gráficos, de acordo com a distância ombro-umbigo. Pode, ainda, ser utilizada uma fórmula. Para fixação dos cateteres, não deve ser colado esparadrapo na pele do RN em virtude do risco de lesão. A coleta dos exames laboratoriais de internação, como hemocultura, gasometria arterial, glicemia e série vermelha, deverá ser realizada no momento da inserção dos cateteres. Após o procedimento, a posição dos cateteres deve ser avaliada mediante radiografia anteroposterior (AP) toracoabdominal. Deve ser preservado membro para futura inserção de cateter central de inserção periférica quando da retirada do cateter umbilical.

Fórmula para profundidade de inserção de cateteres umbilicais, em centímetros:

$$\text{Cateter umbilical venoso} - (\text{peso kg} \times 1{,}5) + 5{,}5$$

$$\text{Cateter umbilical arterial} - (\text{peso kg} \times 3) + 9$$

2. Nutrição/hidratação

A nutrição inadequada no RN pré-termo de muito baixo peso tem consequências adversas prolongadas e está associada não somente com déficit de crescimento pós-natal, como também com risco elevado de comprometimento no neurodesenvolvimento e outras morbidades graves. Assim, a nutrição adequada desses bebês deve ser considerada uma emergência. Como as necessidades nutricionais não cessam com o nascimento prematuro e esses bebês têm reservas energéticas e proteicas mínimas, o fornecimento de nutrientes equivalentes às quantidades que o feto estaria recebendo intraútero deve ser prioridade.[6,7]

A infusão de glicose e aminoácidos deve ser iniciada dentro da 1ª hora de vida. Recomendam-se taxa hídrica diária total inicial de 80 mL/kg/dia, taxa de infusão de glicose de 5 a 6 mg/kg/min e solução de aminoácidos a 10% de 3,5 a 4 g/kg/dia. A nutrição parenteral manipulada é solicitada para o 2º dia de vida, com solução de lipídeos, fornecendo-se 2 a 3 g/kg/dia. A taxa hídrica inicial é ajustada individualmente de acordo com peso, diurese e eletrólitos. É esperada perda de peso inicial de 1 a 2% por dia. Taxa hídrica mais restrita comparada com administração mais liberal de líquidos está associada com melhores desfechos, com redução na incidência de persistência do canal arterial, na enterocolite necrosante e da displasia broncopulmonar. O retardo na suplementação de sódio até o terceiro dia ou após perda de 5% do peso também está associado com melhor prognóstico.[2,6,7]

O início precoce de dieta enteral é importante para a prevenção de atrofia das vilosidades intestinais e está associado com menor risco de enterocolite necrosante. Deve ser iniciada nas primeiras horas de vida nos bebês hemodinamicamente estáveis, administrando-se 20 mL/kg/dia, por gavagem, com leite da própria mãe ou leite humano pasteurizado do banco. Se essas opções não estiverem disponíveis, deve-se utilizar fórmula para prematuros. Está indicada também a colostroterapia, que é a administração de colostro na cavidade oral, de 0,2 mL/vez, de 3/3 h ou 2/2 h.[6,7]

3. Estratégias ventilatórias

A ventilação com pressão positiva invasiva pode ser precursora de lesão pulmonar (por volutrauma, atelectrauma, barotrauma e biotrauma) e de lesão cerebral (mediada por instabilidade do fluxo sanguíneo cerebral e desencadeamento de cascata inflamatória). A utilização de estratégias ventilatórias protetoras, como o início de CPAP desde a sala de parto, a priorização de suporte ventilatório não invasivo, a manutenção do volume corrente-alvo e a saturação de oxigênio-alvo, tem grande impacto no prognóstico neonatal.[8]

Apesar das tentativas de manter o suporte não invasivo, cerca de 50% dos prematuros extremos necessitam de suporte ventilatório invasivo. Para todas as modalidades ventilatórias, os principais objetivos das estratégias protetoras são: evitar atelectrauma para promover a estabilidade pulmonar, limitar o volume corrente para prevenir a hiperdistensão alveolar (com risco de escape de ar) e minimizar a toxicidade pelo oxigênio por meio da melhora na relação ventilação/perfusão. Os parâmetros ventilatórios devem ser ajustados para fornecer uma troca gasosa "aceitável" de forma a minimizar o risco de lesão pulmonar, a hipocapnia e os distúrbios circulatórios. A hipocapnia e a hipercapnia grave alteram o fluxo sanguíneo cerebral e estão associadas com lesões como a leucomalácia periventricular e a hemorragia peri-intraventricular.[8,9]

É importante a determinação da saturação de oxigênio-alvo, para prevenir a toxicidade pelo oxigênio e os potenciais efeitos negativos da hipoxemia prolongada (aumento da mortalidade e da incidência de enterocolite e desfechos neurológicos adversos). De acordo com evidências científicas, recomenda-se para bebês pré-termo em oxigenioterapia a saturação de oxigênio-alvo de 90 a 94%.[3,8,9]

Uma sugestão para o ajuste inicial dos parâmetros ventilatórios na ventilação convencional é: manter volume corrente entre 4 e 6 mL/kg, pressão inspiratória que proporcione expansão torácica adequada, PEEP de 6 a 8 cmH_2O, frequência respiratória ajustada para manter a pressão parcial de dióxido de carbono ($PaCO_2$) em 45 a 55 mmHg, fluxo de oxigênio de 6 a 8 L/min, tempo inspiratório de 0,3 a 0,4 s, FiO_2 necessária para manter a saturação de oxigênio-alvo. Assim que possível, deve-se iniciar o desmame ventilatório e realizar a extubação traqueal.[9]

4. Suporte hemodinâmico

O RN pré-termo tem risco elevado de comprometimento hemodinâmico, principalmente durante o período de transição precoce, em decorrência de vários fatores: as funções sistólica e diastólica são ineficientes (por causa da menor contratilidade miocárdica); a frequência cardíaca elevada leva ao encurtamento do tempo para enchimento ventricular esquerdo na diástole, o que causa menor tolerância ao aumento da pós-carga e ausência de reserva para compensar a redução na pré-carga (condições comuns no período de transição); o tônus vascular periférico é elevado em virtude da maior concentração de receptores vasoconstritores do que vasodilatadores; o inotropismo é insuficiente (capacidade limitada de aumento de contratilidade decorrente da inadequada inervação adrenérgica do miocárdio); e há incapacidade de aumentar a produção de glicocorticoides em resposta ao estresse, porque o eixo hipotálamo-hipofisário é pouco desenvolvido. Além de todos esses fatores, o *shunt* esquerdo-direito através do canal arterial e do forame oval patente pode comprometer posteriormente o fluxo sistêmico e o débito cardíaco efetivo, com hiperfluxo pulmonar e hipoperfusão sistêmica. Outro fator importante que compromete o débito cardíaco é a assistência ventilatória com PEEP elevada. O aumento da pressão nas vias aéreas leva a compressão dos capilares alveolares, aumento na resistência vascular pulmonar, e redução no fluxo sanguíneo pulmonar, redução no retorno venoso pulmonar e no débito ventricular esquerdo.[10]

A abordagem cardiovascular no RN pré-termo é um desafio, pois há um limiar terapêutico baixo. Tanto a hipotensão e o baixo fluxo sanguíneo quanto as intervenções terapêuticas para corrigi-los estão associados com desfechos neurológicos adversos e morte. O tratamento individualizado, com base na fisiologia, está associado com melhor prognóstico. Um grande problema nessa população, no entanto, é a avaliação confiável do grau de comprometimento cardiovascular. Não há um marcador isolado, mas uma combinação de parâmetros clínicos (frequência cardíaca, pressão arterial – PA, tempo de enchimento capilar, débito urinário, nível de consciência), parâmetros laboratoriais (alterações na gasometria arterial, lactato e creatinina sérica), avaliação da função por meio de imagem (ecocardiograma) e avaliação do fluxo para órgãos-alvo por meio de espectroscopia no infravermelho próximo (em inglês, *near infrared spectroscopy* – NIRS).[10]

A pressão arterial média (PAM) é a medida à beira do leito mais comumente utilizada como avaliação do estado hemodinâmico e da resposta ao tratamento, porém não há dados que corroborem a associação dessa medida com o fluxo sanguíneo sistêmico. A definição de hipotensão como PAM menor do que a IG ou menor do que 30 mmHg não é baseada em evidências e não reflete a perfusão dos órgãos e o metabolismo celular. O tratamento da hipotensão com base na PAM, sem outros dados, pode causar mais danos do que benefícios. O objetivo do tratamento deve ser manter o transporte adequado de oxigênio e a oxigenação tecidual, para permitir o metabolismo celular normal, e não "normalizar a PA". Os componentes mais importantes são a pressão sistólica (que reflete o débito cardíaco) e a diastólica (que reflete a resistência vascular sistêmica). A definição de hipotensão mais apropriada é considerar valores de PA sistólica e PA diastólica menores do que o percentil 3 em gráficos populacionais (Tabela 3).[10,11]

De acordo com o quadro clínico e o provável mecanismo fisiológico do comprometimento hemodinâmico, deve ser instituído o tratamento inicial adequado, sempre ponderando-se os riscos e benefícios. Se houver risco para hipovolemia, como história de perda sanguínea, pode-se considerar como conduta inicial a expansão com 10 mL/kg de soro fisiológico. Quando houver evidências de baixo débito cardíaco, a droga de primeira linha é um inotrópico, como a dobutamina, e, para baixa resistência vascular sistêmica, a droga de primeira linha é um vasopressor, como a dopamina.[11]

Tabela 3 Limites mínimos (percentil 3) da pressão arterial de acordo com a idade gestacional

IG (semanas)	PA sistólica (mmHg)	PA média (mmHg)	PA diastólica (mmHg)
24	32	26	15
25	34	26	16
26	36	27	17
27	38	27	17
28	40	28	18
29	42	28	19
30	43	29	20
31	45	30	20
32	46	30	21
33	47	30	22

IG: idade gestacional; PA: pressão arterial; PAM: pressão arterial média.
Fonte: Giesinger e McNamara, 2016.[11]

5. Surfactante exógeno e cafeína

A administração de surfactante exerce um papel essencial no tratamento da síndrome do desconforto respiratório, com melhora na sobrevida; entretanto, a administração intratraqueal requer habilidade e pode causar dano, particularmente quando é aplicada pressão positiva não controlada ao pulmão neonatal.[3]

Em decorrência do uso de corticosteroide antenatal e do início precoce de CPAP, não é mais recomendada a utilização de surfactante profilático. O prognóstico é melhor quando o surfactante é reservado para os bebês que apresentam sinais clínicos de síndrome do desconforto respiratório, por evitar o dano causado pela intubação e pela ventilação mecânica durante essa fase de transição. Quando indicado, o surfactante deve ser administrado o mais precocemente possível.[3]

A técnica Insure (intubação traqueal – administração de surfactante – extubação) permite a administração de surfactante sem o início de ventilação mecânica invasiva subsequente e está associada com redução no risco de displasia broncopulmonar. Técnicas não invasivas para administração de surfactante, como a terapia surfactante minimamente invasiva (em inglês, *minimally invasive surfactant therapy* – MIST) e a administração menos invasiva de surfactante (em inglês, *less invasive surfactant administration* – LISA), são ideais para bebês que apresentam respiração espontânea e estão estáveis em CPAP nasal. A administração de surfactante por meio de máscara laríngea também é possível, porém limitada, em prematuros extremos em virtude dos tamanhos de máscara disponíveis.

Quando o RN necessita de intubação na sala de parto para estabilização, o surfactante deve ser administrado precocemente.

Os bebês com síndrome do desconforto respiratório apresentam piora progressiva da função pulmonar, que se manifesta clinicamente com aumento do trabalho respiratório e das necessidades de oxigênio. A recuperação geralmente se inicia após 48 a 72 horas. Muitos RN pré-termo permanecem estáveis em CPAP durante o período de transição, e aqueles com doença leve podem ser tratados sem a administração de surfactante, evitando-se os efeitos deletérios potenciais. Como a administração precoce do surfactante tem resultados melhores do que a tardia, é importante definir a gravidade da síndrome do desconforto respiratório. Para tanto, utiliza-se uma combinação dos seguintes critérios: FiO_2 para manter a saturação de oxigênio-alvo, avaliação do esforço respiratório e grau de aeração pulmonar na radiografia de tórax. Valor de FiO_2 maior do que 0,3 nas primeiras horas após o parto de bebês em CPAP tem sido associada com falha da CPAP, portanto o surfactante deve ser administrado quando a FiO_2 é maior do que 0,3. Além disso, a predição de falha na técnica Insure usando critérios clínicos e gasométricos pode definir o bebê para o qual seja razoável manter ventilação invasiva após a administração de surfactante.

Mais de uma dose de surfactante pode ser necessária. A necessidade de múltiplas doses pode ser reduzida com o uso de dose inicial de 200 mg/kg de alfaporactanto, em vez de 100 mg/kg deste mesmo surfactante ou de beractanto. Os surfactantes naturais são mais indicados do que os surfactantes sintéticos disponíveis, que não contêm a fração proteica, mas apenas fosfolipídeos.[3]

A cafeína é recomendada para bebês pré-termo em ventilação mecânica, a fim de facilitar o desmame ventilatório, e para aqueles em suporte não invasivo, com intuito de reduzir o risco de apneia. A utilização de cafeína precoce também está associada com melhores desfechos neurológicos em alguns trabalhos. A dose de ataque de citrato de cafeína é de 20 mg/kg, com manutenção de 5 a 10 mg/kg/dia.[12]

6. Prevenção/tratamento de infecção

Não está indicada a utilização de antibióticos de rotina em bebês que não apresentam fatores de risco para infecção, pois essa intervenção causará mais danos do que benefícios em decorrência da alteração do microbioma.[13]

Se houver risco infeccioso, como trabalho de parto prematuro, amniorrexe prolongada, infecção urinária materna e corioamnionite, está indicado o início de antibioticoterapia com ampicilina e gentamicina após coleta de hemocultura, de forma precoce. Se o bebê evoluir sem sinais clínicos de infecção e o rastreamento infeccioso não apresentar alterações, os antibióticos deverão ser suspensos precocemente, até o 3º dia de vida. A escolha da antibioticoterapia empírica é para cobertura dos principais agentes da sepse bacteriana precoce, *Streptococcus agalactiae* e *Escherichia coli*.[13]

Em serviços com incidência elevada de infecção fúngica deve ser considerado o início de fluconazol profilático em bebês com peso menor que 1.000 g.[13]

Para prevenção de infecção, é imprescindível a higienização adequada das mãos (antes e após o manuseio do bebê e dos equipamentos), assim como o cuidado ao manusear conexões de acessos vasculares (com a utilização de luva e desinfecção com álcool) e os cuidados com a pele (para a prevenção de lesões cutâneas). A administração de antiácidos deve ser evitada, pois está associada com maior risco de infecção. O contato pele a pele com a mãe reduz a incidência de infecções.[13,14]

7. Atenção humanizada ao recém-nascido de baixo peso (método canguru)

Todos os RN de muito baixo peso têm o direito de receber assistência humanizada, desde a sala de parto e após a admissão à UTIN.

O método canguru é uma atenção qualificada e humanizada, que promove a participação dos pais e da família nos cuidados neonatais e reúne estratégias para criar uma ambiência que favoreça o cuidado ao RN pré-termo de baixo peso e à sua família. Apresenta inúmeras vantagens, como melhora da qualidade do desenvolvimento neuropsicomotor, redução do risco de infecção, redução do estresse e da dor, estímulo ao aleitamento materno, melhor controle térmico do RN, aumento do vínculo afetivo mãe/pai-filho e maior competência e confiança dos pais nos cuidados de seu filho.[14]

Faz parte do método o contato pele a pele, que começa de forma precoce e crescente desde o toque e evolui até a posição canguru (contato pele a pele, somente de fraldas, na posição vertical, junto ao peito dos pais). Também faz parte do método o controle de estímulos ambientais como ruídos, iluminação e odores, além de outras medidas para prevenção de estresse e dor.[14]

As práticas recomendadas para assistência ao RN pré-termo de muito baixo peso na admissão à UTIN estão resumidas no Quadro 3.[1,3,7,8,10,14]

DESAFIOS ATUAIS

O principal desafio na assistência ao RN pré-termo de muito baixo peso é a realização das práticas necessárias sem causar danos secundários aos cuidados e sem comprometimento do neurodesenvolvimento em longo prazo.

Quadro 3 Recomendações para assistência ao recém-nascido de muito baixo peso na admissão à UTIN

- Preencher folha de admissão neonatal com os dados maternos, da gestação e do parto
- Comunicar à equipe da UTIN sobre a internação do bebê, para que realize o preparo do material e do leito, e conversar com a família
- Transportar o RN da sala de parto para a UTIN com identificação, em incubadora de transporte aquecida, em saco plástico e com touca dupla, monitorizado com oximetria de pulso e recebendo o suporte ventilatório indicado na sala de parto
- Acomodar inicialmente o RN em UCR para obtenção de acesso vascular e, após o término do procedimento, transferir para incubadora de parede dupla com umidificação
- Prevenir a hipotermia mantendo a temperatura entre 36,5 e 37 °C
- Monitorizar o bebê (FC e $SatO_2$) e instalar o suporte ventilatório necessário.
- Realizar cateterismo umbilical venoso e, se indicado pela gravidade clínica, ou RN de extremo baixo peso, também o cateterismo umbilical arterial. Deve-se preservar o membro para futura inserção de cateter central de inserção periférica, quando da retirada do cateter umbilical
- Colher amostra para exames laboratoriais durante a realização do cateterismo
- Avaliar o estado hemodinâmico e instalar o tratamento indicado
- Realizar radiografia para avaliar o posicionamento adequado do cateter, padrão pulmonar e, se intubado, posicionamento da cânula traqueal
- Evitar antissepsia da pele com solução alcoólica e colocação de adesivos na pele sem proteção
- Iniciar, dentro da 1ª hora de vida, solução glicosada com 5 a 6 mg/kg/min de TIG e 3,5 a 4 g/kg/dia de solução de aminoácidos
- Nos bebês com fatores de risco para infecção, colher hemocultura e iniciar precocemente ampicilina e gentamicina. Se o protocolo do serviço indicar, inicia-se também fluconazol profilático
- Iniciar CPAP em todos os RN com IG < 30 semanas que não necessitam de intubação para estabilização, com pronga nasal, pressão de 6-8 cmH_2O, fluxo 6 a 8 L/min e FiO_2 necessária para manter a saturação de oxigênio-alvo em 90 a 94%. O CPAP em sistema de selo d'água é o mais indicado
- Atentar para o cuidado com a fixação da pronga nasal para evitar lesão de septo
- Identificar bebês que falham em CPAP e podem se beneficiar de ventilação com pressão positiva intermitente nasal
- Se estiver indicada ventilação invasiva, assegurar o posicionamento correto da cânula traqueal e realizar ventilação protetora. Uma sugestão para o ajuste inicial dos parâmetros ventilatórios na ventilação convencional é: manter o volume corrente entre 4 e 6 mL/kg, pressão inspiratória que proporcione expansão torácica adequada, PEEP de 6 a 8 cmH_2O, frequência respiratória ajustada para manter a $PaCO_2$ entre 45 e 55 mmHg, fluxo 6-8 L/min, tempo inspiratório de 0,3 a 0,4 s e, FiO_2 necessária para manter a saturação de oxigênio-alvo (90 a 94%). Assim que possível, devem-se iniciar o desmame ventilatório e realizar a extubação traqueal
- Avaliar a indicação de surfactante. Quando indicado, deve ser utilizada uma preparação de surfactante natural e deve-se priorizar a administração de 200 mg/kg de alfaporactanto na dose inicial
- Identificar bebês que necessitam de intubação para estabilização na sala de parto e administrar surfactante nos primeiros minutos de vida

(Continua)

Quadro 3 Recomendações para assistência ao recém-nascido de muito baixo peso na admissão à UTIN (*continuação*)

- Para bebês que ficaram estáveis em CPAP, utilizar como padrão a administração de surfactante de resgate precoce, se necessitam de $FiO_2 > 0,3$. Devem-se preferir técnicas menos invasivas de administração de surfactante, como Insure, LISA ou MIST, em bebês que estão respirando espontaneamente
- Iniciar cafeína precoce
- Atentar para a prevenção de infecção, principalmente por meio da higienização adequada das mãos
- Iniciar a atenção humanizada desde a sala de parto e manter após a internação, com estimulação da participação dos pais, contato pele a pele precoce, controle de estímulos ambientais e prevenção de dor

UTIN: unidade de terapia intensiva neonatal; RN: recém-nascido; UCR: unidade de calor radiante; FC: frequência cardíaca; $SatO_2$: saturação de O_2; TIG: taxa de infusão de glicose; CPAP: pressão positiva contínua (em inglês, *continuous positive airway pressure)*; IG: idade gestacional; FiO_2: fração inspirada de oxigênio; PEEP: pressão positiva no final da expiração; $PaCO_2$: pressão parcial de dióxido de carbono; FiO_2: fração inspirada de oxigênio; Insure: intubação traqueal – administração de surfactante – extubação; LISA: administração menos invasiva de surfactante (em inglês, *less invasive surfactant administration*); MIST: terapia surfactante minimamente invasiva (em inglês, *minimally invasive surfactant therapy*).
Fonte: autoria própria, baseada em: Barrington, 2014;[1] Sweet et al., 2019;[3] Hay, 2018;[7] Berger et al., 2013;[8] El-Khuffash et al., 2107;[10] e Brasil, 2017.[14]

ORIENTAÇÕES AOS PAIS

O RN pré-termo de muito baixo peso tem risco de complicações ao nascimento e terá indicação de internação em UTIN para sobrevida sem sequelas significativas. Para uma melhor qualidade de assistência e menor risco de complicações neurológicas em longo prazo, o pré-natal adequado e o parto em maternidade com equipe capacitada, bem como disponibilidade de UTIN equipada, são fundamentais. A presença e a participação dos pais desde o parto e durante todo o período de internação do bebê estão diretamente relacionadas com melhores resultados.

A alimentação com o leite materno e o contato pele a pele com os pais estão associados com melhor desenvolvimento desses bebês vulneráveis.

CONCLUSÃO

A assistência inicial adequada ao RN pré-termo de muito baixo peso é fundamental para melhores desfechos em curto e longo prazos. A chave do sucesso é o atendimento individualizado do bebê e de sua família por uma equipe multiprofissional capacitada que atue de forma coordenada e rápida, com base nas melhores evidências científicas disponíveis, para evitar danos causados pela assistência.

REFERÊNCIAS BIBLIOGRÁFICAS

1. Barrington KJ. Management during the first 72 h of age of the periviable infant: an evidence-based review. Semin Perinatol. 2014;38:17-24.
2. Harriman TL, Carter B, Dail RB, Stowell KE, Zokowsky K. Golden hour protocol for preterm infants: a quality improvement project. Adv Neonatal Care. 2018;18(6):462-70.
3. Sweet DG, Carnielli V, Greisen G, Hallman M, Ozek E, Plavka R, et al. European Consensus Guidelines on the management of respiratory distress syndrome – 2019 Update. Neonatology. 2019;115:432-50.
4. Sociedade Brasileira de Pediatria. Reanimação do Prematuro <34 semanas em sala de parto: Diretrizes da Sociedade Brasileira de Pediatria. Versão 2016, com atualizações em maio de 2021. Disponível em: https://www.sbp.com.br/fileadmin/user_upload/DiretrizesSBP-ReanimacaoPrematuroMenor34semanas-MAIO_2021.pdf. Acesso em: 16/11/2021.
5. American Heart Association; American Academy of Pediatrics. Textbook of neonatal resuscitation. 7.ed. Itasca, IL: American Academy of Pediatrics; 2016.
6. Torazza RM, Neu J. Evidence-based guidelines for optimization of nutrition for the very low birthweight. NeoReviews. 2013;14(7):e340.
7. Hay W. Nutritional support strategies for the preterm infant in the neonatal intensive care unit. Pediatr Gastroenterol Hepatol Nutr. 2018;21(4):234-47.
8. Berger TM, Fontana M, Stocker M. The journey towards lung protective respiratory support in preterm neonates. Neonatology. 2013;104:265-74.
9. Keszler M. Mechanical ventilation strategies. Semin Fetal Neonatal Med. 2017;22:267-74.
10. El-Khuffash A, McNamara PJ. Hemodynamic assessment and monitoring of premature infants. Clin Perinatol. 2017;44:377-93.
11. Giesinger RE, McNamara PJ. Hemodynamic instability in the critically ill neonate: an approach to cardiovascular support based on disease pathophysiology. Semin Perinatology. 2016;40:174-88.
12. Lodha A, Entz R, Synnes A, Creighton D, Yusuf K, Lapointe A, et al.; Investigators of the Canadian Neonatal Network (CNN); Canadian Neonatal Follow-up Network (CNFUN). Early caffeine administration and neurodevelopmental outcomes in preterm infants. Pediatrics. 2019;143(1):e20181348.
13. Shane AL, Sánchez PJ, Stoll BJ. Sepsis neonatal. Lancet. 2017;S0149-6736(17):31002-4.
14. Brasil. Ministério da Saúde. Secretaria de Atenção à Saúde. Departamento de Ações Programáticas Estratégicas. Atenção humanizada ao recém-nascido – método canguru: manual técnico. 3.ed. Brasília: Ministério da Saúde; 2017. Disponível em: bvsms.saude.gov.br/bvs/publicacoes/atencao_humanizada_metodo_canguru_manual_3ed.pdf. Acesso em: 16/11/2021.

3

PROCEDIMENTOS EM UNIDADES NEONATAIS

Giselda de Carvalho da Silva
Fabio Chaves Cardoso
Patrícia de Padua Andrade Campanha

OBJETIVOS

- ✓ Listar as indicações para cada procedimento proposto.
- ✓ Listar os materiais adequados e os insumos necessários para a realização de cada procedimento.
- ✓ Descrever as técnicas mais adequadas na atualidade para cada procedimento.

INTRODUÇÃO

O período neonatal é o momento na vida do ser humano em que as principais e mais abruptas mudanças fisiológicas acontecem em um curto espaço de tempo. As internações em unidades neonatais (UNN) ocorrem quando algum evento foge dessa transição fisiológica da vida intra para a extrauterina ou quando algum processo patológico acontece, colocando em risco a vida do recém-nascido (RN). Este capítulo destaca os procedimentos mais comuns realizados em UNN, orientando a técnica para a realização de cada um deles e suas indicações.

Para a indicação de um procedimento invasivo, devem ser considerados seus benefícios com relação ao impacto na estabilidade do RN e o risco de complicações, com atenção à segurança do paciente. Todos os procedimentos devem ser realizados apenas por profissional habilitado. Sua realização e eventuais intercorrências e complicações devem ser documentadas em prontuário.

Antes e durante a realização de qualquer procedimento é fundamental a prevenção de dor, por meio de medidas não farmacológicas e de analgesia local ou sistêmica, indicada para o procedimento (conforme descrito no Capítulo 21).

Além disso, devem ser realizadas as medidas recomendadas para a prevenção de infecções, como higienização e antissepsia das mãos, e antissepsia local. O profissional que realiza o procedimento também deve utilizar a paramentação indicada, como luvas, máscara, gorro, óculos de proteção e capote impermeável, tanto para proteção individual quanto para o controle de infecção. A utilização de técnica asséptica nos procedimentos invasivos é primordial para evitar complicações infecciosas. O bebê deve ser monitorizado durante o procedimento, com manutenção de estabilidade cardiorrespiratória e térmica.

ACESSO VASCULAR

A obtenção de um acesso vascular tem como objetivos a coleta de sangue para investigação diagnóstica e a introdução de dispositivo para infusão de líquidos ou medicações no interior dos vasos. A seguir são descritas as principais formas de acessos vasculares realizadas no período neonatal.

Punção de calcanhar[1,2]

- Indicação: realização de exames que não demandam um grande volume de sangue, coletados em tubo capilar, tiras reagentes ou papel-filtro, como hematócrito, glicemia, gasometria e teste do pezinho. A punção de calcanhar é mais dolorosa que a punção venosa periférica.
- Local: face lateral ou medial do calcanhar. Nunca deverá ser realizada em região central, por conta do risco de osteomielite.
- Técnica: aquecer a extremidade, para aumentar o fluxo periférico; realizar a antissepsia do sítio de punção; envolver o calcanhar com a palma da mão e o dedo indicador; puncionar o local indicado com lanceta (preferencialmente), sem que haja expressão da área a ser perfurada; aproximar o tubo capilar, tira reagente ou papel-filtro da gota formada; comprimir o local com gaze estéril.
- Complicação: osteomielite, celulite, cicatrizes.

Punção de veia periférica[1,3]

- Indicação: coleta de amostra sanguínea para a realização de exames ou administração de líquidos e medicamentos.
- Local: qualquer sítio onde haja veias visíveis ou palpáveis e com menor risco de acidentes ou contaminação. Mais comumente, são puncionadas veias de membros superiores e inferiores ou couro cabeludo. Sempre que possível, deve-se utilizar primeiro as veias mais distais, a fim de preservar sítios de punção. A transiluminação pode ser utilizada para auxiliar a visualização da veia.

- Técnica: selecionar a veia a ser puncionada; realizar antissepsia com álcool a 70% ou clorexidina alcoólica; garrotear o local (por um tempo curto e sem muita pressão); introduzir o jelco 24 G ou escalpe 25 ou 27 G na pele, em um ângulo de 15° a 30°, a cerca de 1 cm distal ao local da veia que será puncionada; e retirar o garrote após o refluxo de sangue, antes de retirar a agulha. Na coleta de sangue, conectar uma seringa e aspirar, sem muita pressão, retirar o dispositivo e comprimir com gaze seca até a completa hemostasia. Para os casos de manutenção do acesso, infundir pequena quantidade de soro fisiológico e, se não houver intumescimento local, conectar um perfusor e fixar o dispositivo com curativo transparente. Em RN as veias do dorso das mãos são frequentemente utilizadas para coleta de amostras sanguíneas por gotejamento direto no tubo de exames, sendo realizada punção com agulha 25 × 0,7 mm ou escalpe 25 G com o tubo de extensão cortado.
- Complicação: hematomas, necrose de tecido perivascular, trombose, flebite, celulite, sepse, infiltração, extravasamento.

Punção arterial[1,4]

- Indicação: realizada para monitorização de pressão arterial invasiva (pouco frequente em RN) e coleta de sangue para exames, quando é necessária uma amostra de sangue arterial ou o volume de sangue necessário é difícil de ser obtido mediante punção de veia periférica. Pode, ainda, ser realizada para se proceder à exsanguineotransfusão parcial, na impossibilidade de cateterismo de vasos umbilicais. Deve-se evitar a punção arterial em casos de distúrbios de coagulação, trombocitopenia e comprometimento circulatório da extremidade.
- Local: artérias radial, tibial posterior e pediosa. As artérias braquial e temporal também podem ser utilizadas, mas devem ser evitadas em razão do maior risco de lesões. A artéria femoral não deve ser puncionada em RN.
- Técnica: palpar a artéria desejada; realizar antissepsia do local da punção com álcool a 70% ou clorexidina alcoólica; introduzir o escalpe 25 ou 27 G em um ângulo de 15° a 45°, contra a direção do fluxo sanguíneo; conectar a seringa; aspirar o volume necessário (com leve pressão) de sangue; retirar o dispositivo; e comprimir o local por 1 a 3 minutos, até a completa hemostasia.
- Complicação: hematomas, trombose, isquemia distal por espasmo arterial, lesão do nervo mediano ou tibial posterior, síndrome do túnel do carpo.

Cateter venoso central de inserção periférica – PICC (*peripherally inserted central catheter*)[1,5]

- Indicação: realizado em casos de prematuridade extrema e/ou muito baixo peso com necessidade de infusão de líquidos ou medicamentos por mais de 7 dias ou em infusão contínua e para administração de soluções hiperosmolares, irritantes ou vesicantes (como nutrição parenteral, solução glicosada em concentração maior que 12,5%, medicamentos vasoativos). Evita dissecções venosas e punções de repetição e apresenta menor risco de infecção em comparação com outros dispositivos venosos centrais.
- Local: qualquer veia pode ser utilizada, mas costumam ser escolhidas as veias basílica, cefálica, safena, jugular externa, axilar, temporal e auricular posterior.
- Material necessário: bandeja de procedimento com pinças anatômicas, 1 pinça "dente de rato", 1 tesoura pequena, gaze, campos simples e fenestrado; seringas de 10 mL; curativo transparente; soro fisiológico; fita métrica; cateter de silicone ou poliuretano radiopaco 1,2, 1,9, 2,0 ou 3,0 Fr, com lúmen único ou duplo; e material para técnica asséptica.
- Técnica: preparar o material; selecionar a veia a ser puncionada; medir a distância do ponto de inserção até a altura desejada (terço médio da clavícula ou, em caso de punção em membro inferior, crista ilíaca); utilizar técnica asséptica para realização de procedimento invasivo; testar o cateter com infusão de soro fisiológico; realizar antissepsia no sítio da punção com clorexidina alcoólica e analgesia; cobrir o membro a ser puncionado com campo fenestrado; proceder à punção com agulha introdutora (introduzir apenas o bisel); introduzir o cateter até a distância predeterminada; remover a agulha introdutora; observar infusão e refluxo; fixar o cateter com curativo estéril transparente. Deve-se confirmar a posição do cateter ao término do procedimento por meio de radiografia.
- Manutenção de cateter: líquidos ou soluções (preferencialmente salinas) em pequenos volumes, em infusão contínua. Geralmente, soro fisiológico, correndo a 1 mL/h, é o suficiente para a manutenção do PICC pérvio.
- Complicação:
  - Relacionadas à inserção: punção arterial, hematoma, secção do cateter pela agulha, flebite mecânica.
  - Pós-inserção: infecção, flebite química ou infeciosa, sepse, celulite, abscesso, trombose do cateter, tromboflebite, deslocamento ou ruptura do cateter, arritmia cardíaca, tamponamento pericárdico (complicação rara, mas potencialmente letal, que pode ocorrer quando o cateter está no átrio direito), ruptura do cateter decorrente de pressão excessiva (utilizar seringa maior para reduzir a pressão).

Cateterismo umbilical – arterial e venoso[1,6,7]

- Indicação:
  - Arterial: realizado em RN graves com necessidade de monitorização de gases, coleta frequente de exames ou de monitorização de pressão arterial invasiva.
  - Venoso: na sala de parto, quando há necessidade de medicamentos na reanimação. Na unidade de terapia intensiva neonatal (UTIN), para RN de muito baixo peso ou grave que necessita de medicamentos vasoativos, infusão de alta concentração de glicose ou nutrição parenteral, e para realização de exsanguineotransfusão.
- Contraindicação: peritonite, enterocolite necrosante, onfalite, onfalocele.
- Material necessário: bandeja estéril contendo um recipiente para soro e outro para solução antisséptica, 3 pinças Kelly retas, 1 pinça Iris reta ou curva sem dente, 1 pinça "dente de rato" pequena, 2 pinças de Backhaus, 1 porta-agulhas pequeno, 1 cabo de bisturi e 1 tesoura Iris, cateter umbilical 2,5, 3,5 ou 5 Fr (dependendo do peso do RN), 1 lâmina de bisturi pequena, fios de sutura (de algodão 4.0 ou 3.0), seringas de 5 e 10 mL, soro fisiológico em ampola, fita métrica e material para técnica asséptica.
- Técnica: medir a distância ombro-umbigo para calcular a distância em centímetros em que o cateter deve ser inserido (de acordo com a Tabela 1); realizar a contenção do RN; providenciar paramentação e antissepsia do profissional; fazer a antissepsia do campo com clorexidina alcoólica ou aquosa (RN pesando menos de 1.000 g); posicionar campos estéreis fenestrados; garrotear a geleia umbilical com fita cardíaca e cortar abaixo do clampe com uma lâmina de bisturi (o corte deve ser linear); identificar os vasos (observar duas artérias e uma veia); introduzir o cateter preenchido com soro fisiológico (iniciar com o arterial, caso seja utilizado, e depois o venoso) até a posição calculada previamente; avaliar se há bom fluxo e refluxo de sangue pelo cateter. Após o procedimento, radiografar e verificar a posição. O cateter arterial deve estar, preferencialmente, entre T6 e T9 (posição alta) ou entre L3 e L4 (posição baixa) e o venoso, em T9 e T10, acima do diafragma direito. Após a identificação da posição correta, deve-se realizar a fixação dos cateteres. Utiliza-se fio de algodão para suturar a geleia umbilical, fazendo uma "bolsa de tabaco" em volta dos vasos (para prevenir sangramento) e, a partir daí, fixam-se os cateteres na geleia umbilical de uma maneira conhecida como "bailarina". A fita cardíaca deve ser retirada após o término do procedimento, por ser um meio de cultura para microrganismos oportunistas. Pode ser usado hidrocoloide fixado no abdome do RN e sobre ele firma-se o cateter com um adesivo microporoso. Deve-se

evitar o uso de esparadrapo, especialmente no pré-termo. É importante, também, identificar os vasos umbilicais.

- Manutenção de cateter: líquidos ou soluções (preferencialmente salinas) em pequenos volumes, em infusão contínua.
- Complicação: acidente vascular com falso trajeto do cateter, infecção, sangramento secundário à má fixação do cateter, redução da perfusão de membros inferiores, tromboembolismo pulmonar, derrame pericárdico/tamponamento cardíaco, arritmia cardíaca, endocardite, derrame pleural, necrose hepática, enterocolite, ascite, hipertensão porta, necrose ou perfuração intestinal.

EXSANGUINEOTRANSFUSÃO TOTAL[8]

- Indicação: níveis elevados de bilirrubina total sérica com risco de lesão cerebral (*Kernicterus*), sem resposta à fototerapia intensiva. O procedimento visa remover hemácias com anticorpos de superfície e anticorpos livres circulantes. Os objetivos do procedimento são melhora da anemia, da icterícia e da função cardíaca, principalmente em RN hidrópico por doença hemolítica. A exsanguineotransfusão imediata é indicada quando, na doença hemolítica, a bilirrubina do sangue do cordão é maior que 4,5 mg/dL associada à hemoglobina menor que 11 g/dL, ou quando a velocidade de aumento da bilirrubina total é maior que 1 mg/dL/h.
- Preparo para o procedimento:
  - Do RN: antes do procedimento, coletar tipagem sanguínea, Coombs direto, bilirrubina total e frações, eletrólitos, glicose, hematócrito e hemoglobina. Se possível, realizar a coleta do teste do pezinho.
  - Da mãe: coletar tipagem sanguínea, Coombs indireto, sorologias.

Tabela 1 Posição do cateter umbilical arterial e venoso

Distância ombro--umbigo (cm)	Cateter arterial em posição baixa (cm)	Cateter arterial em posição alta (cm)	Cateter venoso (cm)
9	5	9	5,7
10	5,5	10,5	6,2
11	6,3	11,5	7,2
12	7	13	8
13	7,8	14	8,5
14	8,5	15	9,5
15	9,3	16,5	10
16	10	17,5	10,5
17	11	19	11,5

Fonte: adaptada de Ringer, 2017.[1]

Para o procedimento é utilizado sangue total reconstituído irradiado, a partir de concentrado de hemácias e plasma fresco coletados há menos de 7 dias. Essa reconstituição deve ser realizada na agência transfusional, visando um hematócrito entre 45 e 50%.

Nos casos de doença hemolítica perinatal causada por incompatibilidade Rh, o sangue disponível deve ser Rh negativo, submetido a contraprova com sangue materno. Quando a incompatibilidade for ABO, as hemácias não devem conter antígenos A ou B (deverão ser tipo O) e o plasma poderá ser AB ou de tipo compatível com o RN. Nos casos de doença hemolítica perinatal por outras causas utiliza-se sangue compatível com o do RN e a contraprova é com o sangue materno. Nos casos de doença não hemolítica, utiliza-se sangue compatível e cruzado com o do RN.

O volume a ser trocado é duas vezes a volemia do RN. Como a volemia estimada do RN a termo é de 80 mL/kg, o volume a ser trocado será 160 mL × peso do RN. Já no pré-termo a volemia considerada é de 100 mL/kg. Para a realização da exsanguineotransfusão total, é necessária a obtenção de acesso venoso profundo, preferencialmente cateterismo umbilical venoso.

- Material necessário: suporte para a bolsa de sangue, recipiente descartável de sangue retirado, cateter umbilical, bandeja para cateterismo, 2 conexões com torneiras de 3 vias (*three-way*), 5 seringas de 10 e 20 mL, equipo para sangue com filtro, equipo simples, tubo de extensão de 60 cm para aquecimento, material para fixação de cateter.
- Técnica: monitorizar RN; aquecer o sangue reconstruído até a temperatura corporal; colocar o RN em posição supina, contido de maneira gentil e aquecido em unidade de calor radiante; disponibilizar um acesso periférico para a infusão de hidratação venosa, durante todo o procedimento, com cálcio a 10%, a fim de se evitar hipocalcemia decorrente do anticoagulante presente no sangue infundido; realizar o cateterismo da veia umbilical, com técnica asséptica; encaixar duas torneiras de 3 vias em sequência no cateter venoso (na primeira, proximal ao bebê, acoplar o equipo do sangue; e, na segunda, distal, o equipo que sairá para o descarte em sistema fechado); na saída das torneiras, acoplar a seringa; iniciar a troca com a retirada do sangue em alíquotas de 5 a 20 mL, de acordo com o peso do RN. A troca é realizada nesta sequência:
  - Abrir as duas torneiras para o bebê e fechar para os equipos.
  - Aspirar sangue do RN para a seringa.
  - Abrir a via entre a seringa e o descarte (fechando para o RN) e desprezar o sangue.
  - Fechar a via para o descarte e abrir a via entre a seringa e a bolsa de sangue.
  - Aspirar sangue da bolsa.
  - Fechar a via para a bolsa de sangue e abrir novamente entre a seringa e o RN.

- Infundir sangue no bebê lentamente.
- Repetir essa sequência até que todo o volume programado seja trocado.

O tempo recomendado para o procedimento é de 60 minutos, com velocidade de troca de 1 a 2 mL/kg/min. Um auxiliar deve anotar o registro dos volumes retirados e infundidos, assim como as intercorrências, e, principalmente, ficar atento aos sinais vitais do RN. Ao término do procedimento devem ser verificados glicemia, bilirrubina e eletrólitos.

- Complicação: alterações metabólicas (hipocalcemia, hipomagnesemia, hipoglicemia, hiperpotassemia, alcalose ou acidose metabólica), insuficiência cardíaca congestiva, arritmias, choque, infecções, anemia, embolia, trombocitopenia, hipoglicemia, hipotermia, síndrome do enxerto × hospedeiro (prevenida com o uso de sangue irradiado).

INTUBAÇÃO TRAQUEAL[9,10,11]

- Indicação: na sala de parto, quando a ventilação com máscara facial não é efetiva ou precisa ser prolongada; RN com hérnia diafragmática que necessita de ventilação com pressão positiva; na UTIN, em emergências como hipoxemia [pressão parcial de oxigênio (PaO_2) < 50 mmHg com fração inspirada de oxigênio (FiO_2) ≥ 0,6], hipercapnia [pressão parcial de CO_2 ($PaCO_2$) sustentada > 60 mmHg] e acidose respiratória ou metabólica (pH < 7,25); apneias frequentes ou prolongadas; doenças neuromusculares; hipertensão intracraniana; obstrução respiratória; instabilidade hemodinâmica; cirurgias sob anestesia geral prolongada; distúrbios abdominais nos quais a ventilação não invasiva pode piorar o quadro respiratório do RN.
- Material necessário: fonte de oxigênio com fluxômetro (5 L/min), aspirador de vácuo com manômetro, balão de reanimação neonatal com reservatório, máscaras (com tamanho adequado ao RN), sondas de aspiração traqueal (n. 6, 8 e 10), material para fixação de cânula, laringoscópio, lâminas retas (n. 00 para RN pré-termo com menos 28 semanas ou peso menor que 1.000 g, n. 0 para RN pré-termo entre 28 e 34 semanas ou peso entre 1.000 e 2.000 g e n. 1 para RN com mais de 34 semanas ou peso maior que 2.000 g), pilhas e lâmpadas sobressalentes, cânulas traqueais (diâmetro interno 2,5; 3,0; 3,5; 4,0). As cânulas traqueais para utilização no período neonatal não devem conter balonete.
- Técnica: a via oral é a mais utilizada, porém a nasal pode ser indicada para ventilação por períodos prolongados por melhorar a fixação e diminuir a incidência de extubação acidental. A intubação eletiva deve ser realizada sob analgesia. O RN deve ser monitorizado com oxímetro durante todo o procedimento. O tamanho da cânula varia de acordo com o peso e a idade gestacional (IG), como apresentado na Tabela 2.

Tabela 2 Cânulas para intubação orotraqueal

Diâmetro interno da cânula	Peso	Idade gestacional
2,5 cm	< 1.000 g	< 28 semanas
3 cm	1.000-2.000 g	28-34 semanas
3,5 cm	2.000-3.000 g	34-38 semanas
3,5 ou 4 cm	≥ 3.000 g	> 38 semanas

Fonte: adaptada de Said e Rais-Bahrami, 2017.[9]

O RN deve ser posicionado com um coxim sob as escápulas, mantendo-se uma leve extensão do pescoço, e com a cabeça na linha média em superfície plana. O estômago deve ser esvaziado quando possível, sem retardar o procedimento, e deixa-se uma sonda nasogástrica aberta em sifonagem. Realizar a pré-oxigenação do RN e oferecer oxigênio durante o procedimento para evitar hipóxia. O RN pode necessitar de uma pequena pressão no pescoço para facilitar a visualização da glote (manobra de Sellick). O procedimento deve ser interrompido caso não haja sucesso em 30 segundos de tentativa e o RN deve ser ventilado com oxigênio. A cânula deve ter a posição checada no momento do procedimento por meio da ausculta pulmonar, avaliação da expansibilidade torácica e visualização de coluna de vapor-d'água na cânula, que são indicativos de sucesso no procedimento. Após a avaliação da posição, é realizada a fixação. Para calcular o comprimento da cânula a ser inserida na traqueia, pode ser utilizada a fórmula [peso (kg) + 6] sendo o resultado correspondente à marca, em centímetros, a ser fixada no lábio superior. A confirmação da posição deve ser feita por meio de radiografia de tórax com a cânula visível entre T2 e T3 ou 1 a 2 cm acima da carina.

- Complicação: hipoxemia, apneia, bradicardia, pneumotórax, laceração de tecidos moles, perfuração de traqueia ou esôfago, infecção.

Sequência rápida de sedação/analgesia para intubação traqueal[9,11]

- Indicação: intubações eletivas. Quando o paciente estiver hipoxêmico, não se deve postergar o procedimento para a realização da sequência rápida.
- Benefício: prevenção de dor, evitando hipoxemia, hipercapnia, taquicardia, bradicardia, hipertensão arterial, aumento de pressão intracraniana, traumatismo de vias aéreas, redução de retorno venoso e laringoespasmo.
- Técnica: monitorização do RN; pré-oxigenação; pré-medicação com atropina (dose de 0,02 mg/kg, sendo o mínimo de 0,1 mg e o máximo de 1 mg), por via intravenosa, 1 a 2 minutos antes da intubação; analgesia/sedação com

fentanil (dose de 2 mcg/kg), por via intravenosa, lentamente; bloqueio neuromuscular com succinilcolina (dose de 2 mg/kg), por via intravenosa, lentamente. Após essa sequência, realizar a intubação.

MANEJO DE VIA AÉREA DIFÍCIL[11,12]

- Indicação: RN portadores de anomalias congênitas da boca, lábios, língua, palato ou pescoço, nos quais o ajuste adequado entre face e máscara é difícil e a visualização da laringe com o laringoscópio é complicada ou não factível; quando a ventilação com pressão positiva fornecida por máscara facial é inefetiva e as tentativas de intubação não foram bem-sucedidas ou a intubação não é factível. Garante via aérea segura e menos invasiva durante procedimentos cirúrgicos eletivos de curta duração ou a realização de exames de imagem sob anestesia e sedação.
- Limitação: máscara laríngea disponível apenas para RN com peso superior a 2.000 g. Não é recomendada para ventilação por período prolongado, nem é efetiva quando é necessário ventilar com pressões inspiratórias muito elevadas.
- Técnica: escolher o tamanho adequado da máscara; utilizar técnica asséptica; verificar a integridade da máscara e testar o enchimento do coxim com o volume recomendado (pode ser aplicado um lubrificante hidrossolúvel na parte dorsal da máscara); posicionar o paciente com leve extensão do pescoço; abrir a boca e inserir a máscara, com coxim desinflado, pressionando sua ponta contra o palato; avançar a máscara, mantendo pressão contra o palato, até sentir resistência; insuflar o coxim; verificar eficácia da ventilação; fixar a máscara laríngea.

TORACOCENTESE[13,14]

- Indicação: a principal indicação é o pneumotórax hipertensivo com descompensação cardiorrespiratória. Também é indicada em situação de urgência, quando a aspiração torácica imediata é salvadora, devendo ser realizada mesmo antes da confirmação radiológica. Fornece alívio temporário enquanto é preparada a drenagem torácica.
- Técnica: realizar o procedimento com técnica asséptica; inserir jelco (n. 14, 16 ou 18 G) previamente conectado a uma torneira de 3 vias e uma seringa. A posição adequada para a punção é o segundo espaço intercostal na linha hemiclavicular ou do terceiro ao quinto espaço intercostal na linha axilar anterior, margeando a borda superior da costela inferior. Deve-se aspirar cuidadosamente o ar até que melhore a condição clínica do RN ou diminua a pressão, permitindo a expansibilidade pulmonar.

DRENAGEM TORÁCICA[13,14]

- Indicação: drenagem de ar no pneumotórax hipertensivo ou líquido nos casos de derrame pleural volumoso (p. ex., empiema, quilotórax, extravasamento de líquido de um cateter venoso central).
- Material necessário: material para técnica asséptica e anestesia local, bandeja cirúrgica, campos cirúrgicos, cuba para solução antisséptica, pinça curva hemostática, lâmina de bisturi, fios de sutura 4.0, dreno torácico (8, 10 ou 12 Fr) ou cateter "*pigtail*", sistema fechado de drenagem em selo d'água.
- Técnica: realizar analgesia sistêmica; utilizar técnica asséptica; posicionar o RN com o lado afetado elevado e o braço estendido até a cabeça; proceder à antissepsia no local da drenagem com clorexidina alcoólica e anestesia local (o dreno deve ser inserido entre o terceiro e o quinto espaço intercostal na linha axilar anterior, formando uma linha a partir do mamilo que equivale aproximadamente à quarta costela); realizar uma incisão cutânea de 0,5 a 1 cm com lâmina de bisturi no local de inserção; introduzir a extremidade da pinça curva fechada, margeando a borda superior da costela, até puncionar a pleura; abrir a pinça e introduzir o dreno (com direcionamento anterior para pneumotórax e posterior para coleção líquida), até que todos os seus orifícios estejam dentro do espaço pleural; conectar o tubo a um sistema de drenagem e verificar o funcionamento; fixar o dreno na pele e manter em selo d'água ou aspiração contínua (dependendo do caso), como mostra a Figura 1. Após a fixação do dreno na pele, deve-se proceder ao curativo próprio para fixação. Após o procedimento, realiza-se radiografia de tórax para avaliar a posição do dreno e a resolução do pneumotórax ou derrame pleural.

  A inserção de cateter "*pigtail*" guiada por ultrassonografia, por meio da técnica de Seldinger, está associada com menor taxa de complicações, maior índice de sucesso na realização do procedimento, redução do tempo necessário para a drenagem torácica e do tempo de hospitalização, quando comparada ao dreno torácico (Figura 2).
- Complicação: laceração ou perfuração pulmonar, hemorragia por lesão vascular (axilar, pulmonar, intercostal mamária), lesão permanente de tecido mamário, infecção, enfisema subcutâneo, quilotórax, síndrome de Horner, paralisia ou eventração diafragmática por lesão do nervo frênico.

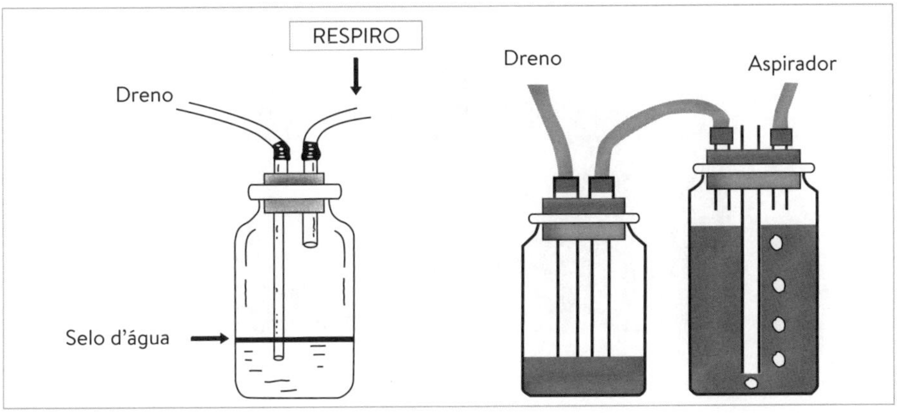

Figura 1 Esquema de colocação de dreno de tórax em selo d'água e drenagem sob aspiração contínua.
Fonte: ilustração dos autores.

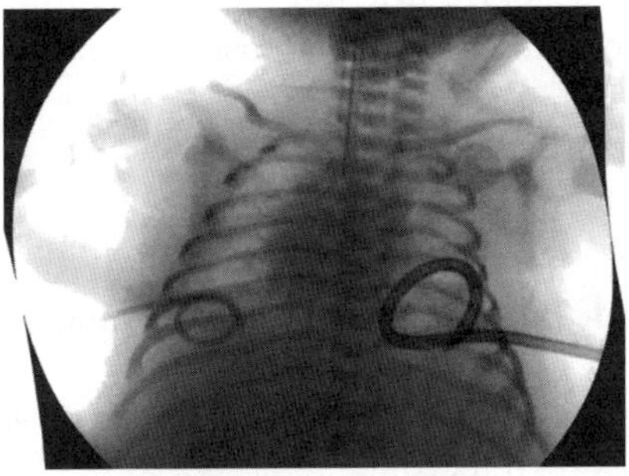

Figura 2 Cateter "*pigtail*" inserido corretamente.
Fonte: Dr. Marco Antônio Dahia – acervo pessoal, com permissão.

PUNÇÃO INTRAÓSSEA[15]

- Indicação: alternativa quando há impossibilidade de acesso intravenoso de maneira rápida. Raramente é utilizada no período neonatal, porém pode ser considerada uma opção para a infusão de volumes e medicamentos em RN gravemente enfermos.
- Material necessário: agulha intraóssea com estilete ou espinhal para que não ocorra obstrução pela cortical óssea, gaze, campo cirúrgico fenestrado, cuba para solução antisséptica.
- Técnica: procedimento com técnica asséptica e analgesia; após a antissepsia local, introduzir agulha a 90° na região proximal e medial da tíbia, 1 cm abaixo da tuberosidade tibial (Figura 3). Não é necessário realizar a fixação da

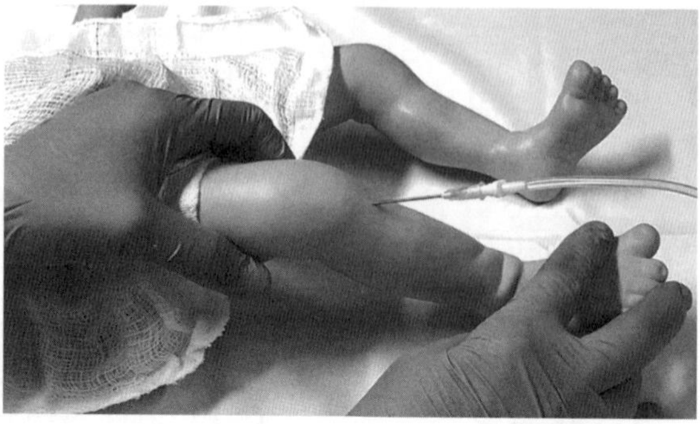

Figura 3 Local para punção intraóssea.
Fonte: foto realizada em manequim pela Dra. Giselda de Carvalho da Silva.

agulha ao osso. Por ser um acesso de urgência, deverá ser retirado tão logo se consiga acesso venoso.

- Complicação: infiltração, fratura, infecções (osteomielite, celulite, abscesso, sepse), síndrome compartimental, necrose tecidual.

PUNÇÃO SUPRAPÚBICA[1,16]

- Indicação: coleta de amostra de urina para cultura. É o método mais confiável para o diagnóstico de infecção urinária em lactentes. Geralmente é preterida em comparação com o cateterismo vesical.
- Contraindicação: bexiga vazia decorrente de diurese recente ou desidratação (bexiga cheia é essencial para o sucesso do procedimento e prevenção de complicações), infecção cutânea no local da punção, distensão abdominal, anomalias geniturinárias, distúrbios de coagulação, trombocitopenia.
- Material necessário: gaze estéril, cuba para solução antisséptica, campo estéril, seringas de 3 e 10 mL, agulha 25 G × 0,7 mm, material para paramentação.
- Técnica: um assistente segura o bebê na posição supina e com o quadril fletido e abduzido; verificar a presença de urina na bexiga (palpação, percussão vesical ou ultrassonografia); realizar antissepsia local, por três vezes; inserir a agulha, já conectada à seringa, perpendicularmente 1 a 2 cm acima da sínfise púbica, na linha média (Figura 4); aspirar gentilmente a seringa para coleta da urina, enquanto a agulha é introduzida (no máximo 3 cm); retirar a agulha após a obtenção da amostra de urina (se nenhuma urina for obtida, não redirecionar a agulha); comprimir levemente o local da punção com gaze estéril.
- Complicação: hematúria, hematoma pélvico, abscesso de parede abdominal, osteomielite de osso púbico, perfuração intestinal ou órgão pélvico. As complicações são raras.

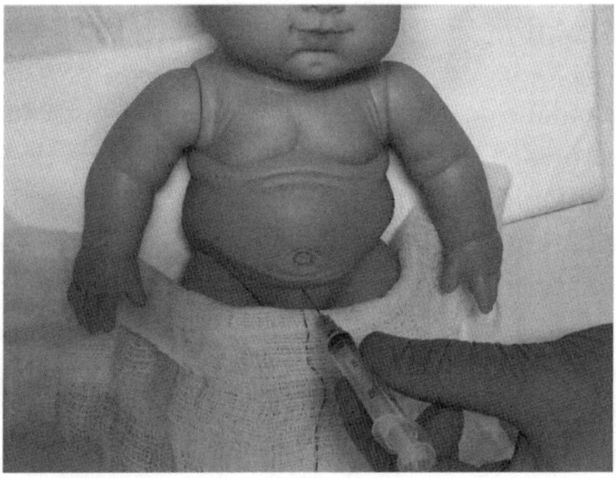

Figura 4 Local para realização de punção suprapúbica.
Fonte: foto realizada em manequim pela Dra. Giselda de Carvalho da Silva.

PUNÇÃO VENTRICULAR[1]

- Indicação: drenagem de liquor em casos de hidrocefalia volumosa, apenas em situações de emergência, na impossibilidade da coleta liquórica por punção lombar ou derivação ventricular cirúrgica.
- Técnica: introduzir 4 a 5 cm da agulha no interior da cavidade ventricular. O ponto para punção escolhido é o ângulo lateral da fontanela anterior, 1 a 2 cm da linha mediana (Figura 5). Geralmente introduz-se 4 a 5 cm da agulha no interior da cavidade ventricular. Pode ser realizado com mandril ou agulha (25 × 0,7 mm), com técnica asséptica.

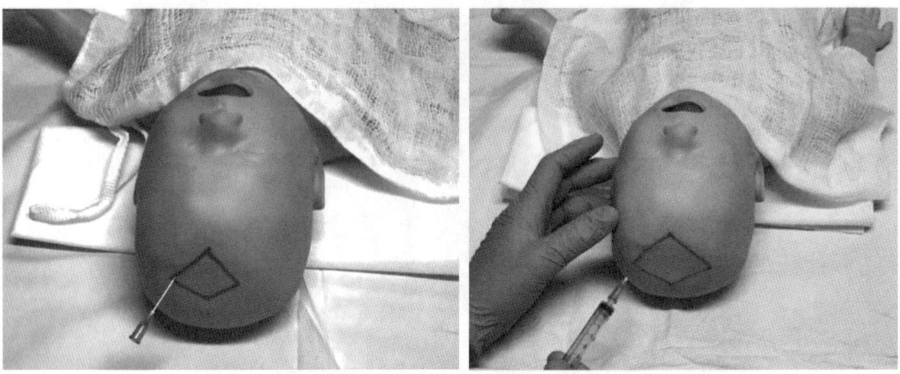

Figura 5 Local para realização de punção ventricular.
Fonte: foto realizada em manequim pela Dra. Giselda de Carvalho da Silva.

PUNÇÃO LOMBAR[17]

- Indicação: necessidade de coleta de líquor para investigação diagnóstica (p. ex., infecções congênitas, bacterianas, virais e fúngicas ou doenças metabólicas), controle de tratamento ou retirada de líquido cefalorraquidiano em situações de hidrocefalia comunicante (como na hidrocefalia pós-hemorrágica).
- Contraindicação: hipertensão intracraniana (em virtude do risco de herniação), trombocitopenia, distúrbios de coagulação, infecção cutânea no sítio de punção, anomalias lombossacrais e instabilidade cardiorrespiratória.
- Material: campo estéril, gaze estéril, cuba para solução antisséptica, agulha (25 × 0,7mm) ou escalpe 25 G, tubos para coleta de material, adesivo antialérgico, material para técnica asséptica.
- Técnica: prover a analgesia indicada. São necessários dois profissionais para a realização do procedimento. Um profissional segura o RN em decúbito lateral ou em posição sentada com flexão da coluna e o outro realiza o procedimento. O local de punção é o espaço intervertebral localizado acima ou abaixo de uma linha imaginária ligando a crista ilíaca e a coluna vertebral, entre L3 e L4 ou L4 e L5. Realizar a antissepsia da região lombar, com movimentos circulares de dentro para fora, repetindo-se três vezes; colocar um campo fenestrado; palpar o espaço intervertebral e introduzir a agulha a 90° em relação à pele, com seu bisel voltado para cima (conforme ilustrado na Figura 6); coletar o material por gotejamento. Nunca se deve aspirar o liquor com seringa. Após o procedimento, coloca-se um curativo local com gaze estéril ou um curativo hipoalérgico.

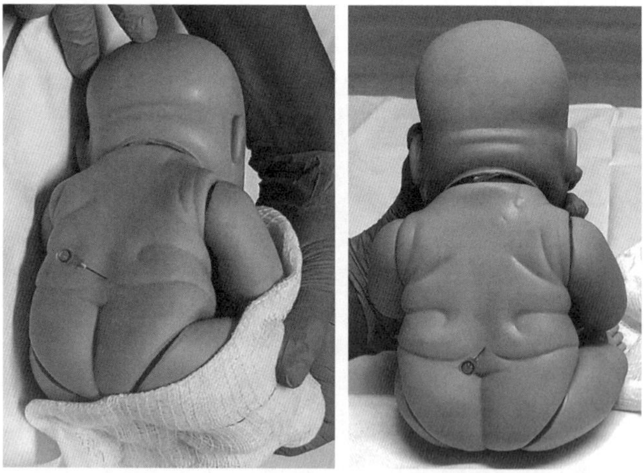

Figura 6 Local da punção lombar, com posição em decúbito lateral e sentada.
Fonte: foto realizada em manequim pela Dra. Giselda de Carvalho da Silva.

- Complicação:
  - Mais comuns: hipoxemia transitória pelo posicionamento para punção, contaminação do liquor com sangue em virtude de uma punção traumática.
  - Raras: descompressão intracraniana súbita com herniação cerebral, discite, abscesso de medula espinhal, osteomielite vertebral, hematoma espinhal, punção de medula espinhal com lesão neural (se punção realizada em local inadequado).

PARACENTESE[18]

- Indicação: redução de pressão intra-abdominal em RN com ascite volumosa com repercussões cardiorrespiratórias, coleta de líquido peritoneal para investigação diagnóstica.
- Material necessário: campo estéril, gaze estéril, cuba para solução antisséptica, jelco 24 G, seringas de 10 mL, torneira de 3 vias, tubos para coleta de material, adesivo antialérgico, material para técnica asséptica.
- Técnica: o local a ser puncionado é o quadrante inferior direito na junção entre os terços lateral e médio, após se traçar uma linha imaginária entre a espinha ilíaca anterossuperior e o umbigo (Figura 7), com o bebê em posição supina. A bexiga deve ser esvaziada antes de se iniciar o procedimento, e este deverá ser realizado sob analgesia sistêmica. Realizar antissepsia com clorexidina alcoólica (após degermação) e anestesia local; introduzir o jelco já acoplado à seringa, em direção ao dorso, em um ângulo de 45°, ultrapassando a musculatura abdominal; aspirar o líquido ascítico com leve pressão; retirar o jelco quando o líquido parar de drenar; comprimir com gaze estéril.
- Complicação: perfuração intestinal, perfuração de bexiga, choque e peritonite.

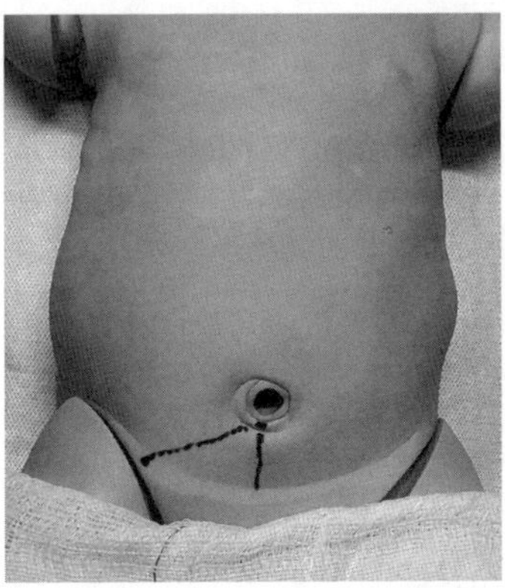

Figura 7 Local para realização de paracentese.
Fonte: foto realizada em manequim pela Dra. Giselda de Carvalho da Silva.

DESAFIOS ATUAIS

Os principais desafios com relação aos procedimentos neonatais são a utilização da técnica recomendada com material, analgesia e assepsia apropriados e a indicação adequada de sua realização, com base em evidências atuais. A realização de procedimentos desnecessários ou deixar de intervir em momento oportuno contribuem para maior morbimortalidade neonatal.

ORIENTAÇÕES AOS PAIS

Na internação de um RN em uma unidade neonatal, os responsáveis (geralmente os pais) são informados sobre os riscos e a possibilidade de realização de procedimentos de emergência, urgência ou eletivos. Toda unidade neonatal deve ter em seu prontuário o termo de consentimento assinado pelo responsável pelo RN no momento de sua admissão. Nenhum procedimento de urgência ou emergência deve ser postergado pela não assinatura do termo, porém, em todos os procedimentos, os responsáveis devem ser informados e estar cientes dos riscos e benefícios.

✓ CONCLUSÃO

Os procedimentos realizados em unidades neonatais devem ser feitos com base nas melhores técnicas de realização e de maneira precisa. Mesmo com todos os cuidados sendo observados, ainda existe possibilidade de complicações.

REFERÊNCIAS BIBLIOGRÁFICAS

1. Ringer AS. Common neonatal procedures. In: Eichenwald EC, Hansen AR, Martin CR, Stark AR (eds.). Cloherty and Stark's manual of neonatal care. 8.ed. Philadelphia: Wolters-Kluwer Health/Lippincott Williams & Wilkins; 2017. p.869-88.
2. Folk LA. Capillary blood sampling. In: MacDonald MG, Ramasethu J, Rais-Bahrami K (eds.). Atlas of procedures in neonatology. 5.ed. Philadelphia: Wolters-Kluwer Health/Lippincott Williams & Wilkins; 2017. p.99-102.
3. Gupta AO. Venipuncture. In: MacDonald MG, Ramasethu J, Rais-Bahrami K (eds.). Atlas of procedures in neonatology. 5.ed. Philadelphia: Wolters-Kluwer Health/Lippincott Williams & Wilkins; 2017. p.89-94.
4. Gupta AO. Arterial puncture. In: MacDonald MG, Ramasethu J, Rais-Bahrami K (eds.). Atlas of procedures in neonatology. 5.ed. Philadelphia: Wolters-Kluwer Health/Lippincott Williams & Wilkins; 2017. p.95-8.
5. Rorke JM, Ramasethu J. Central venous catheterization. In: MacDonald MG, Ramasethu J, Rais-Bahrami K (eds.). Atlas of procedures in neonatology. 5.ed. Philadelphia: Wolters-Kluwer Health/Lippincott Williams & Wilkins; 2017. p.194-212.

6. Said MM, Rais-Bahrami K. Umbilical artery catheterization. In: MacDonald MG, Ramasethu J, Rais-Bahrami K (eds.). Atlas of procedures in neonatology. 5.ed. Philadelphia: Wolters-Kluwer Health/Lippincott Williams & Wilkins; 2017. p.156-72.
7. Said MM, Rais-Bahrami K. Umbilical vein catheterization. In: MacDonald MG, Ramasethu J, Rais-Bahrami K (eds.). Atlas of procedures in neonatology. 5.ed. Philadelphia: Wolters-Kluwer Health/Lippincott Williams & Wilkins; 2017. p.173-81.
8. Ramasethu J. Exchange tranfusions. In: MacDonald MG, Ramasethu J, Rais-Bahrami K (eds.). Atlas of procedures in neonatology. 5.ed. Philadelphia: Wolters-Kluwer Health/Lippincott Williams & Wilkins; 2017. p.315-22.
9. Said MM, Rais-Bahrami K. Endotracheal intubation. In: MacDonald MG, Ramasethu J, Rais-Bahrami K (eds.). Atlas of procedures in neonatology. 5.ed. Philadelphia: Wolters-Kluwer Health/Lippincott Williams & Wilkins; 2017. p.236-49.
10. Almeida MFB, Guinsburg R. Reanimação do recém-nascido ≥ 34 semanas em sala de parto: Diretrizes da Sociedade Brasileira de Pediatria. Versão 2016 com atualizações em maio de 2021. Disponível em: https://www.sbp.com.br/fileadmin/user_upload/DiretrizesSBP-ReanimacaoRN_Maior34semanas-MAIO_2021.pdf. Acesso em: 16/11/2021.
11. Matsumoto T, Carvalho WB. Intubação traqueal. J Pediatr. 2007;83(2 Suppl):S83-90.
12. Tannuri AEG. Máscara laríngea como opção para ventilação com pressão positiva em sala de parto [Dissertação Mestrado]. Botucatu: UNESP; 2019.
13. Rais-Bahrami K, MacDonald MG. Thoracostomy. In: MacDonald MG, Ramasethu J, Rais-Bahrami K (eds.). Atlas of procedures in neonatology. 5.ed. Philadelphia: Wolters-Kluwer Health/Lippincott Williams & Wilkins; 2017. p.255-72.
14. Markham M. Pulmonary air leak. In: Eichenwald EC, Hansen AR, Martin CR, Stark AR (eds.). Cloherty and Stark's manual of neonatal care. 8.ed. Philadelphia: Wolters-Kluwer Health/Lippincott Williams & Wilkins; 2017. p.423-9.
15. Sá RAR, Melo CL, Dantas RB, Delfim LVV. Acesso vascular por via intraóssea em emergências pediátricas. Rev Bras Ter Intensiva. 2012;24(4):407-14.
16. Woods SL. Suprapubic bladder aspiration. In: MacDonald MG, Ramasethu J, Rais-Bahrami K (eds.). Atlas of procedures in neonatology. 5.ed. Philadelphia: Wolters-Kluwer Health/Lippincott Williams & Wilkins; 2017. p.112-4.
17. Woods SL. Lumbar puncture. In: MacDonald MG, Ramasethu J, Rais-Bahrami K (eds.). Atlas of procedures in neonatology. 5.ed. Philadelphia: Wolters-Kluwer Health/Lippincott Williams & Wilkins; 2017. p.104-8.
18. Roberts AS, Chahine AA. Abdominal paracentesis. In: MacDonald MG, Ramasethu J, Rais-Bahrami K (eds.). Atlas of procedures in neonatology. 5.ed. Philadelphia: Wolters-Kluwer Health/Lippincott Williams & Wilkins; 2017. p.139-40.

4

IMUNIZAÇÃO NO RECÉM-NASCIDO PRÉ-TERMO

Antônio Carlos de Almeida Melo
Carmen Lucia Leal Ferreira Elias
Patrícia de Padua Andrade Campanha

OBJETIVOS

- ✓ Discutir sobre a importância e as particularidades da imunização no recém-nascido pré-termo.
- ✓ Orientar sobre o calendário de vacinação do recém-nascido pré-termo e seus contatos domiciliares.

INTRODUÇÃO

A imunização é um dos meios mais eficazes para a prevenção de doenças infecciosas. Seu uso em grupos vulneráveis, como os recém-nascidos (RN) pré-termo, é fundamental para a redução da morbimortalidade.[1] Apesar de seus reconhecidos benefícios, a imunização é muitas vezes esquecida ou adiada, por falta de conhecimento acerca da resposta imunológica e da segurança do imunobiológico em RN muito pequenos e com comorbidades associadas. Esse fato, em uma população com risco elevado de contrair doenças imunopreveníveis, é preocupante. As taxas de atraso vacinal variam de 30 a 70%.[1]

FISIOPATOLOGIA

O sistema imunológico do RN apresenta menor capacidade de resposta imune efetiva, quantitativa e qualitativa, e é mais comprometido quanto menor for a idade gestacional (IG). A imunidade adquirida pode ser dividida em humoral (exercida por meio de anticorpos) e celular (linfócitos). Os RN pré-termo apresentam concentrações séricas de anticorpos mais baixas em decorrência do fato de que os anticorpos maternos da classe IgG, transferidos por via transplacentária, alcançam o feto, principalmente, no terceiro trimestre da gravidez. Além disso, apresentam resposta imune humoral e celular mais imatura, desenvolvendo títulos de anticorpos protetores mais baixos após infecção e vacinação.[2]

Além da imaturidade do sistema de defesa, outras condições muito frequentes nesses bebês, como anemia, desnutrição, desmame do seio materno e uso de alguns medicamentos (como corticosteroide), também interferem na imunidade. Essas situações colaboram para maior vulnerabilidade dos prematuros e agravos de diversas naturezas, em especial as doenças respiratórias.[1]

Frequentemente, a vacinação nesses pacientes é relegada a segundo plano, diante dos agravos que apresentam durante o período de hospitalização. Os atrasos no início do esquema vacinal são comuns em função do esquecimento ou da necessidade de adiar a vacinação enquanto a criança não se encontra clinicamente estável. Apesar de suas características imunológicas, no entanto, não há motivos para não vacinar ou adiar o procedimento nos prematuros. A deficiência na imunidade humoral, presente ao nascer, reverte-se com o passar das semanas após o parto, o que acaba por não alterar de maneira significativa a imunogenicidade das vacinas administradas a essa população. Estudos mostram que a maturação imunológica depende mais da idade cronológica do que da IG.[1]

RECOMENDAÇÕES PARA A IMUNIZAÇÃO NO RECÉM-NASCIDO PRÉ-TERMO

Crianças nascidas com menos de 37 semanas de IG (pré-termo) ou com baixo peso (menos de 2.500 g), que estejam clinicamente estáveis, devem receber todas as vacinas recomendadas na mesma idade cronológica dos nascidos a termo. Embora a resposta imune esteja diminuída nos RN de muito baixo peso (< 1.500 g) e nos menores de 29 semanas de IG, a maioria adquire imunidade suficiente para prevenir as doenças, inclusive os que estão em uso de corticosteroide em virtude de doença pulmonar crônica.[2]

O RN pré-termo clinicamente estável, ainda internado na unidade neonatal, deve receber todas as vacinas inativadas recomendadas pelo calendário oficial. As vacinas que contêm vírus vivos (poliomielite oral e rotavírus) são contraindicadas em ambiente hospitalar em razão do risco teórico de transmissão do vírus vacinal para imunodeprimidos.[1]

Bebês prematuros que não se encontram hospitalizados podem receber normalmente as vacinas de vírus vivos.

Sempre que possível, deve-se priorizar o uso de vacinas combinadas para reduzir o número de injeções intramusculares.[1]

Para aplicação de vacinas no RN pré-termo, alguns fatores devem ser considerados:[1]

- A vacinação deve ser adiada se o RN apresentar condições hemodinâmicas instáveis, doença infecciosa aguda ou distúrbios metabólicos.
- A aplicação de vacinas por via intramuscular deve ser realizada no músculo vasto lateral da coxa, com agulhas curtas.
- As doses das vacinas devem ser as habituais, sem fracionamento, respeitando-se o intervalo entre as doses de uma mesma vacina e entre as diferentes vacinas.

A ocorrência de eventos adversos leves, como dor e vermelhidão no local da aplicação, febre baixa e irritabilidade, tem incidência semelhante em RN a termo e pré-termo.[2]

Alguns estudos mostram que pode haver episódios de apneia após certas vacinas nos RN pré-termo, especialmente nos menores de 1.500 g. É importante a monitorização por 48 horas após a imunização. Esses eventos pós-imunização, contudo, não parecem apresentar um efeito deletério na evolução clínica desses pacientes. Há descrições de que a aplicação da vacina tríplice bacteriana de células inteiras (DTP) está associada ao aumento no número de episódios de apneia, crises de cianose e convulsões em RN pré-termo, em especial naqueles com IG inferior a 31 semanas. Por esse motivo, recomenda-se que os RN pré-termo recebam, preferencialmente, vacinas acelulares contra a coqueluche.[2] Eventos adversos significativos devem ser notificados às autoridades competentes.

Além da vacinação do RN, outras medidas contribuem para prevenção de doenças nos prematuros. Aleitamento materno, prevenção de tabagismo passivo e retardo no início de frequência a escolas e creches são fatores que diminuem o risco de aquisição de doenças respiratórias. Os pais, irmãos e cuidadores, inclusive profissionais de saúde que lidam com o prematuro, devem estar imunizados contra coqueluche, *influenza* e varicela, reduzindo a chance de transmissão desses agentes ao pré-termo. É importante, também, a vacinação da gestante ou puérpera contra tétano, hepatite B, coqueluche e *influenza* para proteção do RN nos primeiros meses de vida. O leite materno é um exemplo importante de transferência de imunidade passiva no período pós-natal. Ele possui funções antimicrobianas, anti-inflamatórias e imunorreguladoras.[1]

Imunização contra o vírus sincicial respiratório

No primeiro ano de vida dos lactentes, o vírus sincicial respiratório (VSR) é um dos principais agentes etiológicos envolvidos nas infecções respiratórias agudas, sendo a causa etiológica de até 75% das bronquiolites e de até 40% das pneumonias durante os períodos de sazonalidade. Estima-se que cerca de 40 a 60% das crianças sejam infectadas pelo vírus no primeiro ano de vida e que mais de 95% já foram infectadas aos 2 anos de idade. Na grande maioria das crianças a infecção evolui como um resfriado comum; no entanto, cerca de 25% delas podem apresentar, em seu primeiro episódio, um quadro de bronquiolite ou pneumonia, inclusive necessitando de internação hospitalar por dificuldade respiratória aguda em cerca de 0,5 a 2% dos casos.[3]

Os lactentes prematuros ou com doença pulmonar crônica, doença cardíaca congênita e imunodeficiências compõem o maior grupo de risco para a gravidade do quadro de infecção relacionada ao VSR.[4]

Algumas características especiais, como a sazonalidade, a imunidade não permanente, a presença de dois sorotipos diferentes e a ausência de anticorpos específicos, fazem com que o VSR esteja associado a doença de maior morbidade em populações de alto risco.[3,4]

Diante desse quadro, o Ministério da Saúde incorporou ao Sistema Único de Saúde (SUS) o medicamento palivizumabe, anticorpo monoclonal indicado para a prevenção de doença grave do trato respiratório inferior causada pelo VSR em pacientes pediátricos com alto risco para doença por esse vírus.[5]

PARTICULARIDADES COM RELAÇÃO AO CALENDÁRIO VACINAL DO RECÉM-NASCIDO PRÉ-TERMO[6]

- BCG ID: dose única de 0,05 mL, intradérmica, aplicada na inserção inferior do músculo deltoide direito. Em casos de peso abaixo de 2.000 g, deve-se adiar a vacinação até que o peso do RN atinja esse valor. Deverá ser aplicada o mais precocemente possível, de preferência ainda na maternidade. Em casos de histórico familiar de tuberculose ou suspeita de imunodeficiência, a vacinação poderá ser postergada ou contraindicada.
- Hepatite B: dose de 0,5 mL, intramuscular, aplicada no vasto lateral da coxa. Os RN com peso inferior a 2.000 g ou IG menor que 33 semanas devem receber 4 doses (esquema 0-2-4-6 meses ou 0-1-2-6 meses), sendo a primeira dose nas primeiras 12 horas de vida. Deve-se considerar o uso da vacina combinada DTPa+HB+VIP+Hib (hexavalente). Os RN de mães HBSAg+ devem receber ao nascer, além da vacina, a imunoglobulina humana anti-hepatite B (IGHAHB).
- Rotavírus: dose de 1,5 mL aplicada na cavidade oral. Trata-se de vacina de vírus vivo atenuado e, por isso, é contraindicada em ambiente hospitalar. Deve-se vacinar conforme a idade cronológica, iniciando-se aos 2 meses de vida e respeitando-se a idade-limite máxima de aplicação da primeira dose de 3 meses e 15 dias. Em caso de suspeita de imunodeficiência, a vacina pode estar contraindicada.

- DTP (contra difteria, tétano e coqueluche, conhecida como tríplice bacteriana): dose de 0,5 mL, intramuscular. Aplicam-se 3 doses e 2 reforços. Deve-se vacinar conforme a idade cronológica, iniciando-se aos 2 meses de vida. Para RN prematuros, hospitalizados ou não, deve-se dar preferência a vacinas acelulares. A utilização dessas vacinas reduz o risco de eventos adversos. Em prematuros extremos, pode-se considerar o uso de analgésicos/antitérmicos profiláticos com o intuito de reduzir a ocorrência de eventos cardiorrespiratórios e convulsão. Estão disponíveis vacinas combinadas com HB, Hib e VIP.
- *Haemophilus influenzae* tipo b (Hib): vacinar conforme a idade cronológica, iniciando aos 2 meses de vida. Aplicam-se 3 doses, com reforço aos 15 meses. Estão disponíveis a formulação isolada e as combinadas (dose de 0,5 mL, intramuscular) DTP+HB+Hib (pentavalente) ou DTPa+HB+VIP+Hib (hexavalente). Como na rede pública não está disponível a vacina Hib combinada com DTPa, para os prematuros extremos recomenda-se adiar a vacina Hib para 15 dias após a DTPa.
- Poliomielite inativada (VIP): dose de 0,5 mL, intramuscular. Deve-se vacinar conforme a idade cronológica, iniciando-se aos 2 meses. Aplicam-se 3 doses, aos 2, 4 e 6 meses (esquema 2-4-6). Deve-se dar preferência às vacinas combinadas.
- Pneumocócica conjugada (VPC 10): dose de 0,5 mL, intramuscular. Deve-se vacinar conforme a idade cronológica, iniciando-se aos 2 meses de vida. Aplicam-se 2 doses, aos 2 e 4 meses (esquema 2-4), com reforço aos 12 meses.
- Meningocócicas conjugadas C e ACWY (menC e menACWY): dose de 0,5 mL, intramuscular. Deve-se vacinar conforme a idade cronológica, iniciando-se aos 2 meses de vida. Aplicam-se 2 doses, aos 3 e 5 meses (esquema 3-5), com reforço aos 12 meses. Sempre que possível, dá-se preferência à vacina menACWY. Para reduzir eventos adversos, a aplicação é feita separada das vacinas pneumocócica e *pertussis* e pode-se considerar o uso de antitérmico profilático.
- Meningocócica B (menB): não está disponível na rede pública. Deve-se vacinar, idealmente, aos 3 e aos 5 meses (esquema 3-5), com uma dose de reforço entre 12 e 15 meses. É aconselhável o uso de paracetamol profilático nas primeiras 24 horas após a vacinação, em virtude do risco de febre alta.
- *Influenza*: deve-se iniciar seu uso aos 6 meses de vida, de acordo com a sazonalidade do vírus. A vacina tetravalente (4V) é preferível em relação à trivalente (3V), por conferir maior cobertura das cepas circulantes.
- Febre amarela: vacinar aos 9 meses e aos 4 anos de vida. Esta vacina é contraindicada em casos de imunodeficiência (vacina de vírus vivo atenuada).

IMUNIZAÇÃO PASSIVA

- Anticorpo monoclonal específico contra o VSR (palivizumabe): estão recomendadas doses mensais consecutivas de 15 mg/kg, por via intramuscular, até no

máximo 5 aplicações. Deve ser utilizada inclusive em RN hospitalizados. As doses devem ser aplicadas nos meses de sazonalidade do VSR, a depender da região (região Sudeste: de fevereiro a julho). É recomendada para os seguintes grupos:
  - Prematuros até 28 semanas: no 1º ano de vida.
  - Prematuros até 32 semanas: nos primeiros 6 meses de vida.
  - Bebês com doença pulmonar crônica da prematuridade e/ou cardiopatia congênita (independentemente da IG): até o 2º ano de vida, desde que estejam em tratamento dessas condições nos últimos 6 meses.
- Imunoglobulina humana anti-hepatite B (IGHAHB): indicada em RN de mães portadoras de vírus da hepatite B. Administra-se dose de 0,5 mL, intramuscular. Deve ser aplicada preferencialmente nas primeiras 12 a 24 horas de vida, até no máximo o 7º dia de vida.
- Imunoglobulina humana antivaricela-zóster (IGHVZ): dose de 125 UI, intramuscular. Está indicada nas seguintes situações:
  - Prematuros nascidos entre 28 e 36 semanas de gestação expostos à varicela, quando a mãe tiver história negativa para varicela.
  - Prematuros nascidos com menos de 28 semanas de gestação ou com menos de 1.000 g de peso, expostos à varicela, independentemente da história materna de varicela.
  - RN cuja mãe tenha apresentado quadro clínico de varicela de 5 dias antes até 2 dias depois do parto, independentemente da IG.
- Imunoglobulina humana antitetânica (IGHAT): dose de 250 UI, intramuscular. É indicada para RN prematuros com lesões potencialmente tetanogênicas, independentemente da história vacinal da mãe.

DESAFIOS ATUAIS

O principal desafio é a conscientização da família e dos profissionais de saúde sobre a importância, os benefícios e a segurança da imunização neonatal.

ORIENTAÇÕES AOS PAIS

A família deve estar ciente de que os bebês prematuros correm maior risco de contrair doenças e de que a imunização é importante para a prevenção. O sistema imunológico dos prematuros é pouco desenvolvido, mas responde bem às vacinas essenciais para proteção contra diversas doenças. A imunização do prematuro tem um calendário próprio e deve ser iniciada ainda na unidade neonatal, respeitando sua idade cronológica.

Os pais devem receber informações sobre os benefícios e os riscos da imunização. Devem ser orientados de forma clara e objetiva quanto ao fato de que as vacinas são seguras e efetivas na prevenção de várias doenças, bem como de que crianças não imunizadas podem apresentar doenças graves ou até mesmo fatais.

Os pais também devem ser orientados sobre a importância de manterem seu próprio calendário vacinal atualizado, assim como outros membros da família e cuidadores, para evitar a transmissão de doenças como *influenza*, coqueluche e varicela ao RN.

CONCLUSÃO

O RN pré-termo é mais vulnerável às infecções em virtude da imaturidade de seu sistema imunológico, dos menores títulos de IgG decorrentes da redução na transferência placentária e de inúmeras comorbidades associadas à prematuridade. Apesar da imaturidade imunológica, os prematuros são capazes de produzir anticorpos protetores e resposta imunológica persistente em resposta às vacinas. Portanto, prematuros clinicamente estáveis devem receber a imunização recomendada, com as mesmas doses preconizadas para os RN a termo, de acordo com sua idade cronológica, levando-se em conta algumas recomendações especiais. A assistência integral ao RN engloba a atenção cuidadosa a seu estado vacinal, evitando-se adiamentos desnecessários e a perda de oportunidade de prevenção.

REFERÊNCIAS BIBLIOGRÁFICAS

1. Sociedade Brasileira de Pediatria. Departamentos Científicos de Imunizações e Neonatologia. Vacinação em pré-termos: guia prático de atualização. Rio de Janeiro: Sociedade Brasileira de Pediatria; 2018. Disponível em: https://www.sbp.com.br/fileadmin/user_upload/20947d-GPA_-_Vacinacao_em_pretermos-ok.pdf. Acesso em: 16/11/2021.
2. American Academy of Pediatrics. Infectious diseases: immunization in special clinical circumstances. In: Kimberlin DW, Brady MT, Jackson MA, Long SS (ed.). Red Book 2018-2021. Report of Committee on Infectious Diseases. 31.ed. Elk Grove Village, IL: American Academy of Pediatrics; 2018. p.28-30.
3. Kfouri RA, Wagner NH. Infecção pelo vírus sincicial respiratório. In: Neto VA. Imunizações: atualizações, orientações e sugestões. São Paulo: Segmento Farma; 2011. p.393-403.
4. Griffi C, Drews SJ, Marchant DJ. Respiratory syncytial virus: infection, detection and new option for prevent and treatment. Clin Microbiol Rev. 2017;30:277-319.
5. Secretaria de Atenção à Saúde. Secretaria de Ciência, Tecnologia e Insumos Estratégicos. Portaria Conjunta n. 23, de 3 de outubro de 2018. Aprova o protocolo de uso do palivizumabe para a prevenção da infecção pelo vírus sincicial respiratório. Disponível em: https://www.saude.gov.br/images/pdf/2018/outubro/10/Portaria-Conjunta-n23-.outubro.2018.pdf. Acesso em: 16/11/2021.
6. Sociedade Brasileira de Imunizações. Calendário de vacinação SBIm – Prematuro. 2020. Disponível em: https://sbim.org.br/images/calendarios/calend-sbim-prematuro.pdf. Acesso em: 16/11/2021.

5

TESTES DE RASTREAMENTO NEONATAL

Carmen Lucia Leal Ferreira Elias
José Vicente de Vasconcellos

OBJETIVOS

✓ Descrever os seguintes testes de triagem neonatal e capacitar o leitor a executá-los:

- Teste da oximetria de pulso ou do coraçãozinho.
- Triagem auditiva neonatal ou teste da orelhinha.
- Triagem metabólica neonatal ou teste do pezinho ou biológico.
- Teste do frênulo lingual ou da linguinha.
- Teste do reflexo vermelho ou do olhinho.
- Exames de triagem no recém-nascido pré-termo.

INTRODUÇÃO

Na era atual, com maior sobrevida dos recém-nascidos (RN), os testes de triagem são cruciais para preservar a qualidade de vida.

O teste da oximetria de pulso (teste do coraçãozinho) tem como objetivo o diagnóstico precoce de cardiopatia congênita crítica e deve fazer parte da triagem de rotina de todos os RN. É um exame de fácil execução, que necessita somente de um oxímetro, podendo ser executado em qualquer local.[1]

A triagem auditiva (teste da orelhinha) é fundamental porque a audição é um dos sentidos mais importantes para o desenvolvimento da criança. É pela audição que se inicia o desenvolvimento da linguagem. A detecção precoce de qualquer perda na capacidade auditiva orienta para intervenção rápida e prevenção de perdas irreparáveis no desenvolvimento global da criança.[2,3]

A triagem metabólica neonatal (teste do pezinho ou biológico) é um importante instrumento para detecção não somente de doenças metabólicas, mas também de doenças hematológicas, infecciosas, genéticas e de outras etiologias. Com um diagnóstico precoce, é possível interferir e modificar o curso dessas doenças.[4]

O Brasil foi o primeiro país a oferecer o teste do frênulo lingual (teste da linguinha) em bebês em todos os hospitais de seu território, por intermédio da Lei n. 13.002, de 20 de junho de 2014.[6] Trata-se de um protocolo com a intenção de identificar possíveis alterações do frênulo lingual que possam interferir na vida do bebê já na amamentação ou até mesmo posteriormente, em outras atividades. Nos primeiros dias de vida, a anquiloglossia está associada com queixa da mãe para amamentar e com a dificuldade de sucção do RN.[7]

O teste do reflexo vermelho (TRV ou teste do olhinho), também conhecido como teste do reflexo do olho vermelho (ROV) ou teste de Bruckner, é uma das formas de detectar alterações visuais no RN. O TRV é capaz de identificar a presença de diversas enfermidades visuais, como a catarata congênita e o retinoblastoma. Outras doenças também podem ser triadas por aplicação do TRV e confirmadas por meio de diagnóstico diferencial de leucocorias, como: retinopatia da prematuridade, doença de Coats, persistência primária do vítreo hiperplásico, descolamento de retina, hemorragia vítrea, uveíte (toxoplasmose, toxocaríase), sarampo, rubéola congênita, hipovitaminose A, leucoma e até ametropias graves.[5] Há problemas visuais surgidos durante a infância que podem ser revertidos quando diagnosticados preventivamente. A maioria dos casos de perda da visão pode ser evitada ainda na infância.

ASPECTOS EPIDEMIOLÓGICOS E MANIFESTAÇÕES CLÍNICAS

Teste da oximetria de pulso

As cardiopatias congênitas apresentam uma prevalência de 6:1.000 nascidos vivos (NV), e 1 a 2:1.000 NV apresentam cardiopatia congênita crítica.[8] Cardiopatias congênitas críticas são aquelas dependentes do canal arterial, cujo quadro clínico decorre de sua restrição ou fechamento. Os exemplos mais comuns são: transposição das grandes artérias, coartação de aorta, atresia pulmonar e hipoplasia do coração esquerdo.[9,10] A mistura de sangue entre as circulações sistêmica e pulmonar leva a uma redução da saturação periférica de oxigênio. Essas crianças podem evoluir para choque, hipóxia, dano neurológico ou óbito. A oximetria de pulso como exame de triagem neonatal poderá identificar precocemente essas doenças, permitindo investigação diagnóstica e tratamento oportuno.

Triagem auditiva neonatal

A incidência de perda auditiva na população infantil varia de 1 a 6:1.000 NV normais e de 1 a 4:100 RN admitidos em unidade de terapia intensiva neonatal (UTIN).[2] O *Joint Committee on Infant Hearing* recomenda a triagem universal por métodos fisiológicos, realizada, se possível, antes da alta hospitalar.[11,12] Não sendo possível nesse momento, o teste deverá ser realizado até os 3 meses de idade. A detecção precoce da perda auditiva permite o início da intervenção clínica educacional até 6 meses de idade, com prevenção das repercussões da perda de informações auditivas no desenvolvimento infantil.[11]

Triagem metabólica neonatal

Cada uma das doenças investigadas pela triagem metabólica neonatal tem aspectos epidemiológicos distintos. O quadro clínico também é variável, dependente da anormalidade encontrada. Muitas vezes, as doenças rastreadas só irão se manifestar com a evolução do desenvolvimento da criança, por isso tem grande importância a precocidade do diagnóstico.[4,12]

O hipotireoidismo congênito (HC) apresenta incidência de 1:3.500 a 1:4.000 NV no Brasil. É causado pela incapacidade da glândula tireoide do RN de produzir quantidades adequadas de hormônios tireoidianos, provocando uma redução generalizada dos processos metabólicos. Quando não tratado precocemente, cursa com deficiência de crescimento, lesões neurológicas graves e deficiência intelectual.[4,12]

A fenilcetonúria, por sua vez, é um erro inato do metabolismo de aminoácidos, de herança autossômica recessiva, resultante da ausência ou da deficiência da enzima fenilalanina hidroxilase, que faz a conversão do aminoácido fenilalanina em tirosina. Essa condição leva ao aumento da concentração sanguínea de fenilalanina e ao aumento da excreção urinária de ácido fenilpirúvico. A incidência no Brasil é estimada em torno de 1:12.000 a 1:20.000 NV. Se a doença não for identificada e tratada precocemente, o acúmulo de fenilalanina provoca lesões neurológicas graves e irreversíveis, como atraso no desenvolvimento neuropsicomotor, deficiência intelectual, convulsões, distúrbios comportamentais e padrão autista. O tratamento precoce previne as graves sequelas da fenilcetonúria, a primeira doença genética a ter tratamento estabelecido com terapêutica dietética específica.[4,12]

A doença falciforme, também detectada na triagem metabólica neonatal, é uma hemoglobinopatia muito importante, de causa genética, com padrão de herança autossômica recessiva, ocasionada por um defeito na estrutura da cadeia beta da hemoglobina. Os pacientes com essa alteração apresentam anemia por hemólise crônica, episódios intermitentes de oclusão vascular (normalmente acompanhados de muitas dores) e outras complicações. A incidência é de 1:1.000 a 1:1.200 NV. A frequência de portadores em heterozigose é estimada em 5,5% na população geral e em 6,3% na população afrodescendente.[4,12]

A fibrose cística ou mucoviscidose é uma doença genética de herança autossômica recessiva. No Brasil, a incidência é de 1:10.000 NV. A maioria das crianças com a doença não apresenta nenhum sinal ou sintoma ao nascimento, porém 5 a 10% apresentam obstrução intestinal por mecônio. Com a evolução da doença, os principais órgãos comprometidos são os pulmões e o pâncreas.[4,12]

A denominação hiperplasia adrenal congênita representa um conjunto de síndromes que se caracterizam por diferentes deficiências enzimáticas na síntese dos esteroides adrenais, com herança autossômica recessiva. Na triagem metabólica neonatal, dosa-se a 17-hidroxiprogesterona para o diagnóstico. As deficiências enzimáticas mais comuns são 21-hidroxilase (95% dos casos), 17-alfa-hidroxilase e 11-beta-hidroxilase. Na deficiência da 21-hidroxilase, dependendo das manifestações clínicas, a doença pode ser classificada em 3 tipos: forma clássica perdedora de sal, forma clássica não perdedora de sal e forma não clássica. É importante atentar-se para a desidratação por perda de sal (insuficiência da glândula adrenal), observada com mais frequência na segunda semana de vida. Em RN do sexo feminino, pode ser observada virilização da genitália externa (aumento de clitóris, fusão labial e formação de seio urogenital). No sexo masculino, a genitália externa costuma ser normal, mas existem relatos de macrogenitossomia.[4,12]

A deficiência da biotinidase, outra condição detectada pela triagem metabólica neonatal, acarreta um defeito no metabolismo da biotina. É uma doença autossômica recessiva. No quadro clínico, podem ser observados hipotonia, lesões cutâneas, perda de audição, retardo no desenvolvimento, acidose metabólica e convulsões.[4,12]

A infecção causada pelo *Toxoplasma gondii* apresenta alta prevalência no Brasil, com taxas estimadas de 1:3.000 NV. A toxoplasmose congênita tem ampla variação de manifestações clínicas, desde casos assintomáticos até síndromes complexas graves.[4]

Teste do reflexo vermelho

Existem, no mundo, cerca de 20 milhões de casos de deficiência visual grave, e, destes, 2/3 poderiam ser prevenidos por meio de diagnóstico e tratamento precoces. O Rio de Janeiro foi o primeiro Estado a sancionar uma lei obrigando à realização do TRV, em 5 de setembro de 2002 (Lei n. 3.931). Foi seguido, posteriormente, por São Paulo e Paraná. No TRV, a leucocoria é a principal manifestação clínica, que está presente nas doenças relacionadas com a opacificação da córnea. No período neonatal a leucocoria pode ser observada na catarata, hemorragias retrolentais, tumorações como o retinoblastoma e retinopatia da prematuridade, entre outras. Em casos positivos, o neonato deve ser encaminhado à cirurgia em prazo não superior a 30 dias, a contar da data do resultado do exame.[5,13]

Teste do frênulo lingual

A prevalência de anquiloglossia relatada em literatura varia entre 3 e 16%, mas geralmente é menor que 5%. A principal razão para essa variação parece ser a falta de uma padronização ou de critérios clínicos aceitos para a realização do diagnóstico.[14] No teste do frênulo lingual, um dos aspetos importantes a se observar é como o RN mantém a posição da língua em repouso. A língua em repouso tenderá a permanecer elevada (encostada no palato), normalmente entre os rebordos gengivais, com os lábios selados. Uma das dificuldades relatadas no período neonatal pode ser o aleitamento materno.[15]

TÉCNICAS PARA A REALIZAÇÃO DOS EXAMES DE RASTREAMENTO NEONATAL

Teste da oximetria de pulso

Todos os RN devem ser submetidos ao teste da oximetria de pulso ainda na maternidade, entre 24 e 48 horas de vida. A triagem é universal e não somente para os RN internados em UTIN.[1]

Os locais de colocação do oxímetro de pulso são o membro superior direito e qualquer um dos membros inferiores (demonstrados na Figura 1). É importante que

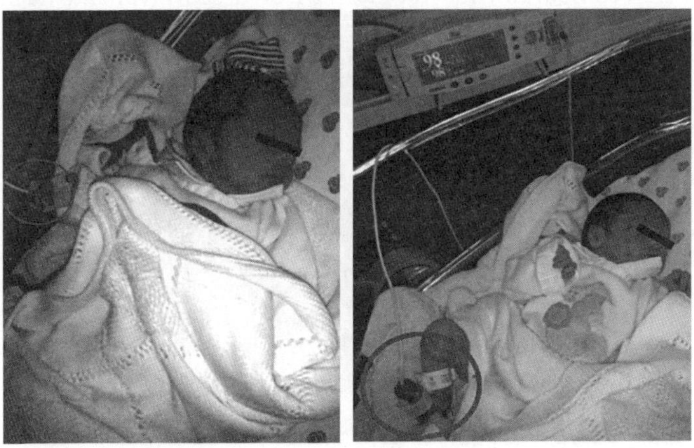

Figura 1 Locais de colocação do oxímetro de pulso.
Fonte: acervo particular do autor José Vicente de Vasconcellos.

a criança esteja com as extremidades aquecidas. O resultado esperado como normal é saturação de oxigênio periférica maior ou igual a 95% tanto no membro superior direito quanto no membro inferior, bem como diferença menor que 3% entre as medidas do membro superior direito e do membro inferior. Se a saturação de oxigênio for menor que 95% em qualquer das aferições ou se houver uma diferença maior ou igual que 3% entre as medidas do membro superior direito e do membro inferior, uma nova aferição deverá ser realizada após 1 hora. Caso persista o resultado alterado, deve ser realizado um ecocardiograma para investigação diagnóstica.[1]

Apesar da especificidade de 99% e da sensibilidade de 75%, certas cardiopatias críticas podem não ser detectadas com a oximetria. Cabe destacar que a oximetria não substitui outros exames, como o ecocardiograma fetal realizado em torno de 20 semanas de gestação, que tem o objetivo de detectar problemas cardíacos antes do nascimento.[8]

Triagem auditiva neonatal

A triagem auditiva neonatal é realizada por meio de emissões otoacústicas evocadas (EOA). O objetivo desse método é avaliar a função coclear.[2]

Usando um equipamento portátil, uma sonda é introduzida no meato acústico externo da criança e emite-se um estímulo sonoro. A sonda capta as respostas das emissões cocleares. Trata-se de um exame rápido, objetivo e que não necessita de sedação[2] (Figura 2).

Esse método avalia frequências entre 1.000 e 6.000 Hz (as do recém-nascido são de 6.000 Hz). A desvantagem é que avalia apenas o sistema auditivo pré-neural. Mesmo que o resultado do exame seja normal, é aconselhável a observação do desenvolvimento comportamental da audição e do desenvolvimento da linguagem.

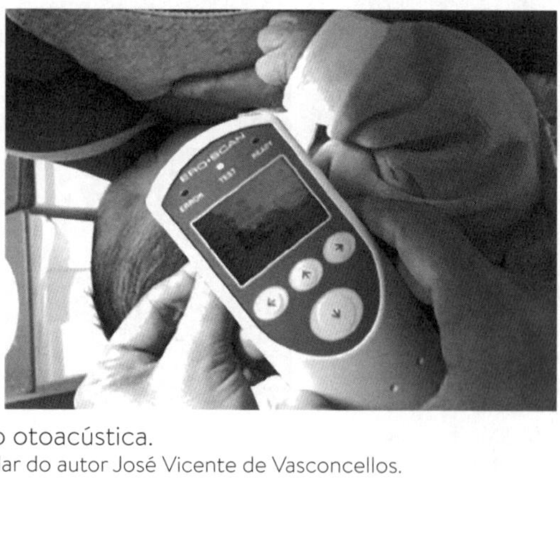

Figura 2 Emissão otoacústica.
Fonte: acervo particular do autor José Vicente de Vasconcellos.

A presença de secreções ou vérnix no canal auditivo pode levar a resultados alterados. Nesses casos, é fundamental repetir a EOA antes da alta da maternidade.[2,11]

Se o resultado do exame for alterado, ele deverá ser repetido antes dos 3 meses. A realização do exame de potencial evocado auditivo (em inglês, *brainstem evoked response audiometry* – BERA) e de outros exames específicos está indicada nos casos de permanência de alteração das emissões otoacústicas e para as crianças que apresentem fatores de risco para deficiência auditiva.[2,11]

Triagem metabólica neonatal

O teste da triagem metabólica neonatal é realizado em papel-filtro (PF), que deve ser preenchido com dados da criança. A época ideal para a coleta é entre o 3º e o 5º dias após o nascimento, após a ingestão de dieta láctea plena.[4]

Para coleta da amostra, punciona-se a borda lateral externa ou interna do calcanhar. A técnica se inicia com a higienização das mãos. Com luvas de procedimento, deve-se realizar a antissepsia do calcanhar com álcool a 70% e deixar secar. Punciona-se, com lanceta estéril, o calcanhar e espera-se a formação da gota de sangue, deixando-a cair sem fazer pressão no calcanhar. Utilizando PF adequado, faz-se a coleta deixando que uma quantidade suficiente de sangue seja absorvida até preencher completamente o círculo. Nunca se deve "espremer" ou "ordenhar" o local da punção para extrair o sangue. Caso a coleta seja em seringa, é importante deixar a gota cair naturalmente, exercendo suave pressão no êmbolo da seringa.[4]

Após a liberação dos resultados, eles devem ser entregues à família. Os resultados alterados devem ser comunicados o mais rápido possível, a fim de que novos testes específicos sejam realizados. A criança precisa ser examinada para avaliação de sintomas relacionados. Um teste positivo não significa, necessariamente, que a criança é portadora de determinada condição, por isso há a necessidade de confirmação por exames específicos. Resultados falso-positivos podem ser encontrados em situações como prematuridade, hemotransfusão, testes precoces, uso de alguns medicamentos, entre outras. Depois de se confirmar o diagnóstico, o tratamento deve ser iniciado imediatamente e, a depender do caso, a família deve ser investigada.

Teste do frênulo lingual

As restrições do frênulo lingual podem impactar a amamentação. Durante a amamentação, a língua tem função fundamental na extração do leite, tanto pelos movimentos anteroposteriores ondulatórios como também verticalmente. Por isso, nos casos de restrição desses movimentos, em que há suspeita de anquiloglossia, é necessária uma avaliação mais detalhada.[15]

O protocolo Bristol de avaliação da língua (em inglês, *Bristol tongue assessment tool* - BTAT) é sugerido atualmente pelo Ministério da Saúde para avaliação do frênulo lingual em recém-nascidos.[16] Esse protocolo foi desenvolvido pela equipe da Universidade de Bristol, na Inglaterra, em um hospital de referência em serviços para amamentação, e publicado em 2015, com o objetivo de ser simples, de fácil e rápida aplicação, bem como ser capaz de fornecer uma consistente avaliação da aparência e da função da língua em bebês com anquiloglossia.[17] O protocolo BTAT é composto por 4 itens:

- Aparência da ponta da língua.
- Fixação do frênulo na margem gengival inferior.
- Elevação da língua no choro com a boca aberta.
- Projeção da língua sobre a gengiva.

Cada item deve ser observado e pontuado individualmente, de 0 a 2. A soma da pontuação de cada item fornecerá um escore final que varia entre 0 e 8. Os escores de 0 a 3 representam redução grave da função da língua, com indicação para intervenção cirúrgica,[16] como mostrado no Quadro 1.

Nos casos em que se indica intervenção cirúrgica, a liberação do frênulo lingual é realizada por cirurgião-dentista, cirurgião pediátrico ou otorrinolaringologista. Os procedimentos utilizados podem ser a frenectomia, a frenuloplastia e a frenotomia. Na frenectomia, o cirurgião remove o frênulo lingual; na frenuloplastia, é feita uma reposição cirúrgica do frênulo; e na frenotomia são realizados o corte e a divulsão do frênulo lingual. Em bebês, a frenotomia é o procedimento mais indicado. É considerado um procedimento simples, que pode ser realizado com laserterapia ou com o bisturi, à beira do leito.[17]

Teste do reflexo vermelho

O TRV deverá ser efetuado por pediatra após 24 horas de vida (quando há menor edema de pálpebra) e antes da alta do RN ou, no máximo, nas primeiras semanas de vida para o RN que permanece internado. Todos os pacientes deverão ser rastreados e ter o resultado registrado no prontuário e na caderneta de saúde da criança. O exame será realizado com a pupila em condições normais, com a emissão de luz através de um oftalmoscópio direto ou um refratômetro nos olhos do RN. O reflexo dessa luz incidida sobre os olhos da criança produz uma cor avermelhada e contínua nos olhos saudáveis, o que representa um reflexo vermelho normal (que pode ser em tons de vermelho, laranja ou amarelo) e indica que as principais estruturas internas do olho (córnea, câmara anterior, íris, pupila, cristalino, humor vítreo e retina) estão transparentes, permitindo que a retina seja atingida de forma normal. Na presença de alguma anomalia que impeça a chegada da luz à retina e sua reflexão característica, o reflexo luminoso sofre alterações que interferem em sua coloração, homogeneidade e simetria binocular.[5,18]

O TRV permite o diagnóstico e o tratamento precoces de doenças que podem levar à deficiência visual, inclusive com risco de morte; portanto, é fundamental que o pediatra esteja apto a realizar e interpretar esse exame. Se não for possível realizar esse exame antes da alta da maternidade, deve-se realizá-lo o mais rapidamente possível, ainda no primeiro mês de vida. O teste também deve ser repetido durante as consultas de puericultura regulares aos 4, 6 e 12 meses e na consulta dos 2 anos de idade.[5,18]

Quadro 1 Protocolo Bristol de avaliação da língua (BTAT)

Aspectos avaliados	0	1	2	Escore
Qual a aparência da ponta da língua?	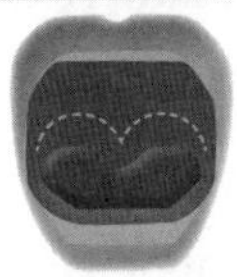 Formato de coração	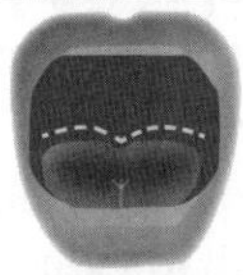 Ligeira fenda/entalhada	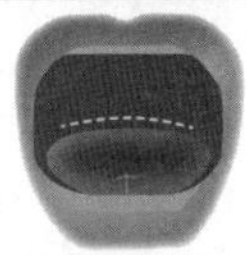 Arredondada	
Onde o frênulo da língua está fixado na gengiva/ assoalho?	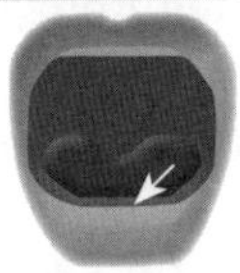 Fixado na parte superior da margem gengival (topo)	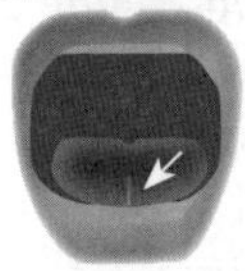 Fixado na face interna da gengiva (atrás)	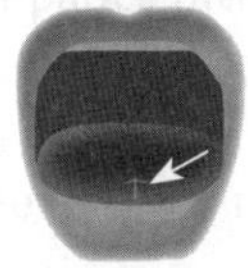 Fixado no assoalho da boca (meio)	
O quanto a língua consegue se elevar com a boca aberta durante o choro?	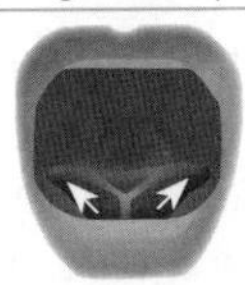 Elevação mínima da língua	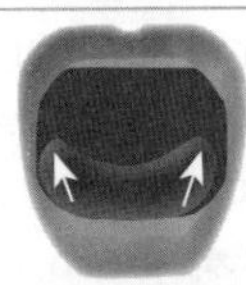 Elevação apenas das bordas em direção ao palato duro	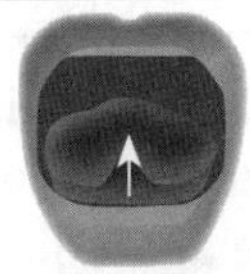 Elevação completa em direção ao palato duro	
Projeção da língua	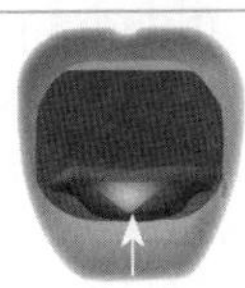 A ponta da língua fica atrás da gengiva	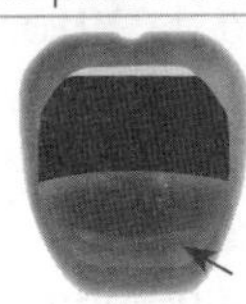 A ponta da língua fica sobre a gengiva	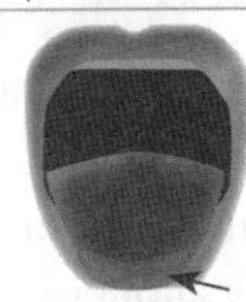 A ponta da língua pode se estender sobre o lábio inferior	

Tradução do inglês para o português autorizada pela equipe de Bristol (Jenny Ingram e Alan Edmond).
Fontes: Brasil, 2018;[16] adaptado de Ingram et al., 2015.[17]

EXAMES DE TRIAGEM NO RECÉM-NASCIDO PRÉ-TERMO

Em virtude dos maiores riscos de complicações, além dos testes mencionados para todas as crianças, os RN pré-termo devem ser submetidos a outros procedimentos:

- Triagem auditiva neonatal: alguns serviços recomendam a realização do BERA além do teste de EOA, pois nesse grupo de RN existe maior prevalência de perdas auditivas retrococleares e cocleares que não são diagnosticadas pelo EOA.
- Ultrassonografia transfontanela de rotina com a intenção de detectar lesões cerebrais.
- Avaliação oftalmológica com fundo de olho nos RN com peso ao nascer menor que 1.500 g e/ou idade gestacional menor que 32 semanas, para investigação e tratamento da retinopatia da prematuridade (ROP).
- Triagem metabólica neonatal: o Ministério da Saúde recomenda triagem seriada com a obtenção de pelo menos 3 amostras em tempos diferentes para essa população, o que melhora a eficácia do diagnóstico. Evitam-se punções de calcanhar, sendo aconselhada a coleta de sangue venoso periférico. A 1ª amostra deverá ocorrer antes do uso de nutrição parenteral, transfusão de hemoderivados e medicamentos que possam alterar os exames de triagem; a 2ª amostra deverá ser obtida entre 48 e 72 horas de vida e a 3ª amostra será coletada no momento da alta ou aos 28 dias de vida, caso a criança ainda permaneça internada.

DESAFIOS ATUAIS

A Portaria n. 20, de 10 de junho de 2014, do Ministério da Saúde torna pública a decisão de incorporar o teste da oximetria de pulso, a ser realizado de forma universal, que passou a integrar a triagem neonatal no Sistema Único de Saúde.[19] É importante que todos tenham conhecimento desse exame, que o pediatra cobre da instituição e que os pais tenham acesso ao resultado do procedimento.[19]

A triagem auditiva, por sua vez, é um exame obrigatório amparado na Lei federal n. 12.303, de 2 de agosto de 2010.[6] Há dificuldades para sua realização, pois as maternidades devem dispor do aparelho para que o pediatra ou o fonoaudiólogo executem o exame antes da alta do RN. Além disso, estratégias de saúde pública devem ser implementadas para dar suporte e acompanhar as crianças que necessitam de reavaliações e tratamento.

Existe, ainda, uma grande discussão sobre se a triagem metabólica neonatal deve ser a básica ou a expandida. A triagem universal para doenças hematológicas, metabólicas, endócrinas e de outras causas é uma prática reconhecida nos programas de saúde pública. Em outros países, no entanto, é muito variável o número de doenças triadas. Cada país tem sua política. O Brasil possui o Programa Nacional de Triagem Neonatal (PNTN), e desde 2001 vem incorporando a ele a triagem de novas doenças. Em 2012, incluiu a triagem de hiperplasia adrenal congênita e de deficiência de biotinidase ao programa.[4] Em 2020 o Ministério da Saúde incorporou a detecção da toxoplasmose congênita à triagem metabólica no âmbito do SUS.[20]

Certamente, essa discussão é assunto permanente e, no futuro, é bem provável que haja um aumento nesse painel de pesquisa. A rede privada já oferece um leque de exames muito maior, como galactosemia, glicose-6-fosfato-desidrogenase - G6PD, pesquisa da mutação 35delG da conexina, cromatografia de aminoácidos, espectrometria de massa em Tandem, deficiência de acil-CoA-desidrogenase de cadeias médias (MCAD) e outras doenças infecciosas (rubéola, sífilis, citomegalovírus, doença de Chagas, vírus da imunodeficiência humana - HIV).

Outro grande desafio é capacitar os profissionais de saúde que atuam no período neonatal precoce para a realização de diagnóstico das doenças do frênulo lingual. Todas as ações devem ser associadas à avaliação da mamada desses RN, por isso a prática de apoio ao aleitamento materno é primordial. Por sua vez, pela importância do TRV, é fundamental que todo pediatra/neonatologista tenha a prática necessária para realizar o exame. O principal desafio é a continuidade da sua realização nas demais faixas etárias, de forma rotineira.

ORIENTAÇÕES AOS PAIS

A família deve receber informações sobre os testes de triagem e resultados daqueles já realizados, ainda na maternidade. O pediatra assistente, antes da alta, deverá explicar e fornecer o resultado dos testes (oximetria de pulso, TRV, teste do frênulo lingual, triagem audivita e outros) efetuados ainda no hospital. Deverá, ainda, fornecer o pedido para a triagem metabólica neonatal, bem como explicar a data ideal para realizá-lo.

É importante informar aos pais sobre a necessidade de fazer os testes, pois eles são mecanismos de diagnóstico e tratamento de muitas doenças que precisam de atuação precoce, além de obrigatórios pelo sistema de saúde vigente. Deve-se informar, ainda, que alterações do frênulo lingual dificilmente são cirúrgicas, sendo necessário observar a mamada e realizar aconselhamento à família para o sucesso da amamentação.

✓ CONCLUSÃO

A oximetria de pulso é um instrumento não invasivo, de fácil aplicação, que todos os pediatras estão habilitados a executar e que pode modificar a assistência nas crianças cardiopatas. O teste deve ser aplicado de maneira rotineira, mediante a disponibilidade de um oxímetro de pulso nos bebês de baixo risco em alojamento conjunto.

A triagem auditiva, realizada pela EOA, deve ser universal e é uma estratégia que detecta precocemente alterações auditivas ainda no período neonatal. Quanto mais cedo forem detectadas alterações auditivas, mais precocemente será iniciado o tratamento específico, com obtenção de melhores resultados.

Deve ser ressaltada a importância da realização da triagem metabólica neonatal, que detecta um número grande de doenças.

É de grande importância o diagnóstico precoce da anquiloglossia, a fim de se ter ciência de seu grau de interferência na amamentação nas primeiras semanas de vida. Quanto ao tratamento cirúrgico, há relatos de eficácia, quando correlacionado ao aleitamento materno, porém são necessários estudos mais robustos para se avaliar os benefícios em longo prazo na vida de um recém-nascido submetido à frenotomia.

O teste do reflexo vermelho é importante, pois permite o diagnóstico e o tratamento precoces de doenças que podem levar à deficiência visual e até ao risco de morte. Portanto, é fundamental para a saúde ocular e geral da criança, com repercussão na fase adulta.

REFERÊNCIAS BIBLIOGRÁFICAS

1. Sociedade Brasileira de Pediatria. Departamentos de Cardiologia e Neonatologia. Diagnóstico precoce de cardiopatia congênita crítica: oximetria de pulso como ferramenta de triagem neonatal. Elaborado em 07/11/2011. Disponível em: https://www.sbp.com.br/fileadmin/user_upload/pdfs/diagnostico-precoce-oximetria.pdf. Acesso em: 16/11/2021.
2. Brasil. Ministério da Saúde. Secretaria de Atenção à Saúde. Departamento de Ações Programáticas Estratégicas e Departamento de Atenção Especializada. Diretrizes de atenção da triagem auditiva neonatal. Brasília: Ministério da Saúde; 2012. 32 p. Disponível em: https://bvsms.saude.gov.br/bvs/publicacoes/diretrizes_atencao_triagem_auditiva_neonatal.pdf. Acesso em: 16/11/2021.
3. Joint Committee on Infant Hearing; American Academy of Audiology; American Academy of Pediatrics; American Speech-Language-Hearing Association; Directors of Speech and Hearing Programs in State Health and Welfare Agencies. Year 2000 position statement: principles and guidelines for early hearing detection and intervention programs. Pediatrics. 2000;106(4):798-817.
4. Brasil. Ministério da Saúde. Secretaria de Atenção à Saúde. Departamento de Atenção Especializada e Temática. Triagem neonatal biológica: manual técnico. Brasília: Ministério da Saúde; 2016. 80 p.
5. Brasil. Ministério da Saúde. Departamento de Ciência e Tecnologia. Prêmio de Incentivo em Ciência e Tecnologia para o SUS – 2009. Divulgação e treinamento do teste do reflexo vermelho em recém-nascidos como estratégia política em defesa da saúde ocular infantil no Ceará. [Categoria: Incorporação de conhecimentos científicos ao SUS]. 2009. Dispo-

nível em: http://bvsms.saude.gov.br/bvs/publicacoes/premio2009/pedro_magalhaes.pdf. Acesso em: 16/11/2021.

6. Brasil. Lei n. 13.002, de 20 de junho de 2014. Obriga à realização do protocolo de avaliação do frênulo da língua em bebês. Diário Oficial da União. Edição extra – Seção 1, de 23 de junho de 2014. p.4. Disponível em: https://www.jusbrasil.com.br/diarios/72056902/dou-edicao-extra-secao-1-23-06-2014-pg-4. Acesso em: 16/11/2021.
7. Silvia CM, Basso DF, Locks A. Alimentação na primeira infância: abordagem para a promoção da saúde bucal. Rev Sul-Bras Odontol. 2010;7(4):458-65.
8. Kuehl KS, Loffredo CA, Ferencz C. Failure to diagnose congenital heart disease in infancy. Pediatrics. 1999;103(4 Pt 1):743-7.
9. Koppel RI, Druschel CM, Carter T, Goldberg BE, Mehta PN, Talwar R, et al. Effectiveness of pulse oximetry screening for congenital heart disease in asymptomatic newborns. Pediatrics. 2003;111(3):451-5.
10. Ewer AK, Middleton LJ, Furmston AT, Bhoyar A, Daniels JP, Thangaratinam S, et al.; PulseOx Study Group. Pulse oximetry screening for congenital heart defects in newborn infants (PulseOx): a test accuracy study. Lancet. 2011;378(9793):785-94.
11. American Academy of Pediatrics; Joint Committee on Infant Hearing. Year 2007 position statement: principles and guidelines for early hearing detection and intervention programs. Pediatrics. 2007;120(4):898-921.
12. American College of Medical Genetics Newborn Screening Expert Group. Newborn screening: toward a uniform screening panel and system: executive summary. Pediatrics. 2006;117(5 Pt 2):S296-307.
13. Brasil. Ministério da Saúde. Secretaria de Atenção à Saúde. Departamento de Atenção Básica. Saúde da criança: crescimento e desenvolvimento. (Cadernos de Atenção Básica, n. 33). Brasília: Ministério da Saúde; 2012. 272 p. Disponível em: https://bvsms.saude.gov.br/bvs/publicacoes/saude_crianca_crescimento_desenvolvimento.pdf. Acesso em: 16/11/2021.
14. Brasil. Ministério da Saúde. Secretaria de Atenção à Saúde. Departamento de Ações Programáticas Estratégicas. Coordenação-Geral de Saúde da Criança e Aleitamento Materno. Nota Técnica n. 9/2016. Orientar profissionais e estabelecimentos de saúde sobre a identificação precoce da anquiloglossia em recém-nascidos, como também estabelecer o fluxo de acompanhamento dos lactentes diagnosticados com anquiloglossia na rede de atenção à saúde no âmbito do Sistema Único de Saúde – SUS. Disponível em: http://www.redeblh.fiocruz.br/media/notatecn9_16.pdf. Acesso em: 16/11/2021.
15. Andrezzo M. Desenvolvimento da língua e sua relação com a deglutição e sucção pré-natais [TCC]. Florianópolis: UFSC; 2014.
16. Brasil. Ministério da Saúde. Secretaria de Atenção à Saúde. Departamento de Ações Programáticas Estratégicas. Coordenação-Geral de Saúde da Criança e Aleitamento Materno. Nota Técnica n. 35/2018. Com a finalidade de atender à Lei n. 13.002 de 20 de junho de 2014, visa orientar os profissionais e estabelecimentos de saúde sobre a identificação precoce da anquiloglossia em recém-nascidos, bem como estabelecer o fluxo de atendimento dessa população na rede de atenção à saúde no âmbito do Sistema Único de Saúde, tendo em vista sua potencial interferência sobre a amamentação. Disponível em: https://bvsms.saude.gov.br/bvs/publicacoes/anquiloglossia_ministerio_saude_26_11_2018_nota_tecnica_35.pdf. Acesso em: 16/11/2021.
17. Ingram J, Johnson D, Copeland M, Churchill C, Tayor H, Emond A. The development of a tongue assessment tool to assist with tongue-tie identification. Arch Dis Child Fetal Neonatal Ed. 2015;100:F344-9.

18. Sociedade Brasileira de Pediatria. Grupo de Trabalho em Oftalmologia Pediátrica. Documento Científico n. 1, de setembro de 2018. Teste do reflexo vermelho. Disponível em: https://www.sbp.com.br/fileadmin/user_upload/__20958d-DC_No1_set_2018-_Teste_do_reflexo_vermelho.pdf. Acesso em: 16/11/2021.
19. Brasil. Ministério da Saúde. Secretaria de Ciência, Tecnologia e Insumos Estratégicos. Portaria n. 20, de 10 de junho de 2014. Torna pública a decisão de incorporar a oximetria de pulso – teste do coraçãozinho, a ser realizado de forma universal, fazendo parte da triagem Neonatal no Sistema Único de Saúde – SUS. Disponível em: http://bvsms.saude.gov.br/bvs/saudelegis/sctie/2014/prt0020_10_06_2014.html#:~:text=Torna%20p%C3%BAblica%20a%20decis%C3%A3o%20de,Sistema%20%C3%9Anico%20de%20Sa%C3%BAde%20%2D%20SUS. Acesso em: 16/11/2021.
20. Brasil. Secretaria de Ciência, Tecnologia, Inovação e Insumos Estratégicos em Saúde. Portaria n. 7, de 4 de março de 2020. Torna pública a decisão de ampliar o uso do teste do pezinho para a detecção da toxoplasmose congênita, no âmbito do Sistema Único de Saúde – SUS. Disponível em: https://pesquisa.in.gov.br/imprensa/jsp/visualiza/index.jsp?data=05/03/2020&jornal=515&pagina=130&totalArquivos=141. Acesso em: 16/11/2021.

SEÇÃO II

ABORDAGEM NUTRICIONAL, HIDRATAÇÃO VENOSA E DISTÚRBIOS METABÓLICOS NO RECÉM-NASCIDO

6

NUTRIÇÃO ENTERAL E PARENTERAL NO RECÉM-NASCIDO

Nicole Oliveira Mota Gianini

OBJETIVOS

- ✓ Conhecer os conceitos que alicerçam o desenho do plano terapêutico nutricional na unidade neonatal.
- ✓ Enfatizar a importância da terapia nutricional para a recuperação e a prevenção de morbimortalidade dos recém-nascidos gravemente enfermos que são admitidos em unidade neonatal.
- ✓ Reconhecer a importância do trato gastrointestinal, que deve ser privilegiado para a prevenção de danos à saúde do recém-nascido.
- ✓ Reconhecer a importância do leite materno para a saúde do recém-nascido em unidade neonatal.

INTRODUÇÃO

O nascimento de um recém-nascido (RN) pré-termo é uma emergência nutricional. Para os pacientes que nascem a termo, mas estão em situações clínicas de estresse, a terapia nutricional também é fundamental para a recuperação. A condução que diz respeito à nutrição terá impacto no desempenho da criança na unidade neonatal e em toda a sua vida. Há relatos de morte por inanição quando ocorre negligência no planejamento do suporte nutricional. Não havendo o óbito, certamente haverá dano permanente ao paciente que não tenha um plano terapêutico adequado.[1,2] Assim, a terapia nutricional é fundamental na unidade neonatal. O foco nesse plano terapêutico garantirá uma adequada resposta às inúmeras adversidades que o RN precisa superar.

TERAPIA NUTRICIONAL PARENTERAL

A terapia nutricional parenteral só está indicada quando não se pode utilizar a via do trato gastrointestinal (TGI) ou quando a alíquota programada fica aquém das necessidades do paciente, ou seja, é menor que 75% de suas necessidades.

No planejamento da terapia nutricional parenteral, é fundamental verificar a cota hídrica do paciente a fim de garantir que haja menor perda insensível da água, situação comum em RN pré-termo em decorrência da menor queratinização da pele. Logo, é importante colocá-lo o quanto antes em incubadora, em vez de unidade de calor radiante, e, dependendo do peso, em incubadora umidificada.

O balanço hídrico deve ser rigoroso.

- Aminoácido: desde o final da década de 1980, não se recomenda mais início lento e incremento paulatino na oferta dos nutrientes. Deve-se iniciar precocemente a terapia nutricional parenteral, em especial com aminoácido. Assim, nas primeiras horas de vida para o pré-termo de menos de 1.000 g ao nascer, deve-se iniciar a administração de 4 g/kg/dia; para aqueles que nasceram com peso entre 1.000 e 1.500 g, de 3,5 g/kg/dia; e para os demais, ao menos 3 g/kg/dia. Essas seriam as alíquotas que estariam recebendo se estivessem no útero materno, por isso é importante imitar essa lógica metabólica.[3,4] A importância do aminoácido é tamanha que, para os de menor peso ao nascer, mesmo durante e logo após procedimentos cirúrgicos, deve ser iniciada a infusão.
- Glicose: a oferta de glicose é importante e deve ser monitorada cuidadosamente. Outrora, antes do uso precoce de aminoácido, era frequente o difícil controle da glicemia. Como a oferta de aminoácido aumenta a secreção de insulina, a hiperglicemia deixou de ser um evento nos primeiros dias de vida dessas crianças. A glicemia elevada, no entanto, deve ser controlada, pois pode causar diurese osmótica e interferir no adequado balanço hídrico do paciente. É interessante manter a glicemia em torno de 60 a 120 mg/dL e verificar a presença de glicose na urina.
- Lipídeo: a placenta transfere ácidos graxos para a síntese do feto, que fazem parte da integridade estrutural e funcional das células. A oferta de lipídeo é fundamental para prevenir a deficiência de ácido graxo essencial, além de servir como substrato de energia. Caso não haja oferta de lipídeo em 72 horas após o nascimento, haverá deficiência desse ácido graxo. Por conta disso, a oferta de lipídeo deve ser prescrita no 1º dia de vida. A deficiência pode ser prevenida com quantidades pequenas, entre 0,5 e 1,0 g/kg/dia caso haja restrição de volume ou, não havendo restrição, pode-se chegar à oferta de 3 g/kg/dia.[5] Nas últimas décadas, houve muitos avanços na fabricação de emulsões lipídicas. Sabendo da importância de ômega 3 e 6, as emulsões com óleo de peixe e

tocoferol, com maior relação ômega 3:ômega 6, permitem um impacto positivo na célula hepática, redução do risco de retinopatia da prematuridade e melhor efeito antioxidante.[6]

- Eletrólitos: a oferta iônica é parte importante da prescrição hídrica dos pacientes nas unidades neonatais. O sódio e o cloro são íons predominantes no espaço extracelular; o potássio, o fósforo e o magnésio são os eletrólitos presentes no interior das células. O cálcio tem solubilidade constante e exerce função importante em vários processos fisiológicos, com destaque para a formação óssea. O cálcio pode ser iniciado após o 1º dia de vida, em quantidade que varia de 300 a 400 mg/kg/dia. Em 48 horas, programam-se, ainda, a oferta de 3 a 5 mEq/kg/dia de sódio, 2 a 4 mEq/kg/dia de potássio e 0,25 a 0,50 mEq/kg/dia de magnésio. O fósforo é importante para a higidez óssea, e o ideal é que seja oferecido junto com o cálcio. Essa associação é possível, atualmente, porque há fósforo orgânico no mercado, o que permite a infusão de ambos na mesma solução. A relação de cálcio elementar e fósforo deve ser calculada. O ideal é que seja de 1,7:1 (75 mg de cálcio e 50 mg de fósforo) a 2,0:1.
- Vitaminas e oligoelementos: as vitaminas funcionam como cofatores enzimáticos, e sua utilização depende do suprimento energético e proteico. Os oligoelementos são minerais que constituem menos de 0,01% do peso corporal. Suas funções mais conhecidas estão relacionadas com os sistemas enzimáticos. Os RN que nascem antes do termo têm depósitos mínimos de oligoelementos e, portanto, têm predisposição às deficiências. As necessidades diárias são apresentadas na Tabela 1.

Tabela 1 Necessidades de macro/micronutrientes selecionados na rotina do RN pré-termo

	< 1500g	1500-2500g
Cálcio	120-160 mg/kg/dia	120-160 mg/kg/dia
Fósforo	60-90 mg/kg/dia	60-90 mg/kg/dia
Magnésio	8-15 mg/kg/dia	8-15 mg/kg/dia
Vitamina D	400-1000 UI/kg/dia	400-1000 UI/kg/dia
Cobre	150-200 µg /kg/dia	150-200 µg /kg/dia
Zinco	2-2,25 mg /kg/dia	2-2,25 mg /kg/dia
Ferro	2-3 mg/kg/dia	2 mg /kg/dia

Fonte: Fewtrell et al, 2000.[7]

Preparo da terapia nutricional parenteral

Há recomendações específicas do Ministério da Saúde para o preparo e a infusão de soluções parenterais. O ideal é que seja preparada em capela de fluxo laminar pelo farmacêutico, que verifica a estabilidade da solução. Com os novos insumos disponibilizados pela indústria farmacêutica, já é possível preparar uma bolsa única com cálcio e fósforo. É melhor que seja feita 1 bolsa para 24 horas de infusão, com todos os nutrientes e íons juntos, pois deve-se evitar a manipulação e, consequentemente, reduzir risco de contaminação na unidade neonatal, como ocorreria no preparo de hidratação venosa para infundir em Y o aminoácido e o lipídeo. O sistema fica fechado por 24 horas, há menor gasto de equipo e protege-se o endotélio vascular em virtude da presença do lipídeo.

A infusão da solução, caso seja etapa única de 24 horas, deve ter a bolsa protegida da luz. É importante, ainda, seguir as boas práticas na prevenção de infecção relacionada à assistência à saúde no que tange ao manuseio de acesso vascular e infusões. Quanto menos manipulação se fizer do dispositivo vascular, melhor, por isso é interessante a escolha de bolsa única de 24 horas. Deve-se monitorar clinicamente os pacientes em terapia nutricional parenteral com peso diário e comprimento e perímetro cefálico semanais. Exames laboratoriais também devem ser realizados com critério para minorar a espoliação sanguínea, assim, recomendam-se bioquímica básica e hemograma no início da terapia e depois, 1 vez por semana, avaliação iônica. Demais exames serão solicitados a depender da evolução do paciente.

Para lembrar

- O nascimento de um pré-termo é uma emergência nutricional.
- Iniciar a terapia nutricional na 1ª hora de vida. Não sendo possível a terapia nutricional completa, inicia-se ao menos o aminoácido.
- Devem ser fornecidas alíquotas de aminoácido de 3,5 a 4 g/kg/dia. Quanto menor for a idade gestacional (IG), maior deve ser a alíquota prescrita.
- Lipídeo também deve ser fornecido ao máximo possível, mas a prioridade é o aminoácido.
- Sepse, icterícia, plaquetopenia e insuficiência respiratória não contraindicam a terapia nutricional parenteral.
- Preferir o sistema "tudo em 1", com bolsa única para 24 horas. Não há motivo para fazer hidratação venosa em Y com aminoácido e lipídeo. É importante, ainda, ofertar cálcio e fósforo ao mesmo tempo para incorporação no osso (possível com fósforo orgânico).
- Seguir as boas práticas em prevenção de infecção relacionada à assistência à saúde.

TERAPIA NUTRICIONAL PELO TRATO GASTROINTESTINAL

A despeito de todas as robustas evidências dos benefícios da dieta precoce, algumas unidades postergam a introdução de alimentação pelo TGI em decorrência de Apgar baixo, mãe hipertensa, centralização do fluxo fetal (caracterizada pela redistribuição do fluxo sanguíneo para cérebro e coração, em detrimento de outros órgãos, como resposta ao sofrimento por alteração do fluxo placentário), presença de cateter umbilical, apneia, ventilação mecânica, pressão positiva contínua nas vias aéreas (em inglês, *continuous positive airway pressure* – CPAP) nasal e uso de drogas vasoativas. A justificativa costuma ser o temor da enterocolite necrosante (ECN), mas, na verdade, deve ser o oposto, pois *a dieta protege da enterocolite.*[8]

Assim, manter o recebimento de nutrientes na luz do TGI será vital para o desenvolvimento do órgão e tem muitos outros benefícios. Aumenta o crescimento da mucosa, a liberação de hormônios, a secreção da mucosa e a atividade da dissacaridase, além de acelerar a maturação da atividade motora. Também diminui a permeabilidade da mucosa, a translocação bacteriana, a necessidade de fototerapia, a colestase, a osteopenia e a incidência de enterocolite necrosante. Por fim, melhora a motilidade intestinal, a tolerância à dieta e o crescimento do recém-nascido. Mesmo volumes pequenos garantem esses benefícios, como a chamada "nutrição trófica", feita com volume de 20 mL/kg/dia e incremento no mesmo volume. Revisão sistemática da base de dados Cochrane já sinaliza que, em virtude da importância da dieta plena, o volume de incremento pode ser de 30 a 35 mL/kg/dia.[9]

A primeira colonização com microbiota saudável é por meio do parto vaginal, pois passagem pelo canal do parto permite o atapetamento da criança pela microbiota materna. Quando um recém-nascido nasce antes do termo, é internado na unidade neonatal e pode ser exposto a microbiotas distintas. Assim, o bebê pode apresentar disbiose por conta do uso de antimicrobianos ou da ausência de dieta pelo TGI. A possibilidade de minorar o risco da disbiose decorre da utilização precoce de dieta, de preferência com o leite materno. Além da importância da nutrição para o desenvolvimento do TGI, há, também, importância para a microbiota intestinal e, consequentemente, para o microbioma do RN.[10]

Muitos justificam o crescimento insuficiente dessa população com a gravidade clínica do paciente e as inúmeras intercorrências que apresenta no curso da internação, mas os estudos evidenciam que a principal causa de crescimento inadequado é o suporte nutricional equivocado, em especial pelo TGI, e as inúmeras justificativas para esses equívocos não têm alicerce na medicina baseada em evidências.[11]

Prolongar a terapia nutricional parenteral acreditando ser o melhor plano terapêutico é um engano. A introdução e a velocidade do incremento da dieta já foram alvo de muitos estudos e já existe evidência suficiente para concluir que a dieta precoce é melhor que a tardia e que uma maior velocidade do incremento é melhor.[12]

Colostroterapia

Na fase inicial da internação, quando os RN prematuros estão mais instáveis e as mães ainda não têm uma produção efetiva de leite, deve-se instituir a colostroterapia. Essas gotas de colostro que são colocadas em cada face interna da cavidade oral têm sido objeto de muitos estudos. Muitas benesses estão sendo listadas nos trabalhos que se debruçam sobre esse tópico.

Já há algum tempo, determinou-se que esse colostro funciona como um *print*, ou seja, uma forma de atapetar a mucosa do recém-nascido a uma microbiota saudável (a materna). Essa possibilidade tem um papel especial quando o bebê foi privado de nascer por parto vaginal, que é a forma ideal do atapetamento inicial, de suma importância para a construção de um microbioma saudável e que tem impacto na epigenética.

Nas primeiras horas de vida deve-se administrar 0,05 mL de colostro para os menores de 1.000 g e, para os que estão entre 1.000 e 1.500 g, 0,1 mL de colostro em cada canto da cavidade oral. A oferta deve ser mantida a cada 2 horas, a depender da produção da mãe. O colostro pode ser mantido como "tapete" para a mucosa oral por 5 dias.[13,14]

É importante ressaltar que a colostroterapia não substitui a estratégia de dieta precoce pelo TGI. Não se deve escolher entre uma estratégia e a outra. Ambas são importantes e devem ser instituídas, caso a mãe tenha produção de leite suficiente para a administração na mucosa oral e pela sonda gástrica. Para as mães que demoram a produzir volumes maiores de leite, pode-se manter a colostroterapia e iniciar leite humano pasteurizado ou fórmula láctea pela sonda gástrica. A colostroterapia não deve diminuir a preocupação e o foco de iniciar a dieta pelo TGI o quanto antes, com o objetivo de garantir seu desenvolvimento e evitar a disbiose (implicada na fisiopatologia da enterocolite necrosante).[14]

Gavagem simples ou dieta contínua

A dieta deve ser ofertada na cavidade gástrica e o alimento deve sofrer a ação do suco gástrico. A dúvida sobre se a oferta de dieta deve ser em *bolus* ou em infusão contínua ainda é tema na literatura, com muitos especialistas discordando de uma ou outra abordagem. A gavagem simples ou alimentação intermitente em *bolus* é a forma mais comum de alimentar os recém-nascidos de baixo peso. Sabe-se que ocorre uma resposta hormonal cíclica, mesmo em volumes muito pequenos, e mais fisiológica. Além do mais, a gavagem intermitente é fácil de administrar, requer mínimo equipamento e tem baixo risco de precipitação da dieta na sonda.[15]

A dieta em infusão contínua, por sua vez, tem indicações pontuais e deve ser avaliada em algumas situações clínicas, como: quadro respiratório grave, pós-operatório de cirurgia abdominal, refluxo gastroesofágico e resíduo gástrico persistente. Trata-se de opção menos fisiológica e que, portanto, não deve ser a primeira escolha. Cada vez mais, sua indicação deve ser criteriosa.

Uma boa alternativa nesses casos tem sido uma situação intermediária entre a gavagem simples e a contínua. A gavagem parcialmente contínua consiste em oferecer a dieta em infusão durante 30 minutos a 1 hora (em bomba de infusão contínua), com pausa de 1 hora. É importante manter o conceito de abreviar as ofertas, assim, para aqueles RN de muito baixo peso, recomenda-se a oferta a cada 2 horas.[16]

Durante a alimentação por gavagem simples, é importante iniciar um programa de estimulação oral, que deve priorizar o contato precoce do recém-nascido ao peito para facilitar a interação e a aprendizagem da amamentação entre mãe e filho, sempre procurando respeitar os limites de cada recém-nascido quanto às condições de prontidão da mamada, disponibilidade de tempo para sucção, entre outros. Em alguns casos, pode-se utilizar também a técnica de sucção não nutritiva, com supervisão da equipe multidisciplinar. Quando possível, a dieta deve ser oferecida na posição canguru.

A sonda gástrica é colocada nos recém-nascidos para garantir a oferta da alimentação e pode ser nasogástrica ou orogástrica. A fixação da sonda nasogástrica é mais fácil em comparação com a orogástrica (deslocamento da posição pelo movimento da língua), mas, por outro lado, a sonda nasogástrica pode aumentar o esforço respiratório e a energia dissipada para a sucção, porque mantém uma narina parcialmente obstruída. Há momentos no plano terapêutico em que uma ou a outra será a melhor decisão. Deve ser uma tomada de decisão multidisciplinar e singular para cada RN.

O incremento da dieta, que já foi alvo de muitas controvérsias, tem seu plano definido por uma revisão sistemática que aponta que o aumento da dieta em 25 a 35 mL/kg/dia não aumenta a incidência de enterocolite necrosante, promove menor tempo para atingir dieta plena e melhora o ganho ponderal.[13]

Outro processo de trabalho que foi revisitado e mudou a rotina da unidade neonatal foi a aferição de resíduo gástrico antes da oferta da dieta. Não se recomenda mais essa prática, que foi identificada, inclusive,como causadora de postergar o incremento da dieta, vital para uma melhor terapia nutricional, além de poder causar dano à mucosa gástrica.[13]

Alimentação transpilórica

A alimentação transpilórica não deve ser recomendada rotineiramente e é indicada apenas para crianças com refluxo gastroesofágico grave, intolerância gástrica significativa e em situações de pós-operatório. Isso se deve ao fato de que, ao nascer, já há atividade das lipases lingual e gástrica, o que permite a lise de mais de 30% dos triglicerídeos ingeridos. Assim, é importante evitar o *bypass* do estômago, que pode acarretar má digestão de gordura.

Além da má absorção de gordura, a alimentação transpilórica está associada à má absorção de potássio e à colonização de bactérias no TGI superior.

Recente revisão sistemática demonstrou, ainda, que a alimentação transpilórica aumenta a incidência de distúrbios digestivos e a mortalidade.[13] Esse tipo de alimentação, portanto, não deve ser a primeira opção, sendo preferível a alimentação por gavagem simples.

Sucção

Alimentar um recém-nascido é um processo complexo, que requer a integridade de vários componentes. Envolve comportamento, respostas táteis, controle motor, função motora oral, controle fisiológico e coordenação entre sucção-deglutição e respiração. Não resta dúvida de que a sucção é a melhor forma de um recém-nascido ser alimentado. Ela deve ser escolhida assim que as condições clínicas e fisiológicas estiverem estabilizadas.

A decisão de permitir a sucção não pode ser baseada apenas no peso e na IG. A introdução precoce de alimentação por sucção acelera a passagem da alimentação por sonda para a alimentação por sucção, porque promove o desenvolvimento da habilidade de sugar. Os RN devem ser avaliados, portanto, quanto a seu comportamento de maturação e não apenas quanto à IG.[17]

Com a estimulação da sucção, eles desenvolvem a habilidade de sugar mais precocemente e com maior efetividade. Não há alteração no desempenho de ganho de peso e a crença de que a sucção causa ganho de peso insuficiente não se comprovou. A estratégia de permitir a sucção antes de 33 semanas de IG corrigida é segura.[18]

DESAFIOS ATUAIS

O maior desafio na nutrição neonatal é a incorporação de novas práticas, com evidências científicas robustas de benefícios, e o abandono de condutas amplamente utilizadas que causam danos em longo prazo. Mudar o processo de trabalho não é fácil. Manter o que se aprendeu na formação acadêmica é mais confortável e parece seguro, mas não é. Na verdade, essa prática causa danos.

ORIENTAÇÕES AOS PAIS

Permanecer o máximo possível perto de seu filho.

Assim que a equipe multiprofissional sinalizar, deve-se colocar o bebê ao encontro do peito, na posição canguru. Antes disso, é importante promover o toque, falar e cantar para o bebê. A presença, o toque e a voz são fundamentais.

A mãe deve ingerir grande quantidade de água e deve fazer a ordenha do leite a cada 3 horas. É importante seguir as orientações da equipe para o roteiro de segurança para a ordenha do leite. O leite materno é muito importante para o bebê.

Os pais devem descansar nos intervalos, alimentar-se bem e tentar manter a serenidade. Buscar o suporte de amigos e familiares também é importante nesse momento. Os irmãos do bebê devem participar do processo de internação; não se deve privá-los disso.

✓ CONCLUSÃO

A importância dos 1.000 dias (da gestação até os 2 anos de vida) é cada vez mais reforçada nas revisões sistemáticas. Isso imprime uma responsabilidade enorme às equipes de saúde. A atuação da unidade neonatal terá impacto em toda a vida desses indivíduos, e isso ocorrerá em aspectos que outrora não se imaginava ter participação.

As práticas nutricionais equivocadas têm causado muitos danos. É urgente que esse cenário seja modificado.

Não ter alarme em monitores que chamem a atenção para uma terapia nutricional insuficiente não pode fazer com que não haja preocupação com o suporte nutricional.

A utilização do leite da mãe ou, quando não for possível, de leite humano pasteurizado apresenta tantas justificativas que é incompreensível a sua garantia não ser o foco máximo nas unidades. A presença da mãe na unidade e o suporte à lactação devem ser estimulados.

Ultimamente, mais um item nessa enorme lista de benefícios de garantir o leite humano tem merecido a atenção de pesquisadores: o microbioma apoiado pela epigenética. Atapetar a superfície do RN, em especial do intestino, com uma microbiota saudável pode ser determinante para sua saúde.

Na busca de um cuidado neonatal de qualidade, o método canguru já mereceu muitos artigos, e as últimas metanálises o colocam como um "cuidado básico".[18] Além de outros benefícios, esse método constrói um microbioma saudável pela melhoria na nutrição e na imunologia, o que representa um dos mais exuberantes e robustos achados nesse tema.

De nada adiantam todos esses estudos, no entanto, se a equipe da unidade continuar a construir planos terapêuticos baseados em dogmas, e não em ciência. Não é razoável afirmar que não se muda um protocolo porque não se muda o que sempre deu certo. Dieta precoce, leite materno, não aferir o resíduo gástrico, uso racional de antimicrobianos, método canguru, entre outras estratégias, ainda não estão incorporados ao cotidiano de muitas unidades neonatais. Isso é uma temeridade. Manter os cuidados dessa forma não é responsável. Faz-se necessário o compromisso com a profissão, os pacientes, as famílias, as equipes e os alunos.

O profissional de saúde é um formador de opinião. O neonatologista desenha o plano terapêutico das unidades e, não raro, é o maestro da equipe multidisciplinar.

Trata-se de uma responsabilidade gigantesca, de imensa relevância e extremamente impactante no desfecho dos cuidados do recém-nascido na unidade neonatal.

REFERÊNCIAS BIBLIOGRÁFICAS

1. Newell SJ. Enteral feeding of the micropremie. Clin Perinatol. 2000;27(1):221-34.
2. Barker DJ. Fetal origins of coronary heart disease. BMJ. 1995;311(6998):171-4.
3. Thureen PJ, Melara D, Fennessey PV, Hay WW. Effect of low versus high intravenous amino acid intake on very low birth weight infants in the early neonatal period. Pediatr Res. 2003;53(1):24-32.
4. Mugambi MN, Musekiwa A, Lombard M, Young T, Blaauw R. Synbiotics, probiotics or prebiotics in infant formula for full term infants: a systematic review. Nutr J. 2012;11:81.
5. McGowan JE. Neonatal hypoglycemia. Pediatrics in Review. 1999;20(7):e6-e15.
6. Tomsits E, Pataki M, Tölgyesi A, Fekete G, Rischak K, Szollár L. Safety and efficacy of a lipid emulsion containing a mixture of soybean oil, medium-chain triglycerides, olive oil, and fish oil: a randomised, double-blind clinical trial in premature infants requiring parenteral nutrition. J Pediatr Gastroenterol Nutr. 2010;51(4):514-21.
7. Fewtrell MS, Prentice A, Cole TJ, Lucas A. Effects of growth during infancy and childhood on bone mineralization and turnover in preterm children aged 8-12 years. Acta Paediatr. 2000;89(2):148-53.
8. Neu J, Weiss MD. Necrotizing enterocolitis: pathophysiology and prevention. J Parenter Enter Nutr. 1999;23(5):S13-7.
9. Morgan J, Young L, McGuire W. Slow advancement of enteral feed volumes to prevent necrotising enterocolitis in very low birth weight infants. Cochrane Database Syst Rev. 2014;12.
10. Neu J. The microbiome and its impact on disease in the preterm patient. Curr Pediatr Rep. 2013;1(4):215-21.
11. Hay W. Optimizing nutrition of the preterm infant. Chin J Contemp Pediatr. 2017;19(1):1-21.
12. Kumar RK, Singhal A, Vaidya U, Banerjee S, Anwar F, Rao S. Optimizing nutrition in preterm low birth weight infants: consensus summary. Front Nutr. 2017;4:20.
13. Senterre T. Practice of enteral nutrition in very low birth weight and extremely low birth weight infants. World Rev Nutri Diet. 2014;110:201-14.
14. Snyder R, Herdt A, Mejias-Cepeda N, Ladino J, Crowley K, Levy P. Early provision of oropharyngeal colostrum leads to sustained breast milk feendings in preterm infants. Pediatr Neonatol. 2017;58(6):534-40.
15. Salas AA, Kabani N, Travers CP, Phillips V, Ambalavanan N, Carlo WA. Short versus extended duration of trophic feeding to reduce time to achieve full enteral feeding in extremely preterm infants: an observational study. Neonatology. 2017;112(3):211-16.
16. Ibrahim NR, Kheng TH, Nasir A, Ramli N, Foo JLK, Alwi SHS, et al. Two-hourly versus 3-hourly feeding for very low birthweight infants: a randomised controlled trial. Arch Dis Child Fetal Neonatal Ed. 2016;102(3):F225-9.
17. Izquierdo EL, Lobato ES, Pérez IC, Sánchez MSH, Vilaplana LC. Retraso de la adquisición de la succión-deglución-respiración en el pretérmino: efectos de una estimulación precoz. Nutr Hosp. 2012;27(4):1120-6.
18. Boundy EO, Dastjerdi R, Spiegelman D, Fawzi WW, Missmer SA, Lieberman E, et al. Kangaroo mother care and neonatal outcomes: a meta-analysis. Pediatrics. 2016;137(1):e20152238.

7

EQUILÍBRIO HIDROELETROLÍTICO NO PERÍODO NEONATAL

Jaqueline Serra Brand

OBJETIVOS

- ✓ Descrever a homeostase de fluidos e eletrólitos no recém-nascido.
- ✓ Determinar a necessidade de fluidos e eletrólitos no recém-nascido pré-termo e a termo.

INTRODUÇÃO

A homeostase da água e dos eletrólitos em recém-nascidos (RN) é influenciada por vários fatores, incluindo idade gestacional (IG), alterações fisiológicas pós-natais na função renal, alteração da resposta hormonal, redistribuição da água corporal total e perda de água decorrente de fatores ambientais. Como resultado, esses fatores e a condição clínica precisam ser levados em consideração ao cuidar de RN, em especial prematuros.[1]

O balanço hidroeletrolítico depende, principalmente, da função renal e da ingestão de líquido em comparação com as perdas. O RN é mais suscetível a alterações na homeostase da água e dos eletrólitos em virtude das alterações pós-natais nos componentes da água corporal, imaturidade funcional do rim e aumento das perdas insensíveis de água se comparado a indivíduos mais velhos. Em particular, a magnitude da diurese pós-natal, a imaturidade da função renal e a perda de líquido insensível são inversamente proporcionais à IG.[2]

FISIOPATOLOGIA: EQUILÍBRIO HIDROELETROLÍTICO

Água corporal total

A água corporal total (ACT) é composta pelo líquido extracelular (LEC), que inclui líquido intravascular e intersticial, e pelo líquido intracelular. A quantidade de ACT, considerada como uma porcentagem do peso corporal, e sua distribuição em vários compartimentos de fluidos variam com a IG. Em um RN a termo, a ACT representa 75% do peso corporal, em comparação com 80% em um RN com 27 semanas de gestação. Os volumes do LEC são de 45 e 70%, respectivamente.[2]

Após o nascimento, ocorre diurese fisiológica do LEC que resulta em perda de peso durante a 1ª semana de vida. A magnitude da diurese e a perda relativa de peso diminuem com o aumento da IG. A perda de peso normal é de aproximadamente 10 a 15% em prematuros e de 5% em RN a termo amamentados no 1º dia de vida. A diurese pós-natal é de aproximadamente 1 a 3 mL/kg/h em RN a termo e é maior em prematuros. Logo, a administração de fluidos nesses RN é totalmente regulada pela observação da perda fisiológica de fluidos.[3]

Função renal

No período neonatal a função renal varia em decorrência da imaturidade (a função melhora com o aumento da IG) e das alterações hemodinâmicas após o nascimento.[2]

A imaturidade do desenvolvimento, em especial no RN prematuro, afeta as seguintes funções renais, que podem resultar em desequilíbrio hidroeletrolítico:[2]

- Filtração glomerular.
- Capacidade de concentrar a urina.
- Reabsorção tubular de sódio e bicarbonato, bem como secreção de potássio.

Taxa de filtração glomerular

A embriogênese é concluída com aproximadamente 35 semanas de gestação, momento em que existem entre 600.000 e 1.200.000 néfrons em cada rim. Como resultado, a taxa de filtração glomerular (TFG) em RN prematuros menores de 35 semanas é mais baixa. Clinicamente, o melhor método para estimar a TFG é a creatinina sérica. À semelhança da TFG, a creatinina varia com a IG e a idade pós-natal. Ao nascimento, a concentração de creatinina é a mesma da mãe (em geral, menor que 1 mg/dL) e em condições normais cai com o tempo.[1,2]

Concentração urinária

A capacidade de concentração da urina é limitada no RN em comparação com crianças mais velhas. Por conta disso, o risco de depleção de volume aumenta no RN em decorrência da incapacidade de concentrar a urina ao máximo e do aumento da perda insensível de líquidos em comparação com indivíduos mais velhos. Se a reposição de líquidos for inadequada, isso resulta em hipovolemia e hipernatremia. A capacidade de concentração amadurece após o nascimento, mas o ritmo dessa maturação é proporcional à IG.[2]

Reabsorção tubular de sódio e bicarbonato/secreção de potássio

No RN, a reabsorção máxima de sódio é limitada em decorrência da imaturidade tubular e do desequilíbrio tubuloglomerular, o que melhora com o aumento da idade IG. Como resultado, a fração do sódio filtrado que é excretado (FENa) chega a 5% em prematuros com menos de 30 semanas de gestação, em comparação com menos de 2% em RN e crianças mais velhas.[4]

A reabsorção de bicarbonato no túbulo proximal é reduzida como consequência da expressão e da atividade diminuídas da bomba Na-K-ATPase e da anidrase carbônica. Isso leva a um limiar de reabsorção mais baixo para bicarbonato, de 19 a 21 mmol/L em RN a termo e de 16 a 20 mmol/L em prematuros.[4]

A excreção de potássio ocorre principalmente no trato gastrointestinal, com apenas 10 a 15% excretados na urina. No RN, essa excreção depende, em grande parte, da bomba Na-K-ATPase. A baixa excreção renal decorre de menores expressão e atividade dessa bomba, menor responsividade do rim neonatal à aldosterona e menor TFG. Essa condição acarreta valores normais mais altos de potássio e risco aumentado de hiperpotassemia, especialmente em RN prematuros.[4]

Fontes de perda de água

A perda de água é dividida em perdas insensíveis, pela pele e pulmões, e perdas sensíveis, pelo rim (produção de urina). Outras perdas de fluidos podem incluir fezes, drenagem gástrica, drenagem de ileostomia ou saída de toracostomia.[5]

- Renal: após o nascimento, a maioria dos RN demonstra baixo volume urinário (< 1 mL/kg/h). Após 24 horas do nascimento, o débito urinário aumenta e é de aproximadamente 2 mL/kg/h nos primeiros dias de vida.[5]
- Pela pele: a evaporação através da pele pode resultar em grandes perdas insensíveis de água em RN. Pode ser excessiva em RN com muito baixo peso ao nascer (peso ao nascimento < 1.000 g), com pele muito fina (aumento da permeabilidade da pele). Representa 2/3 das perdas insensíveis no prematuro.[6] À

medida que a pele amadurece com o aumento da IG e da idade pós-natal, a superfície corporal diminui e a perda por evaporação é reduzida. Esses fatores são menos significativos para RN nascidos após 28 semanas. Para RN mais imaturos, essas perdas se tornam menos importantes 1 semana após o nascimento. A perda de água também pode ser excessiva em condições em que a integridade da pele é comprometida (p. ex., epidermólise bolhosa e defeito na parede abdominal). Outros fatores que podem aumentar as perdas pela pele incluem: manutenção do bebê em unidade de calor radiante, que aumenta a perda de água por evaporação em aproximadamente 50% (incubadoras umidificadas podem minimizar essa perda), e utilização de aparelhos de fototerapia, que aumentam a perda transepidérmica de água. Esses dispositivos estão sendo rapidamente substituídos por outros mais novos, usando fototerapia com LED de alta intensidade, que não afeta a perda transepidérmica de água.[6-8]

- Respiratória: aproximadamente 30% das perdas insensíveis em RN a termo são causadas pela perda de água pelo sistema respiratório. A perda respiratória aumenta com o aumento da frequência respiratória e diminui nos RN que recebem ar umidificado, incluindo aqueles que são intubados e ventilados mecanicamente. Embora a perda respiratória de água aumente com a diminuição da IG, a perda transepidérmica é maior.[9]
- Efeito do corticosteroide antenatal: a administração do corticosteroide antenatal para promover a maturação pulmonar em prematuros também resulta em maturação da pele e dos rins, levando a menor perda insensível de água.[10]

MANEJO DO EQUILÍBRIO HIDROELETROLÍTICO

O manejo de fluidos e eletrólitos no RN é influenciado por vários fatores, como IG, idade pós-natal, fatores ambientais, gravidade da doença e intervenção terapêutica, o que exige exame físico seriado, incluindo peso corporal, balanço hídrico rigoroso e dosagem do sódio sérico.[1,2]

O exame físico começa com uma avaliação geral do paciente, incluindo a determinação da IG e da idade pós-natal, o que afeta o grau de perda de água (em particular a perda transepidérmica). Outros fatores que influenciam a perda de fluidos e precisam ser considerados incluem a perda da integridade da pele e o uso de ar umidificado ou unidade de calor radiante. À medida que o cuidado avança, o exame físico deve incluir peso diário, sinais de estabilidade hemodinâmica (frequência cardíaca, pressão arterial, reabastecimento capilar), estado de hidratação (turgor cutâneo, mucosa, fontanela anterior) e presença de edema.[1,2]

O peso corporal deve ser avaliado diariamente ou, em alguns casos, com maior frequência. Há uma perda de peso fisiológica esperada nos primeiros dias de vida de 5 a 10% em RN a termo e até 15% em prematuros. A ausência dessa perda de peso normal ou ganho de peso nos primeiros dias sugere ingestão excessiva de líquidos ou perdas anormalmente baixas.[1]

Nos primeiros dias de vida, a ingestão e a saída de líquidos (urina e fezes) devem ser medidas e a diferença, registrada, em RN prematuros ou a termo enfermos. A entrada deve exceder a saída decorrente das necessidades estimadas de líquidos insensíveis do RN, com base na IG, que varia a depender da permeabilidade da pele, da superfície corporal e da situação clínica.[2]

As dosagens de sódio são essenciais para monitorar o balanço hídrico e eletrolítico de RN doentes, incluindo prematuros extremos. O uso do peso corporal em conjunto com a dosagem sérica de sódio ajuda a estabelecer a etiologia de qualquer distúrbio de sódio e seu plano terapêutico mais facilmente. Durante os primeiros dias de vida, as alterações na concentração de sódio refletem, principalmente, alterações na ingestão e na perda de água, e não alterações no balanço de sódio. A hiponatremia sugere excesso de água livre (hipervolemia), enquanto a hipernatremia sugere depleção de água livre ou desidratação (hipovolemia).[1,2]

O cronograma do controle laboratorial do sódio sérico depende da IG e da idade pós-natal, bem como da condição clínica do RN. Em geral, prematuros extremos que apresentam perdas insensíveis de água muito altas exigem controles mais frequentes (a cada 6 a 8 horas nos primeiros 2 a 3 dias após o nascimento), enquanto RN prematuros não extremos e a termo podem ser monitorados diariamente. Após a verificação do sódio sérico normal, do peso corporal estável e da taxa hídrica sem mudanças significativas, a frequência do controle laboratorial pode ser reduzida.[1,2]

Necessidade hídrica[1,2,11]

A necessidade hídrica é aquela demandada para o equilíbrio da água após contabilizar as perdas obrigatórias (urina e fezes) e perdas insensíveis (pele e pulmões). Sofre influência de fatores como IG e idade pós-natal, temperatura e umidade do ambiente, função renal e uso de ventilação mecânica (que afeta a perda respiratória). A perda excessiva de outros líquidos decorrente de eventos como ileostomia ou drenagem gástrica, toracotomia, poliúria causada por diurese osmótica, uso de diuréticos ou punção repetida do líquido cefalorraquidiano, também deve ser medida e corrigida.

Durante os primeiros dias, a perda fisiológica de fluidos deve ser antecipada, aproximando-se de 2 a 3% do peso corporal por dia em RN a termo e de 3 a 5% em prematuros. As perdas maiores que o normal demandam uma avaliação de perdas excessivas e/ou ingestão inadequada, levando em consideração a diurese e a perda insensível de água. A ingestão de líquidos aumenta até que o equilíbrio hídrico seja alcançado, conforme determinado pelo peso corporal e pela concentração de sódio.

Ganho de peso anormal associado a débito urinário diminuído demanda avaliação de disfunção renal, síndrome da secreção inadequada de hormônio antidiurético (SIADH) ou síndrome da resposta inflamatória grave (SIRS). O aumento da produção de urina, por sua vez, sugere ingestão excessiva e capacidade de concentração da urina comprometida, que pode ser decorrente de um defeito tubular congênito subjacente ou *diabetes insipidus*. Assim, a ingestão de líquidos é ajustada até que o equilíbrio da água seja alcançado, conforme determinado pelo monitoramento do balanço hídrico, do peso corporal e da concentração de sódio. A Tabela 1 apresenta uma estimativa para cálculo da necessidade hídrica diária com relação à idade cronológica e à IG.

Tabela 1 Sugestões para o cálculo da necessidade hídrica diária

Idade	Pré-termo	A termo
1º dia	80-90 mL/kg/dia	70-80 mL/kg/dia
2º dia	90-100 mL/kg/dia	80-90 mL/kg/dia
3º dia	100-110 mL/kg/dia	80-90 mL/kg/dia
4º-6º dias	120-140 mL/kg/dia	90-100 mL/kg/dia
≥ 7º dia	150 mL/kg/dia	120 mL/kg/dia

Fonte: adaptado de Tavares, 2016.[1]

Necessidade eletrolítica[1,2,12,13]

A necessidade diária de sódio, potássio e cloreto é de aproximadamente 2 a 3 mEq/kg. Para RN que recebem fluidos intravenosos, esses eletrólitos geralmente não são administrados durante as primeiras 24 a 48 horas após o nascimento, em virtude das perdas isotônicas normais nos primeiros dias de vida. A diurese deve ser adequada antes da adição de potássio.

Além da necessidade de manutenção, os déficits eletrolíticos devem ser substituídos. Dependendo do volume de saída de fluido, as perdas de eletrólitos da drenagem gástrica ou de ileostomia podem ser grandes, com a seguinte composição de eletrólitos: produção gástrica composta de 20 a 80 mEq/L de sódio, 5 a 20 mEq/L de potássio e 100 a 150 mEq/L de cloreto. A drenagem do intestino delgado é composta por 100 a 140 mEq/L de sódio, 5 a 15 mEq/L de potássio, 90 a 130 mEq/L de cloreto e 40 a 75 mEq/L de bicarbonato. A Tabela 2 apresenta a estimativa para o cálculo da necessidade eletrolítica diária de acordo com o peso ao nascimento e a idade cronológica.

DESAFIOS ATUAIS

Um dos grandes desafios na neonatologia é o manejo hídrico e eletrolítico no RN, principalmente nos prematuros. Deve-se avaliar diariamente a adequada necessida-

Tabela 2 Sugestões para o cálculo da necessidade eletrolítica diária (mEq/kg/dia)

Idade	Peso de nascimento > 1.500 g		Peso de nascimento ≤ 1.500 g	
	Na	K	Na	K
1º dia	0	0	0	0
2º dia	0	0	3	0
3º-4º dias	2	1,5	≥ 3	1,5
5º-6º dias	2,5	2	≥ 3	2
≥ 7º dia	≥ 3	2,5	≥ 3	2,5

Fonte: adaptada de Tavares, 2016.[1]

de hidroeletrolítica no RN, com base em rigorosas análises clínicas e laboratoriais, já que há uma linha tênue entre o aporte hidroeletrolítico ideal e o aporte insuficiente ou exagerado, o que leva a várias repercussões negativas no organismo imaturo.

ORIENTAÇÕES AOS PAIS

Os pais dos RN com alterações no equilíbrio hidroeletrolítico necessitam de informações permanentes e adequadas. Deve-se sempre lembrar da possível dificuldade da família para entender e interpretar linguagem técnica e rebuscada com relação a todo o aparato necessário para o tratamento do RN. É preciso perseguir a meta de uma ótima comunicação, sabendo que, com essa técnica, pode-se minimizar sofrimentos desnecessários.

CONCLUSÃO

O padrão desejado de terapia com fluidos é aquele em que se usa o mínimo necessário de líquidos para prevenir a desidratação e permitir que a perda normal de peso nos primeiros dias ocorra.

A necessidade hídrica diária do RN é calculada com base nas perdas sensíveis, como urina, fezes e meios de drenagem, e nas perdas insensíveis, relacionadas ao grau de maturidade (inversamente proporcional à IG), cujas vias são: transepidérmica (70%) e respiratória (30%).

A monitorização do estado de hidratação deve ser rigorosa e baseada em parâmetros clínico-laboratoriais, como a diurese (volume: 1 a 3 mL/kg/h, densidade: 1.008 a 1.012), o peso e a concentração sérica de sódio.

REFERÊNCIAS BIBLIOGRÁFICAS

1. Tavares RFS. Hidratação venosa no recém-nascido. In: Dutra A (ed.). Medicina neonatal. 2.ed. Rio de Janeiro: E Rubio; 2016. p.299-303.

2. Dell KM. Fluid, electrolytes, and acid-base homeostasis. In: Martin RJ, Fanaroff AA, Walsh MC (eds.). Neonatal-perinatal medicine: diseases of the fetus and infant. 9.ed. St Louis: Elsevier Mosby; 2011. v.1. p.669-84.
3. Flaherman VJ, Schaefer EW, Kuzniewicz MW, Li SX, Walsh EM, Paul IM. Early weight loss nomograms for exclusively breastfed newborns. Pediatrics. 2015;135(1):e16-23.
4. Horster M. Embryonic epithelial membrane transporters. Am J Physiol Renal Physiol. 2000;279 (6):F982-96.
5. Lorenz JM, Kleinman LI, Ahmed G, Markarian K. Phases of fluid and electrolyte homeostasis in the extremely low birth weight infant. Pediatrics. 1995;96(3):484-9.
6. Kjartansson S, Arsan S, Hammarlund K, Sjörs G, Sedin G. Water loss from the skin of term and preterm infants nursed under a radiant heater. Pediatr Res. 1995;37(2):233-8.
7. Kim SM, Lee EY, Chen J, Ringer SA. Improved care and growth outcomes by using hybrid humidified incubators in very preterm infants. Pediatrics. 2010;125(1):e137-45.
8. Bertini G, Perugi S, Elia S, Pratesi S, Dani C, Rubaltelli FF. Transepidermal water loss and cerebral hemodynamics in preterm infants: conventional versus LED phototherapy. Eur J Pediatr. 2008;167(1):37-42.
9. Riesenfeld T, Hammarlund K, Sedin G. Respiratory water loss in relation to gestational age in infants on their first day after birth. Acta Paediatr. 1995;84(9):1056-9.
10. Omar SA, DeCristofaro JD, Agarwal BI, La Gamma EF. Effects of prenatal steroids on water and sodium homeostasis in extremely low birth weight neonates. Pediatrics. 1999;104(3):482-8.
11. Paul IM, Schaefer EW, Miller JR, Kuzniewicz MW, Li SX, Walsh EM, et al. Weight change nomograms for the first month after birth. Pediatrics. 2016;138:(6):e20162625.
12. Baumgart S, Costarino AT. Water and electrolyte metabolism of the micropremie. Clin Perinatol. 2000;27(1):131-46.
13. Späth C, Sjöström ES, Ahlsson F, Ågren J, Domellöf M. Sodium supply influences plasma sodium concentration and the risks of hyper- and hyponatremia in extremely preterm infants. Pediatr Res. 2017;81(3):455-60.

8

DISTÚRBIOS METABÓLICOS E HIDROELETROLÍTICOS NO RECÉM-NASCIDO

Daniel Hilário Santos Genu
Jaqueline Serra Brand

OBJETIVOS

- ✓ Discutir o manejo clínico dos distúrbios da glicemia e suas consequências para o recém-nascido nos primeiros dias de vida.
- ✓ Abordar as principais causas e a conduta inicial diante dos principais distúrbios hidroeletrolíticos do recém-nascido.

INTRODUÇÃO

A transição da vida fetal para a vida extrauterina costuma ocorrer de maneira fisiológica, seguida por um período de rápido crescimento e desenvolvimento, nas primeiras semanas de vida. Em alguns casos, no entanto, alterações na homeostase podem gerar distúrbios hidroeletrolíticos que exigem imediatos reconhecimento e intervenção.[1]

A infusão de fluidos e eletrólitos deve ser realizada com muita atenção, em especial quando se trata de prematuros, pois estes apresentam mais água em sua composição corporal, com maior componente extracelular, maior perda insensível através da pele e do trato respiratório e maior perda urinária de sódio. Associa-se a essas condições o fato de que não toleram grandes variações na infusão de fluidos e eletrólitos.[2]

HIPOGLICEMIA

Após o nascimento, com a interrupção da passagem de glicose pela placenta, o recém-nascido (RN) necessita utilizar suas reservas energéticas para manter normais seus níveis plasmáticos de glicose por meio da utilização de glicogênio hepático ou lipólise da gordura marrom.[3,4]

Fisiopatologia

A hipoglicemia ocorre quando há aumento do consumo de glicose (consequente a aumento da insulina fetal, menor glicogenólise e menor lipólise) e/ou redução de sua produção (decorrente de menores estoques de glicogênio hepático, gordura marrom ou imaturidade do sistema enzimático).[3]

Quadro clínico

Os sinais relacionados à hipoglicemia podem ser de difícil detecção, por se tratar, na maioria das vezes, de um quadro assintomático. É fundamental, então, a realização de glicemia de rotina nos RN com fatores de risco, como: prematuridade, crescimento intrauterino restrito (CIUR), RN pequeno ou grande para a idade gestacional (IG), filho de mãe diabética, policitemia, insulto perinatal (asfixia, hipotermia) e sepse neonatal.[1-4]

Em alguns casos, o RN pode apresentar sintomas como sucção débil, rebaixamento do nível de consciência, hipotermia, cianose de extremidades, perfusão capilar periférica lentificada, tremores ou convulsões.[2,4]

Propedêutica

A determinação da glicemia como rotina nos RN com fatores de risco é realizada pela utilização de glicosímetros portáteis, que possuem a vantagem de oferecer resultados de maneira rápida, porém podem ser imprecisos, principalmente quando as glicemias estão muito baixas ou muito altas. Nessas condições, tornam-se necessárias a dosagem da glicemia no sangue central e a testagem em laboratório para confirmação dos resultados.[2,3]

Nas primeiras 24 horas de vida, a glicemia será considerada baixa quando estiver abaixo de 40 mg/dL. Do 2º dia de vida em diante, utiliza-se a concentração de 45 mg/dL como parâmetro para o diagnóstico de hipoglicemia.[3]

Os RN com fatores de risco para hipoglicemia devem ter a glicemia capilar rotineiramente coletada nas primeiras 24 horas de vida, com 1 hora, 2 horas,

4 horas e 6 horas de vida, e depois, a cada 6 horas. Idealmente, devem ser colhidas antes da oferta de dieta. A monitorização das glicemias após 24 horas de vida é mantida apenas em RN que tiveram 1 ou mais dosagens abaixo de 50 mg/dL.[3]

Os casos de hipoglicemia persistente por mais de 7 dias, apesar do tratamento, podem estar associados a hiperinsulinismo, devendo ser investigadas causas como nesidioblastose e síndrome de Beckwith-Wiedemann.[1-4]

Tratamento

A alimentação por via oral deve ser iniciada o mais precocemente possível, de preferência na 1ª hora de vida, com leite materno ordenhado ou de banco de leite (na ausência de ambos, pode-se usar fórmula), oferecida a cada 3 horas, colhendo-se as glicemias antes da oferta da dieta.[3,4]

Para RN com hipoglicemia sintomática ou persistentemente abaixo de 40 mg/dL, mesmo após a introdução de dieta por via oral, deve ser iniciada infusão de glicose por via intravenosa o mais rapidamente possível, com taxa de infusão de glicose (TIG) entre 4 e 6 mg/kg/min com soro glicosado a 10%. Deve-se realizar a infusão de glicose rápida (em *bolus*) apenas nos casos sintomáticos, com a infusão rápida de glicose, 200 mg/kg, em soro glicosado 10% (ou seja, 2 mL/kg), pois a correção rápida com *bolus* de glicose hipertônica está relacionada com alterações no neurodesenvolvimento.[3,4]

Prognóstico

O prognóstico dependerá do tempo para correção da hipoglicemia, pois existe evidência de associação entre lesão cerebral e hipoglicemia sintomática. Por conta disso, a conduta para aumentar a glicemia nos casos sintomáticos deve ser rápida, com correção em *bolus*, instalação rápida da infusão contínua e verificação da glicemia após 30 minutos da infusão do *bolus*.[1-4]

A maioria dos casos de hipoglicemia é transitória, com boa evolução clínica. A terapia adjuvante deve ser indicada nos casos de hipoglicemia refratária, com o acompanhamento de um endocrinologista pediátrico.[3,4]

HIPERGLICEMIA

A hiperglicemia é caracterizada por glicemia maior que 125 mg/dL e considerada grave quando esse valor estiver acima de 180 mg/dL.[4]

Fisiopatologia

Os RN prematuros possuem capacidade limitada de secreção de insulina e maior produção de glicose hepática. Os RN que apresentam CIUR, hipóxia, sepse ou se encontram no pós-operatório aumentam a produção de glicose hepática em razão do aumento dos níveis de cortisol e catecolaminas. A hiperglicemia também pode ocorrer em decorrência da infusão de quantidades excessivas de glicose ou de solução lipídica.[4]

Quadro clínico

Os RN que apresentam hiperglicemia são, na maioria dos casos, assintomáticos.[4]

Propedêutica

A determinação da glicemia é realizada pela utilização de glicosímetros portáteis e deve ser confirmada com base na dosagem da glicemia no sangue central e testada em laboratório. Após a confirmação, deve-se iniciar a investigação da hiperglicemia para que o tratamento seja específico.[4]

Tratamento

Caso o RN esteja recebendo infusão de glicose, a TIG deve ser reduzida em 1 a 2 mg/kg/min a cada 3 a 4 horas até que a glicemia atinja níveis de normalidade. Não se deve, no entanto, manter uma TIG menor que 2 mg/kg/min, pois é importante manter uma oferta mínima de glicose.[2,4] Assim, caso a glicemia não normalize e a TIG esteja entre 2 e 3 mg/kg/min, deve-se considerar a infusão de insulina contínua na dose de 0,01 U/kg/h, podendo-se chegar a 0,1 U/kg/h, se a glicemia persistir acima de 300 mg/dL. A glicemia deve ser monitorada a cada 1 hora a fim de se evitar hipoglicemia. Os níveis de potássio devem ser monitorados a cada 6 horas durante a infusão contínua de insulina.[4]

Em RN prematuros, a infusão precoce de nutrição parenteral com aminoácidos reduz os episódios de hiperglicemia por estimular a secreção endógena de insulina.[4]

Prognóstico

Os efeitos adversos da hiperglicemia grave são aumento da mortalidade, piora da retinopatia de prematuridade e efeitos no neurodesenvolvimento, com alteração na substância branca e redução da densidade neuronal.[1,2,4]

HIPONATREMIA

A hiponatremia é caracterizada pela concentração sérica de sódio abaixo de 130 mEq/L, decorrente da perda renal de sódio ou do aumento da água intravascular, que leva a uma redução da osmolaridade sérica.[3,5]

Fisiopatologia

A causa mais comum de hiponatremia é a desidratação por diarreia e/ou vômitos. Menos comum é a síndrome da secreção inapropriada de hormônio antidiurético (SIADH), que promove aumento da água intravascular causado por hidrocefalia, asfixia perinatal, síndrome do desconforto respiratório, sepse e hiperbilirrubinemia grave. Também há casos de excreção renal de sódio aumentada como consequência de hiperplasia adrenal congênita; uso de drogas como furosemida, dopamina e aminofilina; ou decorrente de aporte hídrico excessivo, que ocorre mais comumente na 1ª semana de vida.[5-10]

Quadro clínico

Em geral, a hiponatremia é assintomática, porém podem ocorrer sinais e sintomas como vômitos, convulsões, irritabilidade, sonolência, letargia, torpor e coma.[5]

Tratamento

Caso a concentração sérica de sódio seja inferior a 120 mEq/L ou a hiponatremia seja sintomática, deve-se fazer a correção do sódio utilizando-se a seguinte fórmula:[2,3,5]

$$\text{Na} = \text{peso (kg)} \times 0{,}6 \times (130 - \text{Na desejado})$$

A reposição deve ser feita com uma solução de cloreto de sódio a 3% (preparada com 89 mL de soro fisiológico + 11 mL de cloreto de sódio a 20%, com concentração final de 0,5 mEq/mL). Deve-se ter cuidado para não aumentar as concentrações de sódio em mais de 10 a 12 mEq/L nas primeiras 24 horas. A velocidade de infusão deve ficar em 5 mEq/kg/h (10 mL/kg/h) na hiponatremia aguda e em 2,5 mEq/kg/h (5 mL/kg/h) na hiponatremia crônica.[2,3,5,6]

Prognóstico

Todo cuidado deve ser tomado para se evitar um aumento rápido das concentrações séricas de sódio, pois esse aumento pode desencadear um quadro neurológico grave conhecido como mielinólise pontina.[5-8]

HIPERNATREMIA

A hipernatremia é caracterizada por concentração sérica de sódio acima de 150 mEq/L, geralmente relacionada a perdas insensíveis no prematuro extremo.[3,11]

Fisiopatologia

A principal causa é a desidratação decorrente da falta de reposição adequada de água para suprir as grandes perdas insensíveis na 1ª semana de vida, principalmente nos RN com peso de nascimento menor que 1.500 g e/ou idade gestacional (IG) menor que 28 semanas. Também pode ocorrer desidratação em decorrência de fototerapia de alta intensidade, febre, hipertermia e pós-operatório de longa cirurgia. O uso de soluções ou medicamentos com altas concentrações de sódio ou a deficiência de hormônio antidiurético são outras causas possíveis.[3,9-11]

Quadro clínico

Em geral, os RN com hipernatremia são assintomáticos.[11]

Tratamento

Deve-se aumentar a oferta de água livre, realizando-se a infusão de 2,5 mL/kg de água livre para cada 1 mEq de sódio que se deseja reduzir. É importante ter cuidado com correções rápidas. Deve-se reduzir a natremia a 1 mEq/L/h e suspender a infusão de sódio até que a concentração alcance valores inferiores a 140 mEq/L.[2,3,11]

HIPOPOTASSEMIA

A hipopotassemia é caracterizada por concentração sérica de potássio abaixo de 3,5 mEq/L.[12]

Fisiopatologia

Os RN podem apresentar hipopotassemia em decorrência da perda causada por drenagem gástrica ou ileostomia, da ingestão diminuída e de alcalose metabólica. Pode ocorrer, ainda, excreção renal aumentada em decorrência do uso de diuréticos, diurese osmótica, hiperaldosteronismo e acidose tubular renal, bem como por causa do uso de drogas como penicilina, vancomicina e anfotericina B.[3,9,12]

Quadro clínico

Os RN podem apresentar sonolência ou irritabilidade, alteração mental, fraqueza muscular, diminuição dos ruídos hidroaéreos (associada ou não a distensão abdominal) e alterações no eletrocardiograma (ECG), como depressão do segmento ST, diminuição da onda T e prolongamento do intervalo PR.[3]

Tratamento

O tratamento baseia-se na redução das perdas gástricas e/ou renais e na reposição de potássio. Na hipopotassemia leve (3 a 3,5 mEq/L) pode-se utilizar a reposição por via orogástrica com xarope de cloreto de potássio a 6% (0,8 mEq/mL), na dosagem de 3 mEq/kg/dia, a cada 6 horas. Na hipopotassemia moderada (2,5 a 3 mEq/L), a reposição deve ser realizada com 5 mEq/kg/dia, por via intravenosa, em 24 horas. Na hipopotassemia grave (< 2 mEq/L), a reposição deve ser feita com 0,4 a 0,5 mEq/kg/h, por via intravenosa, em 4 a 6 horas, ou até o reaparecimento da onda T no ECG. Caso a solução seja infundida em acesso periférico, sua concentração não deve ultrapassar 40 mEq/L e em acesso profundo, não deve ultrapassar 80 mEq/L.[2,3]

HIPERPOTASSEMIA

A hiperpotassemia é caracterizada por concentração sérica de potássio acima de 6 mEq/L.[3,13]

Fisiopatologia

Pode ocorrer em decorrência de destruição tecidual, por trauma, asfixia, hipotermia, hemólise por transfusão sanguínea, cefaloematoma ou exsanguineotransfusão. Outras causas possíveis são insuficiência renal; hiperplasia adrenal congênita, uso de drogas como digitálicos, alfa-agonistas ou betabloqueadores; e administração excessiva de solução com potássio.[12,13]

Quadro clínico

Podem ocorrer arritmias cardíacas (bradi ou taquiarritmia) com alterações no ECG, como onda T espiculada, estreita e simétrica; achatamento da onda P; e complexo QRS alargado.[2,3,13]

Tratamento

Para iniciar o tratamento, deve-se restringir ou suspender a administração de soluções com potássio. Em função da toxicidade cardíaca, utiliza-se o gluconato de cálcio a 10%, por via intravenosa, na dose 100 a 200 mg/kg (1 a 2 mL/kg da solução de gluconato de cálcio a 10%), durante 15 minutos, mantendo-se a monitorização do ECG.[2,3,13]

Para redistribuição do potássio, deve-se utilizar a glicoinsulinoterapia, por meio da infusão de 0,5 a 1 g/kg de glicose com a adição de 1 U de insulina para cada 4 g de glicose, por via intravenosa, em 30 minutos. Pode-se utilizar o bicarbonato de sódio a 8,4%, na dose de 1 a 2 mEq/kg, por via intravenosa. Seu uso, no entanto, deve ser evitado ao máximo em virtude das alterações bruscas de osmolaridade plasmática e de sua correlação com alterações do neurodesenvolvimento, principalmente em prematuros com menos de 34 semanas.[2,3]

Para aumentar a eliminação de potássio, pode-se utilizar a furosemida na dose de 1 mg/kg ou resina de troca na dose de 0,5 a 1 g/kg diluída em água ou soro glicosado a 5%, a cada 4 a 6 horas, por sonda gástrica, via retal (não é bem tolerada no período neonatal) ou diálise peritoneal.[2,3]

HIPOCALCEMIA

A hipocalcemia é caracterizada por concentração sérica de cálcio total inferior a 8 mg/dL, em RN a termo, ou inferior a 7 mg/dL, em RN prematuros, bem como cálcio ionizável inferior a 4,4 mg/dL.[3,14]

Fisiopatologia

Pode ocorrer em decorrência de prematuridade, CIUR, asfixia grave, hipomagnesemia, exsanguineotransfusão, filho de mãe diabética insulino-dependente, uso materno de anticonvulsivantes ou uso crônico de furosemida.[14]

Quadro clínico

Pode apresentar-se com apneia, cianose, recusa alimentar, vômitos, distensão abdominal, tremores e até convulsões generalizadas ou focais.[3,14]

Tratamento

Na hipocalcemia sintomática, deve-se utilizar gluconato de cálcio a 10% na dose de 100 a 200 mg/kg, por via intravenosa, em 5 a 10 minutos, mantendo-se a monitorização do ECG (pode ocorrer bradicardia). Em seguida, deve-se manter a infusão de gluconato de cálcio na dose de 200 a 400 mg/kg em 24 horas.[2-4]

Na hipocalcemia assintomática, por sua vez, utiliza-se o gluconato de cálcio a 10% na dose de 100 a 200 mg/kg/dia infundida em 24 horas ou por via oral, dividida em 4 tomadas.[2-4]

HIPERCALCEMIA

A hipercalcemia é caracterizada por concentração sérica de cálcio total superior a 11 mg/dL ou cálcio ionizável superior a 5,5 mg/dL.[3,14]

Fisiopatologia

Pode ocorrer como consequênia de nutrição parenteral prolongada, hipotireoidismo congênito ou ingestão materna excessiva de vitamina D.[14]

Quadro clínico

O RN pode apresentar letargia ou irritabilidade, dispneia, poliúria, desidratação, vômitos, constipação, hipertensão, convulsões e nefrocalcinose.[3,14]

Tratamento

Nos casos agudos, utiliza-se soro fisiológico na dose de 10 a 20 mL/kg, por via intravenosa, por 30 minutos, associada à furosemida na dose de 2 mg/kg, que pode ser repetida a cada 4 a 6 horas, mantendo-se controle hidroeletrolítico rigoroso. Os RN que também apresentarem hipofosfatemia devem receber reposição de fosfato.[2-4]

HIPOMAGNESEMIA

A hipomagnesemia é caracterizada por concentração sérica de magnésio abaixo de 1,5 mEq/L.[2-4]

Fisiopatologia

Os RN com fatores de risco para hipomagnesemia são os RN asfíxicos, com CIUR ou nos casos pós-exsanguineotransfusão, diarreia crônica, hipocalcemia ou hiperfosfatemia.[4]

Quadro clínico

Pode apresentar-se com tremores, hipertonia, hiper-reflexia e convulsões.[4]

Tratamento

Nos RN sintomáticos, utiliza-se sulfato de magnésio a 50% (4 mEq/mL), na dose de 0,25 mEq/kg, a cada 6 horas, por vias intravenosa ou intramuscular. Nos RN assintomáticos, a reposição de sulfato de magnésio é iniciada com dose 0,3 a 0,5 mEq/kg/dia, por via gástrica ou oral.[3,4]

HIPERMAGNESEMIA

A hipermagnesemia é caracterizada por concentração sérica de magnésio superior a 2,8 mg/dL.[2-4]

Fisiopatologia

Em geral, ocorre em decorrência do uso de sulfato de magnésio pela mãe no fim da gestação.[4]

Quadro clínico

Podem estar presentes letargia, hipotonia e hiporreflexia, depressão respiratória e retardo na eliminação de mecônio como consequência da hipomotilidade intestinal.[4]

Tratamento

Na maioria dos casos, não é necessária qualquer intervenção, apenas monitorização clínica. Nos casos mais graves, pode-se utilizar o gluconato de cálcio a 10%, na dose de 200 mg/kg, por via intravenosa, associada à hidratação venosa e à utilização de furosemida para auxiliar na eliminação renal.[3,4]

DESAFIOS ATUAIS

Entre os desafios no manejo dos distúrbios hidroeletrolíticos e da glicose no período neonatal estão o diagnóstico e o conhecimento para pronta instituição do tratamento. Em especial nos distúrbios da glicose, o atraso na conduta pode levar a graves repercussões nos RN, até mesmo irreversíveis.

ORIENTAÇÕES AOS PAIS

Os pais dos RN com distúrbios hidroeletrolíticos e da glicose necessitam de informações permanentes e adequadas. Deve-se sempre lembrar da possível dificuldade da família para entender e interpretar linguagem técnica e rebuscada com relação a todo o aparato necessário para o tratamento do RN. É importante perseguir a meta de uma ótima comunicação, sabendo que, com essa técnica, pode-se minimizar sofrimentos desnecessários.

✓ CONCLUSÃO

O manejo adequado da glicemia e dos eletrólitos demanda atenção, que deve ser redobrada em prematuros extremos. Vale ressaltar, no entanto, que a coleta de exames laboratoriais de rotina é inadequada, por isso é fundamental o conhecimento dos fatores de risco para cada distúrbio metabólico, pois permite concentrar as coletas nos RN de alto risco para o desenvolvimento de alterações hidroeletrolíticas.

REFERÊNCIAS BIBLIOGRÁFICAS

1. Lorenz JM. Fluid and electrolyte therapy in the very low birthweight neonate. NeoReviews. 2008;9:e102-8.
2. Bruno F, Santana JCB, Lago P, Loch LF, Garcia PCR, Piva JP. Distúrbios hidroeletrolíticos na criança. In: Piva JP, Garcia PCR (eds.). Terapia intensiva em pediatria. Rio de Janeiro: Revinter; 2005. p.317-32.

3. Brasil. Ministério da Saúde. Secretaria de Atenção à Saúde. Departamento de Ações Programáticas Estratégicas. Administração de líquidos e eletrólitos. Atenção à saúde do recém-nascido: guia para os profissionais de saúde, v.2. Brasília: Ministério da Saúde; 2011. p.49-57.
4. Dell KM. Fluid, electrolytes, and acid-base homeostasis. In: Fanaroff A, Martin RJ, Walsh MC. Neonatal perinatal medicine: diseases of the fetus and infant. 9.ed. St Louis: Elsevier; 2011. p.669-84.
5. Rees L, Brook CG, Shaw JC, Forsling ML. Hyponatremia in the first week of life in preterm infants. Part I. Arginine vasopressin secretion. Arch Dis Child. 1984;59(5):423-9.
6. Späth C, Sjöström ES, Ahlsson F, Ågren J, Domellöf M. Sodium supply influences plasma sodium concentration and the risks of hyper- and hyponatremia in extremely preterm infants. Pediatr Res. 2017;81(3):455-60.
7. Lorenz JM, Kleinman LI, Kotagal UR, Reller MD. Water balance in incredibly low birth weight infants: relationship to water and sodium intake and effect on outcome. J Pediatr. 1982;101(3):423-32.
8. Hartnoll G, Bétrémieux P, Modi N. Randomised controlled trial of postnatal sodium supplementation on body composition in 25 to 30 week gestation age infants. Arch Dis Child. 2000;82(1):F24-8.
9. Delgado MM, Rohati R, Khan S, Holzman IR, Satlin LM. Sodium and potassium clearances by the maturing kidney: clinical-metabolic correlates. Pediatr Nephrol. 2003;18(8):759-67.
10. Modi N, Bétrémieux P, Midgley J, Hartnoll G. Postnatal weight loss and contraction of the extracellular compartment is triggered by atrial natriuretic peptide. Early Hum Devel. 2000;59(3):201-8.
11. Blum D, Brasseur D, Kahn A, Brachet E. Safe oral rehydration of hypertonic dehydration. J Pediatr Gastroenterol Nutr. 1986;5(2):232-5.
12. Lorenz JM, Kleinman LI, Markarian K. Potassium metabolism in extremely low birth weight infants in the first week of life. J Pediatr. 1997;131(1):81-6.
13. Shaffer SG, Kilbride HW, Hayen LK, Meade VM, Warady BA. Hyperkalemia in very low birth weight infants. J Pediatr. 1992;121(2):275-9.
14. Loughead JL, Mimouni F, Tsang RC. Serum ionized calcium concentrations in normal neonates. Am J Dis Child. 1988;142(5):516-8.

SEÇÃO III

PROBLEMAS RESPIRATÓRIOS NO RECÉM-NASCIDO E ASSISTÊNCIA VENTILATÓRIA NEONATAL

9

SÍNDROME DO DESCONFORTO RESPIRATÓRIO DO RECÉM-NASCIDO

Carlos Alberto Bhering
Guilherme Mendes Sant'Anna
José Roberto de Moraes Ramos

OBJETIVO

✓ Apresentar conceitos para diagnóstico, tratamento e prevenção da síndrome do desconforto respiratório no recém-nascido.

INTRODUÇÃO

A síndrome do desconforto respiratório (SDR) do recém-nascido (RN) é a causa mais frequente de insuficiência respiratória no período neonatal.[1] Está associada a deficiência primária ou disfunção do surfactante e afeta particularmente os RN pré-termo (menores de 37 semanas de idade gestacional – IG). No Brasil, uma pesquisa recente intitulada "Nascer no Brasil: inquérito nacional sobre parto e nascimento"[2] revela uma taxa de prematuridade no país de 11,5%, superior aos dados de 7,2% publicados em 2010 pelo Ministério da Saúde.

A incidência de SDR é inversamente proporcional à IG e ao peso ao nascimento, afetando cerca de 5% dos pré-termos tardios (34 a 36 semanas de IG), 30% dos menores de 30 semanas e 60% daqueles com menos de 28 semanas. Nos últimos anos, a administração de corticosteroide antenatal e a reposição de surfactante exógeno diminuíram a incidência e a gravidade da SDR e melhoraram significativamente a sobrevida.[1,3] Apesar disso e da melhora dos cuidados intensivos, em especial em prematuros extremos, a SDR ainda permanece uma importante causa de morbidade neonatal, uma vez que os RN que sobrevivem podem apresentar complicações como hemorragia intracraniana (HIC), persistência do canal arterial (PCA), sepse e displasia broncopulmonar (DBP), entre outras.[3]

FISIOPATOLOGIA

Inicialmente, a SDR foi denominada asfixia *neonatorum* em virtude da apresentação e da evolução clínica do quadro, caracterizada por hipóxia progressiva. Posteriormente, passou a ser chamada de doença de membranas hialinas (DMH), que traduz bem o quadro anatomopatológico encontrado: presença de membrana característica formada por matriz fibrinosa, resultado de maciça exsudação de proteínas plasmáticas, em associação com restos celulares provenientes de lesão epitelial, localizadas principalmente na junção de bronquíolos respiratórios e ductos alveolares. Observou-se, ainda, que esses achados anatomopatológicos eram secundários à deficiência do surfactante, uma substância fosfolipídea produzida pelos pneumócitos tipo II a partir da 20ª semana de gestação e com pico por volta da 35ª semana.

Além da prematuridade, outros fatores, como hipóxia, acidose e hipovolemia, podem interferir na síntese de surfactante. A falta de surfactante e/ou sua disfunção causam aumento da tensão superficial alveolar e da força de retração elástica, o que leva a instabilidade alveolar e atelectasias progressivas, com consequente diminuição da complacência pulmonar. A tendência ao colapso alveolar na ausência do surfactante se deve ao aumento da atração entre as moléculas de hidrogênio, na interface água e ar, no interior do alvéolo. Todo esse processo desencadeia uma resposta inflamatória com liberação de citocinas que pode provocar sérios danos ao endotélio capilar e ao epitélio alveolar, aumentando ainda mais o extravasamento de fluido, rico em proteínas, para dentro dos alvéolos.

Fatores como hiperóxia, barotrauma e volutrauma contribuem para o aumento da resposta inflamatória, reduzindo a síntese e a função do surfactante. Todo esse processo tem como consequência o aumento da água pulmonar total, tornando os pulmões hepatizados, pouco aerados e com complacência diminuída.

O conhecimento desse processo permite compreender a distribuição não uniforme de ar nos pulmões afetados pela SDR, já que existem áreas de atelectasia (colapso alveolar) e áreas bem aeradas. De fato, durante o ciclo respiratório, existem áreas colapsadas fixas (permanecem colapsadas durante a inspiração e a expiração, denominadas áreas mistas), áreas ventiladas na inspiração com subsequente atelectasia durante a expiração e áreas ou regiões pulmonares que permanecem estáveis durante toda a fase respiratória. A distribuição desses compartimentos é influenciada por uma série de fatores, em especial com o tratamento com pressão de distensão contínua nas vias aéreas e/ou surfactante exógeno. O uso da pressão de distensão contínua nas vias aéreas aumenta a capacidade residual funcional (CRF) e o volume pulmonar, além de promover o recrutamento de novos espaços aéreos terminais, com melhora da complacência e do volume corrente. Esse efeito pulmonar reduz a mistura venosa, diminuindo o *shunt* direito-esquerdo.

MANIFESTAÇÕES CLÍNICAS

As manifestações são muito variáveis e dependem diretamente do grau de deficiência e/ou disfunção do surfactante e da imaturidade do RN. Os sinais e sintomas clínicos podem ser discretos inicialmente e apresentar caráter progressivo, tanto em intensidade como em gravidade. A maioria dos RN inicia o quadro respiratório na sala de parto (período de transição fisiológica, da vida intra para extrauterina) ou nas primeiras horas de vida. Esse desconforto respiratório progressivo se caracteriza principalmente por taquipneia, gemido expiratório, cianose, batimentos de asas do nariz, tiragens intercostal e/ou subcostal e retração esternal. O RN pode se apresentar inquieto e agitado, a depender do grau de hipóxia. Com a piora dos sintomas, aumenta a necessidade de oxigênio suplementar. Esse quadro clínico, se não tratado, pode levar a falência respiratória e/ou óbito nas primeiras 72 horas de vida.

DIAGNÓSTICO

O diagnóstico é baseado na presença de desconforto respiratório significativo em um RN pré-termo, nas primeiras horas após o nascimento. A análise radiológica mostra alterações variáveis, de acordo com o grau de deficiência e/ou disfunção do surfactante pulmonar. Em geral, o volume pulmonar é diminuído e existem condensações reticulogranulares (vidro moído), decorrentes da aeração dos bronquíolos respiratórios contrastando com os alvéolos atelectasiados (Figura 1). A presença de broncogramas aéreos é importante para a determinação do grau de comprometimento e da classificação das alterações radiológicas. Essas alterações costumam ser assimétricas, uma vez que a SDR é uma doença pulmonar não homogênea. Apesar desse padrão radiológico típico, a infecção causada pelo estreptococo beta-hemolítico do grupo B tem aspecto muito semelhante e às vezes é difícil diferenciá-las.

A gasometria arterial é importante para avaliar a gravidade da insuficiência respiratória e a resposta à terapia de suporte e às medidas terapêuticas. Hemograma completo, hemocultura, proteína C reativa e outros exames contribuem para a avaliação geral do paciente e podem ajudar no diagnóstico diferencial, principalmente da infecção pulmonar secundária à infecção pelo estreptococo beta-hemolítico do grupo B.

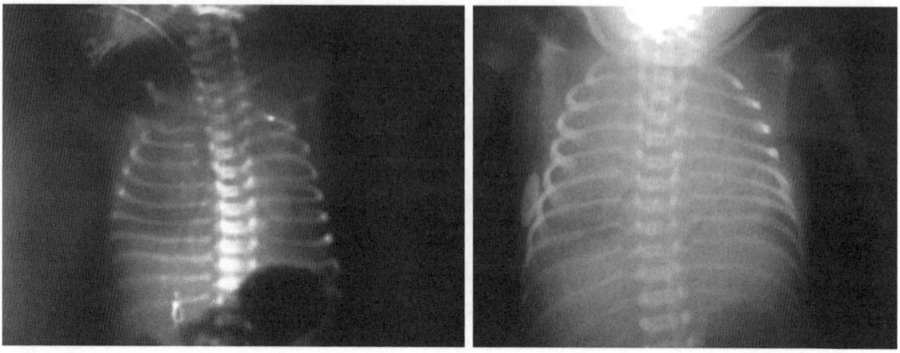

Figura 1 Aspectos radiológicos da síndrome do desconforto respiratório do recém-nascido: presença de condensações reticulogranulares e alvéolos atelectasiados.

TRATAMENTO

Após o nascimento, o tratamento da SDR inclui o uso de diferentes métodos de assistência ventilatória não invasiva ou invasiva, a administração de surfactante exógeno e medidas gerais de controle térmico, metabólico, hídrico e hemodinâmico, quando necessário.

Métodos de assistência ventilatória

A manutenção de uma boa oxigenação é a meta primordial. Para que isso aconteça, é necessário utilizar precocemente oxigenioterapia, conforme recomendações do programa de reanimação neonatal.[4] Em RN com respiração espontânea e desconforto respiratório, deve-se utilizar pressão positiva contínua nas vias aéreas (em inglês, *continuous positive airway pressure* – CPAP) com o objetivo de mantê-las abertas e ventiladas, promovendo recrutamento pulmonar precoce (evita o colapso alveolar).

O uso profilático da CPAP costuma ser recomendado em RN pré-termo menores de 30 semanas.[5] A intenção do uso precoce de CPAP é diminuir a necessidade de suporte ventilatório invasivo. Assim, uma reanimação adequada com a utilização de CPAP via ventilador manual em T ou em selo d'água, ainda na sala de parto, deve ser o tratamento inicial de escolha na grande maioria dos casos, independentemente da IG ou do peso de nascimento.

Com ventilação e oxigenação adequadas desde os primeiros minutos de vida, pode-se evitar alterações da relação ventilação/perfusão (V/Q), atelectasias e vasoconstrição pulmonar, que são responsáveis por agravar o quadro de SDR. De fato, estudos clínicos multicêntricos demonstraram que a utilização de CPAP na sala de parto reduz a necessidade de intubação e uso de surfactante exógeno, além de diminuir a mortalidade em RN pré-termo extremos (24 a 25 semanas).[5-8] Pode-se afirmar, portanto, que atrasar a administração de surfactante em RN pré-termo que posteriormente necessitam dessa terapia não prejudica esses pacientes. Mesmo com essa abordagem menos invasiva, no entanto, um número significativo de RN pré-termo ainda acaba sendo intubado durante a reanimação na sala de parto.

Na unidade de terapia intensiva neonatal (UTIN), o tipo de assistência ventilatória a ser utilizado será determinado pela gravidade do quadro e pode mudar de acordo com a evolução de cada caso. A CPAP costuma ser aplicada com uma interface nasal (pronga nasal ou máscara), com pressão inicial de 5 cmH_2O (máximo de 8 cmH_2O) e fluxo contínuo de uma mistura de ar e oxigênio fornecidas a uma vazão de 5 a 10 L/min, através do respirador ou em selo d'agua (demonstrado com detalhes no Capítulo 10, sobre CPAP em neonatologia: aspectos práticos à beira do leito).

Alguns estudos avaliaram uma combinação de estratégias como Insure (intubação – surfactante – extubação). Essa estratégia mostrou menor necessidade de ventilação mecânica, menos pneumotórax e menos retratamento com surfactante quando comparada ao grupo de CPAP.[9,10] Destaca-se, no entanto, que esses estudos foram pequenos, sujeitos a viés, incluíram pacientes de IG mais avançada e usaram critérios para intubação e ventilação mecânica diferentes dos estudos clínicos multicêntricos sobre o uso de CPAP.[9-11]

A ventilação mecânica invasiva (VMI) é utilizada há bastante tempo e aumenta a sobrevivência de RN pré-termo com SDR mais grave. Apesar disso, tem efeitos deletérios sobre os pulmões. Por conta disso, durante a VMI é importante usar estratégias eficientes e protetoras como os modos sincronizados e a ventilação a volume garantido.[12,13]

Administração de surfactante exógeno

O surfactante é uma substância complexa cuja composição engloba cerca de 90 a 95% de lipídeos, 5 a 10% de apoproteínas (SP-A, SP-B, SP-C e SP-D) e uma pequena porcentagem de hidratos de carbono. A fosfatidilcolina na forma saturada é o fosfolipídeo mais importante. A terapia de reposição com surfactante exógeno foi testada em vários ensaios clínicos controlados que demonstraram redução de 30 a 40% na taxa de mortalidade. Em RN intubados e submetidos à VMI, a administração de surfactante com até 2 horas de vida é mais efetiva em decorrência da melhor distribuição do surfactante nos pulmões, que ainda possuem um número maior de unidades bronquioloalveolares aeradas.[14]

Existem várias recomendações sobre como administrar o surfactante dentro dos pulmões. O objetivo é promover uma distribuição homogênea da droga para exercer plenamente sua função pulmonar. O método ideal de instilação ainda é bastante discutido. Uma revisão recente da literatura destacou alguns pontos relevantes e recomenda a instilação em *bolus* associada a estratégias ventilatórias antes, durante e depois da instilação da droga (Quadro 1).[15]

Quadro 1 Método sugerido de instilação do surfactante

1. Manter o RN em decúbito dorsal.
2. Aumentar a pressão em 1 a 2 cmH_2O no respirador, 5 minutos antes da instilação, ou utilizar ventilador manual com 1 a 2 cmH_2O acima da pressão utilizada previamente.
3. Desconectar o TOT do circuito do respirador.
4. Instilar o surfactante no terço médio da traqueia, em *bolus* (em 10 a 20 segundos). Dividir a dose total em 1 a 2 alíquotas com intervalo de 30 a 60 segundos entre elas.
5. Ventilar com frequência de 60 irpm e pressão suficiente para empurrar a coluna líquida da droga para dentro das vias aéreas.
6. Tentar não aspirar o TOT nas 2 horas seguintes, a menos que haja sinais de obstrução das vias aéreas.

RN: recém-nascido; TOT: tubo orotraqueal.
Fonte: Nouraeyan et al., 2014.[15]

A infusão lenta de surfactante com o intuito de amenizar efeitos colaterais pode resultar em má distribuição nos pulmões. Alguns efeitos colaterais podem ocorrer durante a instilação, como queda transitória da saturação de oxigênio, bradicardia, obstrução das vias aéreas, hemorragia pulmonar e hipertensão pulmonar. Hemorragia pulmonar é rara e, quando ocorre, mais comum nas primeiras 72 horas de vida.[16,17]

A dose inicial varia de 100 a 200 mg/kg.[16] Após a administração costuma ocorrer uma redução progressiva das necessidades de oxigênio e do esforço respiratório como consequência da melhora da mecânica respiratória e do volume pulmonar. Com isso, é possível diminuir ativamente os parâmetros utilizados pela ventilação mecânica. Inicialmente, deve-se reduzir a fração inspirada de oxigênio (FiO_2), seguida pela pressão inspiratória quando a FiO_2 for menor que 0,5. Uma dose adicional (100 mg/kg) pode ser feita 6 horas após a 1ª dose se o RN continuar em ventilação mecânica e com FiO_2 alta.

PREVENÇÃO

A melhor forma de prevenção da SDR e suas complicações é a assistência pré-natal adequada, a fim de se evitar o trabalho de parto prematuro (TPP). Consultas regulares ao pré-natal, realização periódica de exames de baixa complexidade e sorologias podem indicar causas evitáveis de TPP. Outra medida importante é a administração de corticosteroides às gestantes entre 24 e 34 semanas quando houver risco de parto prematuro. É mais efetivo quando administrado antes de 34 semanas de IG e pelo menos 24 horas até 7 dias antes do nascimento. Seu uso antes de 24 semanas de IG e depois de 34 semanas é controverso, mas muito frequente. A combinação de corticosteroide antenatal e surfactante exógeno é altamente positiva, pois, enquanto o corticosteroide induz uma maturação estrutural nos pulmões, o surfactante provoca uma melhora funcional nesses órgãos.

DESAFIOS ATUAIS

Incentivar o uso precoce de CPAP na SDR com o objetivo de diminuir a necessidade de suporte ventilatório invasivo.

As intervenções para melhorar os resultados e prevenir a SDR devem ser iniciadas antes do nascimento. Incentivar pré-natal adequado, realizar tocólise oportuna e utilizar corticosteroide antenatal são exemplos de medidas em favor de boas práticas clínicas que contribuem para resultados favoráveis aos RN.

Fazer uso adequado e oportuno de surfactante exógeno.

ORIENTAÇÕES AOS PAIS

Os pais devem ser informados de que a SDR ou doença de membrana hialina é muito comum em RN pré-termo e de que essa doença decorre da falta de uma substância chamada surfactante, um líquido que ajuda os pulmões a expandirem, facilitando a respiração e a oxigenação dos RN. Por isso, em alguns casos, esse líquido pode e deve ser instilado nos pulmões através de um tubo colocado na traqueia do bebê.

Os obstetras, quando observam a possibilidade de um parto prematuro, solicitam que as mães usem corticosteroide por via intramuscular antenatal a fim de facilitar o amadurecimento dos pulmões do bebê, melhorando a evolução da doença após o nascimento.

RN com essa doença podem precisar de assistência respiratória na UTIN, que pode ser feita com CPAP nasal, ventilador mecânico ou cateter nasal. A escolha vai depender da gravidade da doença.

✓ CONCLUSÃO

A SDR é a causa mais frequente de insuficiência respiratória no período neonatal. As manifestações são muito variáveis e dependem diretamente do grau de deficiência e/ou disfunção do surfactante e da imaturidade do RN. A manutenção de uma boa oxigenação é a meta primordial no tratamento. O uso profilático e precoce da CPAP costuma ser recomendado com a intenção de diminuir a necessidade de suporte ventilatório invasivo. O uso do surfactante, quando necessário, é feito na dose de 100 a 200 mg/kg com o objetivo de promover uma distribuição homogênea da droga para exercer plenamente sua função pulmonar e a redução progressiva das necessidades de oxigênio e do esforço respiratório.

REFERÊNCIAS BIBLIOGRÁFICAS

1. Polin RA, Carlo WA; Committee on Fetus and Newborn; American Academy of Pediatrics. Surfactant replacement therapy for preterm and term neonates with respiratory distress. Pediatrics. 2014;133:156-63.
2. Escola Nacional de Saúde Pública Sergio Arouca, Fundação Oswaldo Cruz. Projeto Nascer no Brasil: inquérito nacional sobre parto e nascimento. Disponível em: http://www.ensp.fiocruz.br/portal-ensp/informe/site/arquivos/anexos/nascerweb.pdf. Acesso em: 16/11/2021.
3. Soll RF. Synthetic surfactant for respiratory distress syndrome in preterm infants. Cochrane Database Syst Rev. 2000;(2):CD001149.
4. Sociedade Brasileira de Pediatria. Reanimação do Prematuro <34 semanas em sala de parto: Diretrizes da Sociedade Brasileira de Pediatria. Versão 2016, com atualizações em maio de 2021. Disponível em: https://www.sbp.com.br/fileadmin/user_upload/DiretrizesSBP-ReanimacaoPrematuroMenor34semanas-MAIO_2021.pdf. Acesso em: 16/11/2021.
5. Schmölzer GM, Kumar M, Pichler G, Aziz K, O'Reilly M, Cheung PY. Non-invasive versus invasive respiratory support in preterm infants at birth: systematic review and meta-analysis. BMJ. 2013;347:f5980.
6. Dunn MS, Kaempf J, Klerk A, Klerk R, Reilly M, Howard D, et al.; Vermont Oxford Network DRM Study Group. Randomized trial comparing 3 approaches to the initial respiratory management of preterm neonates. Pediatrics. 2011;128(5):1069-76.
7. Rojas-Reyes MX, Morley CJ, Soll R. Prophylactic versus selective use of surfactant in preventing morbidity and mortality in preterm infants. Cochrane Database Syst Rev. 2012;(3):CD000510.
8. Wright CJ, Polin RA. Noninvasive support: does it really decrease bronchopulmonary dysplasia? Clin Perinatol. 2016;43(4):783-98.
9. Stevens TP, Harrington EW, Blennow M, Soll RF. Early surfactant administration with brief ventilation vs. selective surfactant and continued mechanical ventilation for preterm infants with or at risk for respiratory distress syndrome. Cochrane Database Syst Rev. 2007;(4):CD003063.
10. Finer NN, Carlo WA, Walsh MC, Rich W, Gantz MG, Laptook AR, et al. Early CPAP versus surfactant in extremely preterm infants. N Engl J Med. 2010;362(21):1970-9.
11. Morley CJ, Davis PG, Doyle LW, Brion LP, Hascoet JM, Carlin JB. Nasal CPAP or intubation at birth for very preterm infants. N Engl J Med. 2008;358(7):700-8.
12. Jensen EA, DeMauro SB, Kornhauser M, Aghai ZH, Greenspan JS, Dysart KC. Effects of multiple ventilation courses and duration of mechanical ventilation on respiratory outcomes in extremely low-birth-weight infants. JAMA Pediatr. 2015;169(11):1011-7.

13. Miller JD, Carlo WA. Pulmonary complications of mechanical ventilation in neonates. Clin Perinatol. 2008;35(1):273-81.
14. Horbar JD, Carpenter JH, Buzas J, Soll RF, Suresh G, Bracken MB, et al. Timing of initial surfactant treatment of infants 23 to 29 weeks' gestation: is routine practice evidence based? Pediatrics. 2004;113:1593-602.
15. Nouraeyan N, Lambrinakos-Raymond A, Leone M, Sant'Anna G. Surfactant administration in neonates: a review of delivery methods. Can J Respir Ther. 2014;50(3):91-4.
16. Ramanathan R, Rasmussen MR, Gerstmann DR, Finer N, Sekar K. A randomized, multicenter masked comparison trial of poractant alfa (Curosurf) versus beractant (Survanta) in the treatment of respiratory distress syndrome in preterm infants. Am J Perinatol. 2004;21:109-19.
17. Tarawneh A, Kaczmarek J, Bottino MN, Sant'Anna GM. Severe airway obstruction during surfactant administration using a standardized protocol: a prospective, observational study. J Perinatol. 2012;32:270-5.

10

CPAP EM NEONATOLOGIA: ASPECTOS PRÁTICOS À BEIRA DO LEITO

Carlos Alberto Bhering
Guilherme Mendes Sant'Anna
José Roberto de Moraes Ramos
Merilyn Brandel

OBJETIVO

✓ Fornecer ao leitor os aspectos práticos sobre uso de CPAP à beira do leito.

INTRODUÇÃO

A introdução da ventilação mecânica (VM) a partir dos anos 1970 foi um dos grandes avanços da neonatologia, contribuindo para um aumento significativo da sobrevida de recém-nascidos (RN) com problemas respiratórios. Seu uso, no entanto, mostrou-se associado com o desenvolvimento de uma doença pulmonar específica denominada displasia broncopulmonar (DBP). Alguns anos mais tarde, foi demonstrada uma associação entre o uso prolongado de VM, DBP e problemas do desenvolvimento neuropsíquico e motor em prematuros.

Desde a década de 1990, em consequência de uma melhora importante dos cuidados intensivos neonatais e do advento da terapia de administração pulmonar de surfactante exógeno, um número cada vez maior de RN prematuros de baixa idade gestacional (IG) tem sobrevivido. Embora novas estratégias de VM tenham sido desenvolvidas, pulmões muito imaturos são facilmente lesados quando expostos a pressão positiva de insuflação e altas concentrações de oxigênio, o que ficou demonstrado por um aumento contínuo nas taxas de DBP.[1] De fato, o simples fato de se iniciar a VM em prematuros extremos está associado a um aumento na incidência de DBP.[2]

Por isso, uma estratégia de suporte respiratório não invasiva, com o uso de pressão positiva contínua nas vias aéreas (em inglês, *continuous positive airway pressure* – CPAP) logo após o nascimento (ainda na sala de parto), como suporte respiratório após extubação, ou como tratamento da apneia da prematuridade, passou a ser uma recomendação baseada em evidências científicas fortes. Ao se evitar intubação endotraqueal e VM, as chances de lesão pulmonar diminuíram significativamente.[3]

Os efeitos positivos dessa estratégia não invasiva foram comprovados por diversos estudos clínicos randomizados que compararam o uso profilático com o uso precoce de CPAP nasal, iniciado ainda na sala de parto. Uma necessidade menor de VM invasiva e uma diminuição no desfecho combinado de morte ou DBP foram observadas nos prematuros tratados com CPAP.[4]

Um desses estudos, conhecido como COIN *trial* (do inglês *CPAP or intubation*), investigou, em pré-termos com IG entre 25 e 28 semanas, respiração espontânea aos 5 minutos de vida e dificuldade respiratória logo após o nascimento.[5] Outro estudo clínico multicêntrico foi o *SUPPORT trial* (do inglês *Surfactant positive pressure oxygenation randomized trial*). Nesse estudo, pré-termos com IG entre 24 e 27 semanas foram randomizados antes do nascimento para CPAP nasal ou intubação com administração de surfactante e VM.[6] Em ambos os estudos, o uso precoce de CPAP nasal reduziu significativamente a incidência do desfecho combinado de DBP (avaliado com 36 semanas de IG) ou morte. Em uma subanálise do *SUPPORT trial*, uma redução da mortalidade foi observada em RN prematuros com idade gestacional entre 24 e 25 semanas, embora na maioria dos casos tenha ocorrido falha da terapia com CPAP durante a hospitalização na unidade de terapia intensiva neonatal (UTIN), necessitando de VM. Posteriormente, grande parte dessas crianças foi reavaliada entre 6 e 18 meses de vida e menor incidência de morbidades respiratórias foi observada no grupo tratado inicialmente com CPAP nasal.[4] Além desses, outros trabalhos randomizados mostraram resultados semelhantes.[7-10]

CPAP NASAL

Denomina-se CPAP nasal a aplicação de pressão positiva contínua nas vias aéreas em um RN com respiração espontânea, usando como interface uma pronga nasal (reta ou curva) ou máscara nasal. Como os RN respiram preferencialmente pelo nariz, durante a inspiração o fluxo contínuo de ar oferecido é deslocado através da interface para as vias aéreas e depois para dentro dos pulmões. Durante a expiração, o fluxo expiratório de ar é conduzido das narinas para dentro das prongas nasais e de lá para dentro do ramo expiratório do sistema, onde encontra resistência, que pode ser uma coluna de água (no caso da CPAP, em selo d'água) ou uma válvula expiratória (no caso de respiradores mecânicos). Essa pressão é continuamente transmitida aos alvéolos pulmonares, aumentando seu diâmetro e evitando seu colabamento.

EFEITOS DA CPAP NASAL

A utilização da pressão contínua na via aérea está associada a uma série de efeitos positivos, descritos no Quadro 1.

Quadro 1 Efeitos da CPAP nasal

- Promove um recrutamento alveolar progressivo
- Previne o colabamento de alvéolos instáveis
- Aumenta a área de troca gasosa, reduzindo o *shunt* intrapulmonar
- Aumenta a capacidade residual funcional
- Otimiza a relação ventilação/perfusão (V/Q)
- Diminui a resistência da via aérea como consequência do aumento de seu diâmetro
- Estabiliza o diafragma e a caixa torácica
- Promove o crescimento pulmonar (número e volume alveolar)

Resultados

- Melhora a oxigenação
- Diminui a vasoconstrição pulmonar
- Diminui a resistência vascular pulmonar

CPAP: pressão positiva contínua nas vias aéreas (em inglês, *continuous positive airway pressure*).
Fonte: Morley, 2008;[5] Saunders, 1976;[11] e Wung (comunicação pessoal na Universidade de Columbia, Nova York, EUA, fundamentada em Wung, 1975[12]).

POPULAÇÃO

A CPAP nasal pode ser utilizada em qualquer RN com desconforto respiratório, seja logo após o nascimento, na síndrome do desconforto respiratório (SDR), durante o período imediatamente após extubação ou em pacientes com apneia da prematuridade. A população que mais se beneficia do uso da terapia com CPAP nasal são os pré-termos menores de 32 semanas de IG e com SDR, bem como aqueles com síndrome de aspiração meconial. Nos pré-termos, essa terapia deve ser iniciada logo após o nascimento, ou seja, já na sala de parto. Se isso não for possível, deve-se colocar a CPAP nasal imediatamente após a admissão na unidade neonatal.[5,7,13]

INDICAÇÕES E CONTRAINDICAÇÕES

As indicações e contraindicações da CPAP nasal estão descritas no Quadro 2.

SISTEMAS UTILIZADOS

O sistema utilizado para o fornecimento de CPAP é constituído por 3 componentes (Figura 1): fonte de fluxo, interface e sistema gerador de pressão.

Quadro 2 Indicações e contraindicações da CPAP nasal

Indicações
▪ Condições clínicas com capacidade residual funcional reduzida: SDR, TTRN e edema pulmonar ▪ Apneia da prematuridade. ▪ Traqueomalácia e outras anormalidades das vias aéreas inferiores ▪ Atelectasias (prevenção e tratamento) ▪ Doenças neuromusculares com respiração espontânea ▪ Paralisia do nervo frênico
Contraindicações
Absolutas ▪ Hérnia diafragmática congênita não tratada (pré-operatório) ▪ Atresia das coanas (pode-se tentar CPAP oral) ▪ Fístula traqueoesofágica ▪ Instabilidade cardiovascular grave Relativa ▪ Doenças do trato gastrointestinal não tratadas ou pós-operatório imediato e recente destas (atresia, má rotação e vólvulo)

CPAP: pressão positiva contínua nas vias aéreas (em inglês, *continuous positive airway pressure*); RN: recém-nascido; SDR: síndrome do desconforto respiratório; TTRN: taquipneia transitória do recém-nascido.
Fonte: Wung (comunicação pessoal na Universidade de Columbia, Nova York, EUA, fundamentada em Wung, 1975).[12]

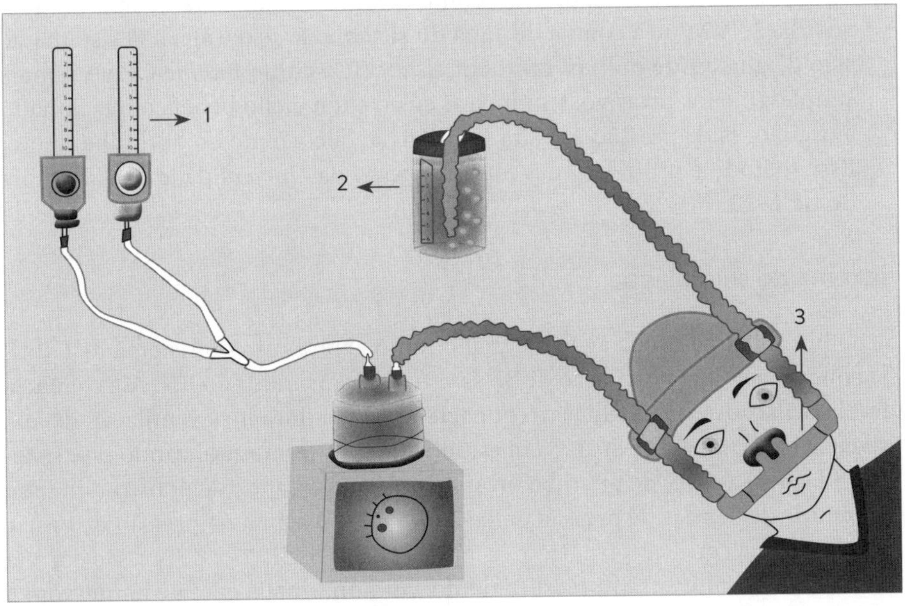

Figura 1 Sistema de CPAP em selo d'água. 1: fonte de fluxo; 2: gerador de pressão; 3: interface.
CPAP: pressão positiva contínua nas vias aéreas (em inglês, *continuous positive airway pressure*).
Fonte: desenho de Merilyn Brandel baseado em comunicação pessoal com Wung da Universidade de Columbia, Nova York, EUA.

- Fonte de fluxo: um fluxo contínuo de gases é oferecido por intermédio dos fluxômetros de parede ou usando o aparelho de VM. Nas décadas de 1970 e 1980, somente o fluxo contínuo era utilizado. Atualmente, existem sistemas que usam fluxo variável, porém as vantagens desse tipo de fluxo não foram comprovadas por estudos clínicos.[7]
- Interface: a interface entre o aparelho e o RN é feita pelo uso de uma pronga nasal ou uma máscara nasal. As prongas nasais são de uso simples e seguro, apesar de terem potencial para causar lesões de septo ou narinas se aplicadas de modo inapropriado.[8,9] As máscaras nasais podem ser úteis quando as narinas forem muito pequenas para a utilização da pronga ou na presença de lesão de septo e/ou narinas. Porém, as máscaras nasais também podem causar lesão da pele da face ao redor das narinas pela pressão da fixação ou hipoplasia facial (uso por tempo prolongado). Nesses casos, alguns serviços utilizam a máscara em conjunção com a pronga nasal, alternando por um período de algumas horas, na tentativa de minimizar os efeitos da pressão da pronga sobre o septo nasal. Os estudos que compararam o uso de prongas nasais com o da máscara nasal não mostraram nenhuma diferença entre essas interfaces com relação a eficácia e/ou segurança de uso.[14]
- Sistema gerador de pressão: a pressão é gerada por qualquer mecanismo que dificulte a saída do fluxo de ar, como a válvula exalatória do aparelho de ventilação VM ou a coluna de água do sistema de selo d'água. O sistema de selo d'água ou de bolhas, também conhecido como *bubble* CPAP, é mais simples, menos invasivo, tem menor custo e um efeito benéfico relacionado a oscilações de pressão em alta frequência, decorrente do borbulhamento. Esse método é utilizado com muito sucesso na Universidade de Columbia desde 1973.[2,15-19]

Sistema de selo d'água

O borbulhamento da água na qual o ramo expiratório do sistema de CPAP fica imerso gera uma oscilação de pressão que é transmitida ao RN. A frequência dessa oscilação se assemelha à frequência utilizada durante a ventilação de alta frequência invasiva. Lee et al.,[20] em estudo com pré-termos utilizando esse sistema (8 L/min) através de um tubo orotraqueal (sem escape), demonstraram uma amplitude das ondas de pressão entre 2 e 4 cmH_2O acima da pressão de base e uma frequência que variou entre 15 e 30 Hz.[20] Essas oscilações de pressão em alta frequência promovem um recrutamento pulmonar mais eficaz e aumentam a troca gasosa em pulmões com doença heterogênea, como a SDR, em que existem áreas pulmonares com diferentes complacências. Além disso, com a presença das oscilações em alta frequência, são necessárias pressões médias nas vias aéreas menores para atingir um mesmo nível de volume de recrutamento. Isso pode reduzir o risco de escape de ar e produzir menor impacto no fluxo sanguíneo pulmonar, que pode ser afetado quando se utilizam valores altos de pressão positiva nas vias aéreas.[21]

Outro efeito positivo observado com o uso do sistema de selo d'água é a maior produção/secreção de surfactante secundária ao efeito da superposição da oscilação de pressão ocasionado pelo borbulhamento.[22] Quando comparado com a CPAP de fluxo contínuo do respirador, o sistema de selo d'água na CPAP mostrou redução da ventilação-minuto e da frequência respiratória, com melhora na troca gasosa que foi atribuída a uma ventilação mais efetiva, com redução do trabalho respiratório.[23]

Uma revisão sistemática da literatura publicada recentemente mostrou redução nas taxas de falhas (definidas como necessidade de intubação e ventilação mecânica) com o sistema de selo d'água na CPAP em comparação com a CPAP de fluxo contínuo do respirador (OR: 0,32; IC: 0,16 a 0,67).[12] Recentemente, um outro sistema de CPAP em selo d'água tem sido testado e alguns resultados se mostram encorajadores. Conhecido como Seattle PAP, propõe uma alteração no ângulo de inserção do circuito expiratório dentro do frasco, de 0 para 135°. Essa mudança resultou em um aumento da pressão de oscilação (amplitude), com redução da frequência de 10 a 20 Hz para 2 a 5 Hz, melhorando, assim, o nível de suporte ventilatório.[22]

COMPLICAÇÕES

As complicações da CPAP nasal estão descritas no Quadro 3. É importante ressaltar que muitos desses eventos são preveníveis.

Quadro 3 Complicações da CPAP nasal

- Mucosa nasal: sangramento, infecção ou inflamação
- Obstrução nasal por secreções ou posição inadequada da pronga
- Irritação de pele
- Necrose do septo por pressão
- Distensão abdominal (sonda orogástrica deve ser sempre utilizada e constantemente aspirada para ajudar a descomprimir o estômago)
- Intolerância alimentar
- Pneumotórax, especialmente com aumento dos níveis de CPAP acima de 7 cmH_2O (8 a 10 cmH_2O) em prematuros extremos durante a fase aguda da SDR
- Lesões e/ou deformações da cabeça (alternar posições e checar o sistema a cada 3 a 4 horas)

CPAP: pressão positiva contínua nas vias aéreas (em inglês, *continuous positive airway pressure*); SDR: síndrome do desconforto respiratório.
Fonte: Wung JT – (comunicação pessoal na Universidade de Columbia, Nova York, EUA, fundamentada em Wung, 1975[12]).

CUIDADOS COM O RECÉM-NASCIDO EM CPAP NASAL

As taxas de sucesso com a utilização de CPAP nasal são altamente variáveis, o que, em parte, pode ser atribuído ao modo como o sistema é utilizado. O sucesso da terapia de CPAP depende muito do uso adequado, da atenção aos detalhes e de cuidadores experientes à beira do leito. Aly et al.[24] publicaram a experiência de sua unidade com o uso de CPAP nasal em selo d'água durante um período de 5 anos e mostraram que a incidência de falha, o uso de surfactante e a DBP apresentaram uma curva descendente com o passar dos anos, sugerindo uma curva de aprendizagem na utilização efetiva dessa terapia.[24]

Atualmente, a atenção a todos esses detalhes durante o uso da CPAP nasal se tornou ainda mais importante porque os RN têm sido mantidos em CPAP nasal por períodos mais prolongados. Nesse sentido, algumas situações merecem ser detalhadas com maior cuidado, conforme será apresentado a seguir.

Barreira de proteção com hidrocoloide

Muitos serviços têm utilizado uma barreira de proteção com hidrocoloide na tentativa de amenizar a incidência de lesões nasais e de reduzir o escape de ar pela narina. É importante ressaltar que existem poucos dados clínicos que avaliaram os efeitos protetores desse tipo de barreira e que esse tipo de material não impede o efeito lesivo se houver pressão local por posicionamento indevido do sistema. A melhor maneira de prevenir complicações é fazer a equipe multiprofissional trabalhar em conjunto para assegurar que a pronga esteja devidamente posicionada em todos os momentos, evitando o contato com o septo nasal o tempo todo, conforme demonstrado nas Figuras 2 e 3.

Escolha correta do tamanho da pronga

O tamanho adequado da pronga é essencial para o bom funcionamento do sistema, para evitar a erosão do septo e das cavidades nasais e para diminuir a resistência nas vias aéreas. Prongas muito pequenas deslocam-se com mais facilidade e acabam por fazer fricção contra as paredes internas das cavidades nasais e/ou o septo. Além disso, levam a um aumento da resistência das vias aéreas superiores e permitem escape de ar em seu entorno, dificultando o trabalho expiratório e a manutenção de uma pressão média adequada nas vias aéreas. Por outro lado, se forem muito grandes, elas podem causar isquemia na narina e erosão.

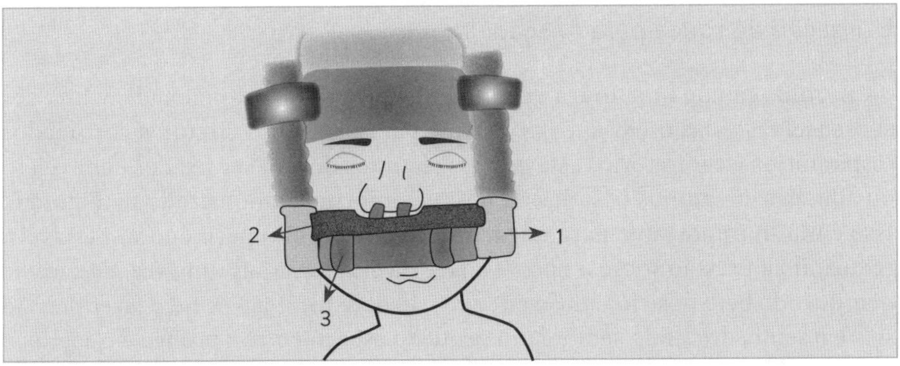

Figura 2 Fixação de pronga com o uso de velcro. 1: pronga; 2: velcro (parte áspera); 3: velcro (parte macia).
Fonte: desenho de Merilyn Brandel baseado em comunicação pessoal com Wung, da Universidade de Columbia, Nova York, EUA.

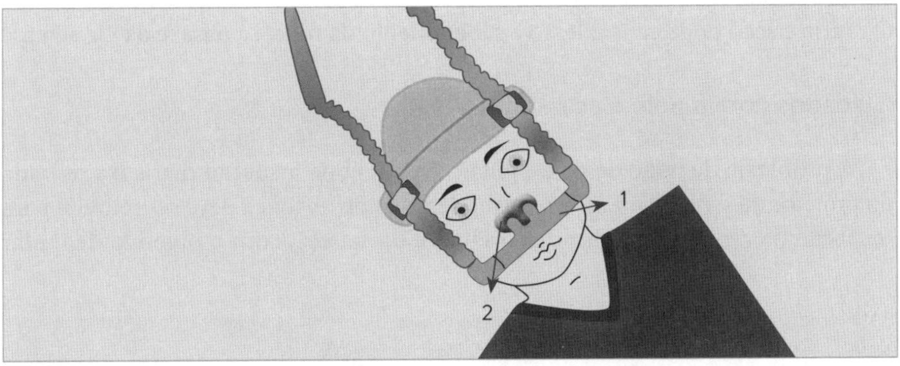

Figura 3 Fixação da pronga com o uso de proteção hidrocoloide. 1: pronga; 2: hidrocoloide.
Fonte: desenho de Merilyn Brandel (coautora) em comunicação pessoal com Wung, da Universidade de Columbia, Nova York, EUA.

Local correto de posicionamento da pronga

Para prevenir a pressão sob o septo recomenda-se que se mantenha sempre uma distância entre a pronga e o septo nasal, de modo que o septo permaneça sempre visível.[23] Existem vários modelos e tamanhos de prongas nasais comercialmente disponíveis. As prongas nasais curvas são mais anatômicas e potencialmente melhores, pois direcionam a transmissão da pressão e do fluxo de ar para a cavidade nasofaríngea. Devem-se evitar as prongas nasais longas, pois estão associadas a aumento de resistência, maior incidência de obstrução e falha da terapia.

Utilização de touca para fixação

A utilização de uma touca de tamanho apropriado, posicionada acima das sobrancelhas e das orelhas, é importante para manter os circuitos corrugados inspiratórios e expiratórios estáveis. Os circuitos devem ser fixados com velcro ou alfinetes em ambos os lados da touca, conforme demonstrado na Figura 4. Isso é muito importante para que a pronga e o circuito permaneçam estáveis, reduzindo a pressão sobre o nariz e a face da criança. Mais uma vez, destaca-se que, quando bem posicionado, o circuito não deve tocar a pele nem fazer pressão sobre o septo, deixando sempre um pequeno espaço entre a pronga e o septo.

Umidificação e temperatura do ar

A umidificação do gás ofertado em uma temperatura adequada (em torno de 37° C) é fundamental para evitar ou parar sangramentos na cavidade/mucosa nasal.[23] O ar frio e seco pode causar lesão e sangramento da mucosa nasal e da via aérea.[23]

Cuidados com a pele e as narinas

A profilaxia de lesão de pele é feita com uma boa inspeção diária e a retirada do protetor de septo somente se estiver descolando. A touca deve ser retirada para inspeção da região posterior das orelhas e da cabeça, com o objetivo de tentar

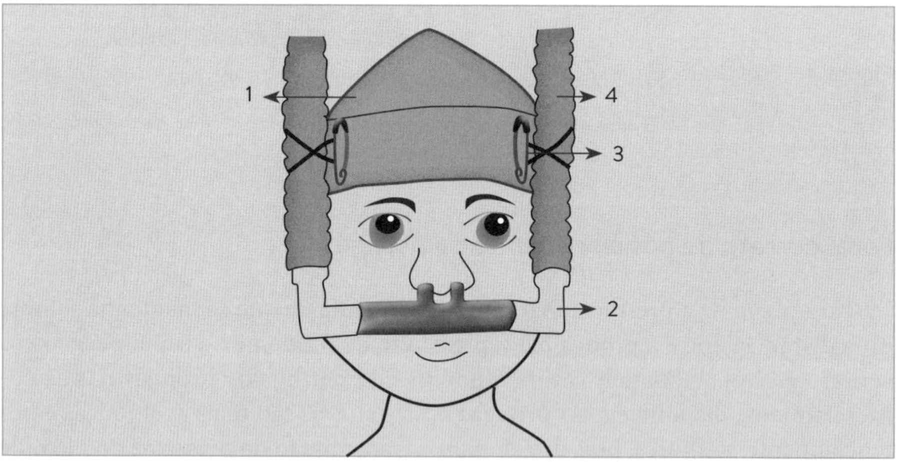

Figura 4 Adequado posicionamento da touca e do circuito da CPAP. 1: touca; 2: pronga; 3: alfinete; 4: ramo corrugado.
CPAP: pressão positiva contínua nas vias aéreas (em inglês, *continuous positive airway pressure*).
Fonte: desenho de Merilyn Brandel (coautora) em comunicação pessoal com Wung, da Universidade de Columbia, Nova York, EUA.

identificar precocemente lesões por pressão excessiva, tanto da touca quanto da fixação dos circuitos corrugados do sistema, bem como por excesso de umidade e proliferação fúngica atrás das orelhas. Uma rápida inspeção da narina, a cada 3 horas, deve ser feita, sem necessidade de retirada do protetor de septo. Cada narina pode ser aspirada separadamente, sem desconectar o outro lado, de modo a manter alguma pressão positiva nas vias aéreas durante o procedimento.

Aspiração das vias aéreas

Para aspiração da nasofaringe e da cavidade oral, deve-se instilar soro fisiológico para lubrificar a região (2 gotas ou mais) e aspirar a cada 2 a 3 horas ou antes, no caso de bebês com muita secreção e/ou entrada de ar diminuída. Para esse procedimento, é importante enfatizar que a sonda deve ter o maior diâmetro possível (n. 6 ou 8), de acordo com o tamanho do RN. Deve-se evitar a utilização de sondas muito finas (p. ex., sondas n. 4 ou 5), pois acabam não retirando as secreções espessas.

Escapes no sistema

O escape (que acarreta falta de borbulhamento no sistema em selo d'água) pode ser corrigido ou compensado com aumento do fluxo de ar. Não se deve, no entanto, utilizar valores acima de 10 L/min, pois aumentam significativamente a resistência no sistema. Fluxos inferiores a 5 L/min, por sua vez, costumam ser insuficientes para gerar pressão adequada. Portanto, o fluxo de ar utilizado deve estar entre 5 e 10 L/min.

Condensação no sistema

Outro cuidado que deve ser observado é com relação à água que se acumula no sistema em consequência da condensação, principalmente no ramo expiratório. Essa água pode ocasionar aumento dos níveis pressóricos acima do desejado ou ser aspirada pelo RN, resultando em episódios de bradicardia e dessaturação. Portanto, é importante que os profissionais envolvidos retirem o líquido acumulado no circuito sempre que necessário.[22] Nunca se deve diminuir a temperatura do aquecedor para resolver o problema de condensação no sistema, pois isso acarreta sangramento nasal.

Troca do circuito

O circuito deve ser trocado pelo menos 1 vez por semana. O líquido utilizado no frasco no qual o circuito expiratório será mergulhado para gerar a pressão desejada deve ser água estéril ou ácido acético a 0,25%.[23]

Monitorização durante o CPAP

Os pré-termos em CPAP nasal devem ser continuamente monitorados, com os objetivos de avaliar a resposta ao tratamento proposto, evitar efeitos indesejados relacionados ao sistema utilizado e ao uso excessivo de oxigênio, e tentar identificar precocemente falhas no tratamento. Deve ser feita a monitorização contínua de frequência respiratória, frequência cardíaca e saturação de oxigênio. É importante a realização de radiografia de tórax quando a criança é colocada em CPAP nasal pela primeira vez. A necessidade de radiografias adicionais dependerá da evolução do quadro. A coleta de gasometria deve ser feita após o início da terapia com CPAP nasal e, depois, conforme necessidade. Os alarmes de saturação de oxigênio deverão ser ajustados entre 88 e 95% para manter uma saturação alvo entre 91 e 95%.[6]

Toda UTIN deve desenvolver e implementar um protocolo para o uso de CPAP nasal. Esse protocolo deve necessariamente envolver todos os profissionais de fisioterapia e enfermagem, que são fundamentais para o funcionamento eficaz desse modo de suporte respiratório não invasivo.

Alimentação durante o uso do CPAP

O RN pode ser alimentado por sonda, mamadeira ou até mesmo ao seio durante a terapia com CPAP. Um estudo demonstrou que mesmo prematuros extremos com DBP já possuem a capacidade de coordenar sucção, deglutição e respiração durante a CPAP, quando têm a IG corrigida em torno de 33 ou 34 semanas. Portanto, o uso de CPAP não é uma contraindicação à alimentação oral.

CRITÉRIOS DE FALHAS

Antes de considerar que houve falha na utilização de CPAP nasal, é importante que sejam descartados os problemas relacionados ao uso inadequado, a saber:

A. Tamanho inadequado da pronga.
B. Obstrução nasal por secreção.
C. Obstrução de vias aéreas por mau posicionamento do RN (p. ex., flexão excessiva do pescoço).
D. Distensão gástrica ou manuseio exagerado de um prematuro instável.

Se o sistema está funcionando corretamente, mas a oxigenação é inadequada, algumas crianças se beneficiam de um aumento da pressão expiratória positiva para um máximo de 8 cmH_2O.[23]

Algumas intervenções podem ser utilizadas para aumentar as chances de sucesso com o uso de CPAP nasal, como:

- Utilização precoce, em sala de parto, para todos os pré-termos com desconforto respiratório.
- Utilização meticulosa e monitorização na reanimação em sala de parto, de preferência com sistema de selo d'água na CPAP ou, se isso não for possível, com ventilador manual em T.
- Uso rotineiro de pressões entre 5 e 8 cmH_2O, começando com níveis mais baixos e aumentando conforme a necessidade, com base na oxigenação e no esforço respiratório.
- Adoção de critérios de falha mais liberais para indicar intubação.
- Criação de um ambiente favorável na UTIN, de modo que o sucesso na utilização da CPAP nasal seja priorizado por toda a equipe, com atenção aos detalhes que possam reduzir as falhas, incluindo treinamento e atribuições adequadas da equipe de enfermagem, fisoterapeutas e médicos.

Devem ser considerados critérios de falha da CPAP nasal e, subsequentemente, indicação da necessidade de intubação:

1. Apneias frequentes, que necessitam de estimulação em paciente já recebendo tratamento com metilxantina (> 6 episódios em 6 horas ou > 12 episódios em 12 horas).
2. Apneia grave (1 ou 2 episódios) que necessite de VM com pressão positiva.
3. Insuficiência respiratória progressiva, definida pela necessidade de fração inspirada de oxigênio acima de 0,5 ou 0,6 para manter a saturação de oxigênio na faixa desejada (91 a 95%).
4. Acidose respiratória grave (pH < 7,20 com pressão parcial de dióxido de carbono – PCO_2 > 60 mmHg).

CRITÉRIOS DE SUSPENSÃO DA CPAP

A suspensão da CPAP nasal só deve ser considerada após o RN pré-termo estar assintomático e ter atingido uma IG que garanta um crescimento pulmonar razoável.

Em pré-termos nascidos com menos de 32 semanas de IG recomenda-se a retirada quando atingir pelo menos 30 a 32 semanas de IG corrigida e estiver assintomático, em ar ambiente (FiO_2 = 0,21), sem esforço respiratório, com bom ganho de peso, e sem apneias e/ou bradicardia nas 24 horas anteriores. Por outro lado, naqueles nascidos com 32 semanas ou mais de IG, pode-se avaliar a retirada quando estiverem em ar ambiente e assintomáticos nas últimas 24 horas.[14,22,25,26]

Alguns estudos avaliaram a melhor forma de desmame da CPAP nasal, comparando a retirada direta, alternando períodos de transição com e sem a CPAP nasal ou alternando com a cânula nasal. Os resultados mostraram que aqueles que fizeram algum tipo de transição permaneceram mais tempo expostos ao oxigênio e aumentaram a duração do suporte respiratório e de DBP.[26,27]

As recomendações da UTIN da Universidade de Columbia, em Nova York, são de tentar sempre retirar diretamente da CPAP para ar ambiente.[23,25,26]

A. Se o RN apresentar sintomas rapidamente, ou seja, nas primeiras 24 horas após a retirada da CPAP, deve-se recolocar em CPAP e tentar novamente dentro de 3 ou 4 dias. A falha rápida da retirada de CPAP indica que o pulmão ainda não está totalmente pronto.
B. Se o RN apresentar sintomas após 3 ou 4 dias da retirada da CPAP, deve-se recolocar em CPAP e tentar novamente dentro de 24 a 48 horas. A falha lenta da retirada do CPAP indica que o pulmão está quase pronto.

DESAFIOS ATUAIS

Entre os desafios é possível citar: deve-se iniciar CPAP precoce desde a sala de parto; prevenir as complicações do septo nasal; adotar critérios de falha mais liberais para indicar intubação precoce; reduzir as falhas do uso de CPAP por meio de treinamento e de atribuições adequadas da equipe de enfermagem, fisioterapeutas e médicos.

ORIENTAÇÕES AOS PAIS

Deve-se tranquilizar os pais informando que o uso precoce de CPAP pode evitar o uso de respirador no bebê com falta de ar; informar, ainda, que a CPAP nasal é a aplicação de pressão nas vias aéreas do RN usando uma pronga ou máscara no nariz que o ajuda muito a respirar com menos esforço; utilizar uma touca de tamanho apropriado ao bebê que é colocada acima das sobrancelhas e das orelhas para ajudar a manter a CPAP. Os circuitos são fixados com velcro ou alfinetes em ambos os lados dessa touca.

✓ CONCLUSÃO

O uso de CPAP em selo d'água precoce, desde a sala de parto, pode prevenir intubações desnecessárias e estar associado a melhores desfechos, incluindo a diminuição da mortalidade em prematuros extremos com respiração espontânea ao nascimento. Além disso, a adoção de critérios de falha de CPAP mais liberais para indicar intubação não mostrou qualquer efeito adverso e pode evitar VM em alguns pacientes. O uso criterioso e adequado dessa terapia de suporte ventilatório não invasivo, com fixação correta da interface, previne lesões do septo nasal e reduz as falhas. Para tanto, é fundamental o treinamento das equipes de enfermagem, fisioterapia e médicos, que irão promover um cuidado multidisciplinar contínuo até que os pulmões tenham crescido o suficiente e sejam capazes de sustentar a ventilação e a oxigenação sem necessidade de terapias adicionais.

REFERÊNCIAS BIBLIOGRÁFICAS

1. Berger TM, Fontana M, Stocker M. The journey towards lung protective respiratory support in preterm neonates. Neonatology. 2013;104(4):265-74.
2. Van Marter LJ, Allred EN, Pagano M, Sanocka U, Parad R, Moore M, et al. Do clinical markers of barotrauma and oxygen toxicity explain interhospital variation in rates of chronic lung disease? Pediatrics. 2000;105:1194-201.
3. Sweet D, Bevilacqua G, Carnielli V, Greisen G, Plavka R, Saugstad OD, et al. European consensus guidelines on the management of neonatal respiratory distress syndrome. J Perinat Med. 2007;35(3):175-86.
4. Stevens TP, Finer NN, Carlo WA, Szilagyi PG, Phelps DL, Walsh MC, et al. Respiratory outcomes of the surfactant positive pressure and oximetry randomized trial (Support). J Pediatr. 2014;165(2):240-9.
5. Morley CJ, Davis PG, Doyle LW, Brion LP, Hascoet JM, Carlin JB. Nasal CPAP or intubation at birth for very preterm infants. N Eng J Med. 2008;358(7):700-8.
6. Support Study Group of the Eunice Kennedy Shriver NICHD Neonatal Research Network. Early CPAP versus surfactant in extremely preterm infants. N Engl J Med. 2010;362:1970-9.
7. Dunn MS, Kaempf J, Klerk A, Klerk R, Reilly M, Howard D, et al. Randomized trial comparing 3 approaches to the initial respiratory management of preterm neonates. Pediatrics. 2011;128:e1069-76.
8. Sandri F, Plavka R, Ancora G, Simeoni U, Stranak Z, Martinelli S, et al. Prophylactic or early selective surfactant combined with nCPAP in very preterm infants. Pediatrics. 2010;125(6):e1402-9.
9. Tapia JL, Urzua S, Bancalari A, Meritano J, Torres G, Fabres J, et al. Randomized trial of early bubble continuous positive airway pressure for very low birth weight infants. J Pediatr. 2012;161:75-80.
10. Subramaniam P, Ho JJ, Davis PG. Prophylactic nasal continuous positive airway pressure for preventing morbidity and mortality in very preterm infants. Cochrane Database Syst Rev. 2016;6:CD001243.
11. Saunders RA, Milner AD, Hopkin IE. The effects of continuous positive airway pressure on lung mechanics and lung volumes in the neonate. Biol Neonate. 1976;29(3-4):178-86.
12. Wung JT, Driscoll Jr JM, Epstein RA, Hyman AI. A new device for CPAP by nasal route. Crit Care Med. 1975;3(2):76-8.
13. Rojas-Reyes MX, Morley CJ, Soll R. Prophylactic vs selective surfactant treatment for neonatal respiratory distress syndrome. Cochrane Database Syst Rev. 2012;11(11):CD0011456.

14. Diblasi R, Courtney SE. Non-invasive respiratory support. In: Goldsmith JP, Karotkin EH, Keszler M, Suresh GK. Assisted ventilation of the neonate: an evidence-based approach to newborn respiratory care. 6.ed. Philadelphia: Elsevier; 2016. p.162-79.
15. De Paoli AG, Morley C, Davis PG. Nasal CPAP for neonates: what do we know in 2003? Arch Dis Child Fetal Neonatal Ed. 2003;88(3):F168-72.
16. Courtney SE, Kahn DJ, Singh R, Habib RH. Bubble and ventilator-derived nasal continuous positive airway pressure in premature infants: work of breathing and gas exchange. J Perinatol. 2011;31:44.
17. Gupta S, Donn SM. Continuous positive airway pressure: to bubble or not to bubble? Clin Perinatol. 2016;43(4):647-59.
18. Poli JA, Richardson CP, DiBlasi RM. Volume oscillations delivered to a lung model using 4 different bubble CPAP systems. Resp Care. 2015;60(3):371-81.
19. Wung JT, Koons AH, Driscoll Jr JM. Changing incidence of bronchopulmonary dysplasia. J Pediatr. 1979;95:845-7.
20. Lee KS, Dunn MS, Fenwick M, Shennan AT. A comparison of underwater bubble continuous positive airway pressure with ventilator-derived continuous positive airway pressure in premature neonates ready for extubation. Biol Neonate. 1998;73(2):69-75.
21. Polin RA, Sahni R. Newer experience with CPAP. Semin Neonatol. 2002;7(5):379-89.
22. Welty SE. Continuous positive airway pressure strategies with bubble nasal continuous positive airway pressure. Clin Perinatol. 2016;43(4):661-71.
23. Sahni R, Schiaratura M, Polin RA. Strategies for the prevention of continuous positive airway pressure failure. Semin Fetal Neonatal Med. 2016;21(3):196-203.
24. Aly H, Milner JD, Patel K, El-Mohandes AA. Does the experience with the use of nasal continuous positive airway pressure improve over time in extremely low birth weight infants? Pediatrics. 2004;114(3):697-702.
25. Woodhead DD, Lambert DK, Clark JM, Christensen RD. Comparing two methods of delivering high-flow gas therapy by nasal cannula following endotracheal extubation: a prospective, randomized, masked, crossover trial. J Perinatol. 2006;26(8):481-5.
26. Abdel-Hady H, Shouman B, Aly H. Early weaning from CPAP to high flow nasal cannula in preterm infants is associated with prolonged oxygen requirement: a randomized controlled trial. Early Hum Dev. 2011;87(3):205-8.
27. Todd DA, Wright A, Broom M, Chauhan M, Meskell S, Cameron C, et al. Methods of weaning preterm babies < 30 weeks gestation off CPAP: a multicenter randomised controlled trial. Arch Dis Child Fetal Neonatal Ed. 2012;97(4):F236-40.

11

VENTILAÇÃO MECÂNICA EM NEONATOLOGIA

Camilla Morcelli Tovar
Carlos Alberto Bhering

OBJETIVOS

- ✓ Descrever métodos de suporte ventilatório baseados na fisiologia do sistema respiratório do recém-nascido, a fim de otimizar os desfechos pulmonares e o neurodesenvolvimento.
- ✓ Saber quando indicar o suporte ventilatório invasivo, principalmente após falha dos modos não invasivos.
- ✓ Compreender os mecanismos de lesão induzida pela ventilação mecânica.
- ✓ Identificar os princípios da ventilação pulmonar protetora e a importância da monitorização do volume corrente durante a ventilação mecânica.
- ✓ Classificar os tipos e modos ventilatórios, identificando as vantagens e desvantagens da sua aplicação.
- ✓ Entender os benefícios da sincronização e seu potencial de reduzir o tempo de ventilação.
- ✓ Compreender a ventilação com volume-alvo, suas vantagens com relação à ventilação com pressão controlada e aplicá-la com base na melhor evidência disponível.
- ✓ Indicar os parâmetros da ventilação mecânica em um recém-nascido, de acordo com a fisiopatologia de sua doença, e identificar a prontidão para o desmame do suporte e a extubação.

INTRODUÇÃO

As últimas décadas mostraram uma significativa redução na morbimortalidade neonatal. A melhora no cuidado obstétrico associada a importantes avanços no cuidado neonatal – como o crescente uso do corticosteroide antenatal, a utilização de surfactantes exógenos e o uso disseminado e cada vez mais precoce da pressão positiva contínua nas vias aéreas (em inglês, *continuous positive airway pressure* – CPAP) nasal – contribuíram para que a morte por insuficiência respiratória se tornasse relativamente incomum dentro das unidades neonatais.[1]

As consequências do suporte ventilatório, no entanto, continuam a ser um grande problema para os recém-nascidos (RN). A ventilação mecânica (VM) salva vidas, mas deve-se minimizar suas complicações respiratórias e sistêmicas, como a lesão pulmonar induzida pela ventilação (em inglês, *ventilator-induced lung injury* – VILI), a toxicidade pelo oxigênio, a displasia broncopulmonar (DBP), a leucomalácia periventricular e a hemorragia intracraniana.[1,2,3]

Prover esse suporte ventilatório "gentil" para minimizar lesão pulmonar e demais sistemas continua sendo um grande desafio, até porque muitas perguntas acerca do funcionamento do sistema respiratório e suas interações com outros órgãos e sistemas nos RN continuam sem resposta. O papel da VM não invasiva; os limites da oxigenioterapia; o melhor uso de terapias farmacológicas adjuvantes como surfactantes, xantinas, óxido nítrico, corticosteroides sistêmicos e inalatórios; e o manejo do canal arterial, por exemplo, ainda permanecem inconclusivos.[1,3]

OBJETIVOS E INDICAÇÕES DA VENTILAÇÃO MECÂNICA

A assistência ventilatória tem como objetivos:

- Melhorar a troca gasosa e a oxigenação em decorrência do aumento da capacidade pulmonar, da adequação da relação ventilação/perfusão (V/Q) e do aumento do recrutamento alveolar.
- Reduzir o trabalho respiratório.
- Promover uma adequada ventilação-minuto (ou seja, eliminação de dióxido de carbono) em RN com depressão respiratória ou apneia.

Apesar das novas tecnologias incorporadas aos ventiladores utilizados em neonatologia e das estratégias ventilatórias, o uso da VM ainda está associado a morbimortalidade elevada. A adoção de uma estratégia de suporte não invasivo como a CPAP nasal, logo após o nascimento, ainda na sala de parto, principalmente naqueles RN mais imaturos, diminui a necessidade de intubação e VM, reduzindo a chance de VILI. Peso ao nascer inferior a 750 g, prematuridade extrema (< 29 semanas) e um gradiente alveoloarterial de oxigênio elevado são fatores associados a falha na ventilação não invasiva.[3]

A VM deve ser iniciada em casos de franca insuficiência respiratória, com:

- Acidose respiratória: pH < 7,2 e pressão parcial de dióxido de carbono ($PaCO_2$) > 60 a 65 mmHg.
- Hipóxia: pressão parcial de oxigênio (PaO_2) < 50 mmHg a despeito da suplementação de oxigênio ou quando a fração inspirada de oxigênio (FiO_2) for maior que 0,4 em ventilação não invasiva.

As indicações de VM invasiva podem variar de um serviço para outro, principalmente com relação ao grau de hipóxia e à FiO_2 indicativa de insuficiência respiratória.[3]

As causas que indicam suporte ventilatório podem ser:

- Pulmonares, como síndrome do desconforto respiratório (SDR), síndrome de aspiração meconial (SAM), apneia e DBP.
- Cardiovasculares, como hipertensão arterial pulmonar e cardiopatias congênitas.
- Sistêmicas, como sepse neonatal e pós-operatório.
- Neuromusculares.

Para oferecer uma assistência adequada às necessidades específicas, de acordo com a idade gestacional (IG), peso e diagnóstico, com menor risco de complicações, é importante compreender a fisiologia pulmonar e a fisiopatologia dos distúrbios respiratórios, bem como conhecer as modalidades de assistência ventilatória e os parâmetros ventilatórios. É fundamental que a equipe envolvida com o cuidado ventilatório do paciente também esteja familiarizada com as características específicas do equipamento utilizado em seu serviço.[1-3]

FISIOLOGIA PULMONAR NEONATAL E CONCEITOS DE MECÂNICA VENTILATÓRIA

Entender os conceitos da fisiologia pulmonar é importante para uma assistência ventilatória adequada. Para que a fosforilação oxidativa ocorra, uma quantidade adequada de oxigênio deve alcançar as mitocôndrias, o que envolve vários passos, a saber: convecção do ar fresco para dentro dos pulmões, difusão do oxigênio no sangue, fluxo adequado de sangue oxigenado aos tecidos e difusão do oxigênio nas células e, posteriormente, para as mitocôndrias.[2]

O pulmão dos RN transfere o oxigênio para o sangue por difusão, de acordo com o gradiente de PaO_2. Para que ocorra troca gasosa eficaz, os pulmões precisam estar ventilados e perfundidos e a PaO_2 no ar deve ser maior que a do sangue.

A eficiência desse processo é determinada pelos limites funcionais e estruturais de um pulmão ainda imaturo.[2]

Quando a concentração de oxigênio que chega aos tecidos não está sendo suficiente para manter a fosforilação oxidativa (metabolismo aeróbico), os tecidos vão passar a fazer metabolismo anaeróbico e produzirão adenosina trifosfato (ATP) a partir da glicólise, que leva à formação de ácido lático e à redução do pH. O lactato é, então, um importante marcador de entrega tecidual inadequada de oxigênio.[2]

O sistema respiratório é composto por milhões de sacos de ar que são conectados ao ambiente externo pelas vias aéreas. O pulmão comporta-se como um balão de gás, que é mantido cheio de forma constante pela ação de forças geradas pelo diafragma e pelos músculos intercostais, sendo protegido pela cavidade torácica. Na expiração, o pulmão se recolhe secundariamente à retração elástica e à tensão superficial. Isso facilita a entrada e a saída de gases, ou seja, a ventilação.[1,2]

O gradiente de pressão entre a abertura da via aérea e o alvéolo deve existir para guiar o fluxo de ar durante a inspiração e a expiração. O gradiente de pressão necessário é determinado, dentre outros fatores, pela complacência e pela resistência.

- Complacência: é uma medida de elasticidade ou de distensibilidade do sistema respiratório (forças elásticas da caixa torácica e do parênquima pulmonar). É calculada com base na relação entre uma mudança de volume (ΔV) e a variação de pressão (ΔP) necessária para obter essa mudança no volume (complacência = $\Delta V \div \Delta P$). Em condições normais, a caixa torácica dos RN tem uma complacência que tende ao infinito, mas isso não ocorre com a complacência do tecido pulmonar propriamente dito. Nas doenças que cursam com baixa complacência (SDR, pneumonia, atelectasia e SAM), precisa-se de um gradiente de pressão elevado para manter o volume corrente (V_T) adequado. Assim, quanto menor for a complacência do pulmão, maior será a pressão necessária para gerar uma mesma variação de volume.[1,2]
- Resistência: descreve a capacidade, inerente às vias aéreas, de resistir à entrada de ar. Ocorre em decorrência do atrito entre os gases e os tecidos da parede brônquica. É calculada como alteração na pressão por unidade de alteração do fluxo (resistência = pressão ÷ fluxo). Quanto maior for a resistência, maior precisa ser a pressão a ser gerada para se obter fluxo de gás.[1,2] São determinantes da resistência:
  - Diretamente proporcionais: comprimento da via aérea (com tubo oro ou nasotraqueal, se for o caso), viscosidade do gás e tipo de fluxo (laminar ou turbulento).
  - Inversamente proporcionais: quanto mais fino for o tubo traqueal, por exemplo, maior será a resistência. Nas doenças que cursam com resistên-

cia aumentada, como SAM e bronquiolite, maior será o gradiente de pressão necessário para movimentar o mesmo fluxo de ar.

- Constante de tempo (CT): indica com que velocidade um compartimento irá alterar seu volume em função de uma mudança da pressão. Uma CT do sistema respiratório é uma medida do tempo necessário para que a pressão alveolar alcance 63% da mudança de pressão da via aérea. É calculada em função da resistência e da complacência (constante de tempo = complacência × resistência). Por razões práticas, as pressões e volumes se equilibram (95 a 99%) após 3 a 5 CT. Os pulmões de um RN saudável, com complacência e resistência adequadas, têm uma CT de 0,12 segundo; logo, esses pulmões necessitam de uma fase inspiratória e expiratória de 0,36 a 0,6 segundo (3 a 5 × 0,12 segundo) para atingir o equilíbrio.[2] Em pulmões com baixa complacência, como na SDR, a CT é menor e, com isso, o tempo inspiratório também é reduzido. O conceito de CT é importante na prática clínica, pois tempos inspiratórios muito curtos podem levar à entrega de volumes correntes insuficientes e, consequentemente, a menores pressão de pico inspiratório (PIP) e pressão média de vias aéreas (MAP), resultando em hipercapnia e hipoxemia. Da mesma forma, tempos expiratórios insuficientes podem promover pressão positiva no final da expiração (PEEP) inadvertida, com aprisionamento de ar e hiperdistensão pulmonar, reduzindo a complacência e, posteriormente, o débito cardíaco.
- Controle da respiração: é realizado pelo cérebro para minimizar variações no pH e nos gases arteriais, mesmo que a troca gasosa se torne ineficiente, compensando a variabilidade no consumo de oxigênio e na produção de dióxido de carbono. Quando a $PaCO_2$ aumenta, em decorrência da atividade de quimioceptores cerebrais, a frequência respiratória (FR) aumenta. Esses quimioceptores são mais sensíveis à concentração de íons de hidrogênio; portanto, a acidose e a alcalose têm mais efeito sobre o *drive* respiratório que os valores isolados de $PaCO_2$. Em contraste, a maioria das mudanças na ventilação e na respiração baseadas na PaO_2 depende de quimioceptores periféricos, como os localizados na carótida. Em RN, a hipóxia leva a um aumento transitório na ventilação. Depois de alguns minutos de hipóxia, entretanto, o RN apresenta uma depressão respiratória significativa, o que pode estar associado à hipoventilação e à apneia no período neonatal.[2]
- Volume corrente (V_T): é o volume de ar inspirado ou expirado em cada respiração normal. Corresponde a cerca de 500 mL em adultos. Em RN consideram-se adequados valores de 4 a 6 mL/kg (entre a CRF e a capacidade pulmonar total). A pressão necessária para gerar esse V_T durante a ventilação mecânica varia de acordo com a complacência, a resistência, o espaço morto e o extravasamento de ar.[1,2]

- Volume-minuto (Vmin): é o volume total de ar que passa pelas vias respiratórias a cada minuto (Vmin = $V_T \times$ FR).[1,2] O RN apresenta maior vulnerabilidade e suscetibilidade à disfunção respiratória, em razão das características anatômicas e fisiológicas que aumentam o trabalho respiratório desses pacientes, com elevação do gasto energético e das demandas de oxigênio e ventilatória, descritas no Quadro 1.[1]

Quadro 1 Características anatômicas e fisiológicas que aumentam o trabalho respiratório no RN

Aumento do trabalho respiratório	▪ Tórax cilíndrico e fibras musculares com menor força de contração ▪ Diafragma horizontalizado ▪ Frequência respiratória aumentada, facilitando o aparecimento de fadiga
Complacência torácica tendendo ao infinito	▪ Caixa torácica cartilaginosa mais instável ▪ Arcos costais horizontalizados e menos rígidos ▪ Musculatura intercostal pouco desenvolvida
Volume de fechamento alveolar muito próximo ao V_T	Predispõe ao colapso alveolar e a atelectasias
Complacência pulmonar diminuída	▪ Precursores alveolares com parede espessa ▪ Menor número de alvéolos ▪ Menor quantidade de elastina ▪ Menor raio alveolar ▪ Deficiência de surfactante que contribui para o colapso alveolar ▪ Ventilação colateral menos eficiente

RN: recém-nascido; V_T: volume corrente.
Fonte: adaptado de Keszler e Abubakar, 2017.[1]

Durante a respiração espontânea, ocorre a contração da musculatura torácica e diafragmática, o que leva a uma alteração da caixa torácica e gera uma pressão negativa intratorácica (P): esse gradiente de pressão gera fluxo de ar (F), o que determina o V_T. Na ventilação com pressão positiva, o V_T é gerado a partir do respirador, usando-se um valor de P que vence a resistência das vias aéreas e promove a entrada de gás, sob influência da complacência do sistema respiratório.

PRINCÍPIOS DE VENTILAÇÃO PULMONAR PROTETORA

Embora a insuficiência respiratória ocorra em RN a termo e prematuros, ela é mais frequente no último grupo e, apesar de a maioria dos RN com muito baixo peso ao nascer ser conduzida com ventilação não invasiva, historicamente mais de 50% deles necessitaram de algum tipo de assistência ventilatória invasiva em algum período da internação. Apesar disso, mesmo com a "boa intenção" de promover oxigenação e ventilação adequadas, a VM invasiva pode causar lesão pulmonar secundária, também conhecida como VILI. A VILI é um dos principais fatores de risco para desenvolvimento da DBP. O estudo dos mecanismos patogênicos associados à VILI tem auxiliado no desenvolvimento de estratégias com o intuito de proteger a arquitetura pulmonar e tentar reduzir a incidência de lesão pulmonar crônica.[4] O Quadro 2 traz os fatores de risco para VILI, e o Quadro 3 resume suas consequências pulmonares e sistêmicas.[4]

Como já mostrado, o pulmão do RN prematuro tem uma CRF reduzida e instável, o que contribui para a redução da complacência pulmonar e o aumento da resistência de vias aéreas. O colabamento alveolar progressivo, em casos de insuficiência respiratória, aumenta o *shunt* intrapulmonar, levando a piora progressiva da hipoxemia e a uma distribuição irregular do V_T. Entender esses conceitos é fundamental para a aplicação de uma ventilação protetora.[2,4]

Quadro 2 Fatores de risco para VILI

Volutrauma	V_T excessivo que entra nos pulmões durante a VM, e não a pressão (barotrauma), como se pensava anteriormente, está associado a edema alveolar e perivascular, com impacto negativo na mecânica ventilatória. É importante relembrar, no entanto, que V_T abaixo do ideal também são lesivos.
Atelectrauma	Insuficiência respiratória neonatal é sempre acompanhada de algum grau de deficiência (SDR) ou inativação de surfactante (SAM ou pneumonia), que leva ao colapso de pequenas vias aéreas e alvéolos (atelectasia). Nesse pulmão, existem áreas com alvéolos que permanecem abertos durante todo o ciclo ventilatório (bem ventilados e perfundidos), áreas com alvéolos que são recrutados durante a inspiração e se colabam completamente na expiração e áreas com alvéolos que permanecem completamente fechados durante todo o ciclo. O recrutamento repetitivo das unidades que estão colabadas na expiração e a distribuição irregular do volume, por causa das áreas permanentemente colapsadas, causam lesão e risco de hiperdistensão pulmonar.
Toxicidade pelo oxigênio	Ventilação com excesso de FiO_2 pode levar à formação de radicais livres que ultrapassa a capacidade antioxidante das células e contribuir para a VILI. Prematuros extremos já têm capacidade antioxidante limitada, o que os torna mais vulneráveis ao oxigênio em excesso.

FiO_2: fração inspirada de oxigênio; SAM: síndrome de aspiração meconial; SDR: síndrome do desconforto respiratório; VILI: lesão induzida pela ventilação mecânica (em inglês, *ventilator-induced lung injury*); V_T: volume corrente.
Fonte: adaptado de van Kaam, 2017.[4]

Quadro 3 Consequências pulmonares e sistêmicas da VILI

Lesão estrutural	Por volutrauma, atelectrauma e toxicidade pelo oxigênio. Ocorre aumento da permeabilidade endotelial e epitelial, com edema e hemorragia pulmonar.
Biotrauma	Distensão cíclica alveolar promove a liberação de citocinas inflamatórias. A inflamação é potencializada pela hiperóxia. Evidências apontam para o fato de que, além da estimulação da cascata inflamatória no tecido pulmonar, a ventilação deletéria também promove a entrada de mediadores inflamatórios na circulação sistêmica, com possibilidade de falência de múltiplos órgãos.
Disfunção do surfactante	Apesar de a deficiência de surfactante ser uma característica inerente ao pulmão prematuro, a ventilação mecânica, em virtude da lesão estrutural e do aumento da permeabilidade endotelial, pode comprometer essa função.
Alterações no desenvolvimento pulmonar	Estudos experimentais demonstraram que a ventilação mecânica e a hiperóxia são capazes de interromper o processo normal de alveolarização durante o desenvolvimento pulmonar.

VILI: lesão induzida pela ventilação mecânica (em inglês, *ventilator-induced lung injury*).
Fonte: adaptado de van Kaam, 2017.[4]

O objetivo principal da ventilação protetora é manter uma troca gasosa adequada enquanto se minimiza a VILI.

O uso de V_T menores e mais estáveis durante a ventilação tem como objetivo minimizar o volutrauma. Além de reduzir a hiperdistensão alveolar, manter uma distribuição mais uniforme desse volume também é fundamental, pois os pulmões devem estar adequadamente recrutados.[4,5]

Para minimizar o atelectrauma, devem ocorrer recrutamento e estabilização alveolar. Alvéolos "fechados" precisam ser abertos com uma pressão de insuflação adequada e, uma vez abertos, uma PEEP adequada deve ser aplicada para prevenir o subsequente colapso. Se os alvéolos estiverem "fechados", pois não houve um recrutamento adequado com a pressão de insuflação suficiente, não adianta aumentar a PEEP. Por outro lado, a oferta de uma PEEP insuficiente após o recrutamento também pode aumentar a chance de lesão.[2,4,5]

Essas estratégias otimizam a oxigenação e permitem o emprego de menor FiO_2, o que reduz a toxicidade pelo oxigênio. O conjunto dessas medidas é conhecido como estratégia de manutenção do pulmão aberto (em inglês, *open lung ventilation strategy)*.[1,4]

Em resumo, durante a ventilação mecânica convencional, o uso de V_T menores (4 a 6 mL/kg), a manutenção de V_T mais estável (como na ventilação com volume-alvo), a hipercapnia permissiva (para trabalhar com o menor V_T possível) e a estratégia de manter os alvéolos abertos e estabilizados são recomendações para redução da VILI e, consequentemente, da lesão pulmonar crônica.[4]

Sobre a ventilação protetora, vale a pena reforçar, ainda, a importância da CPAP nasal iniciada ainda na sala de parto e mantida até a chegada à unidade de terapia intensiva neonatal (UTIN) como uma estratégia que garante um recrutamento alveolar adequado, reduzindo a necessidade de intubação e VM. Sabe-se que essa prática, mesmo nos que falham e são intubados, tem resultados respiratórios melhores do que os que foram intubados precocemente e receberam surfactante, como mencionado no Capítulo 10.

TIPOS, MODOS E MODALIDADES DE VENTILAÇÃO

Os ventiladores usados em neonatologia podem ser divididos da seguinte maneira, de acordo com a entrega do Vmin:[3]

- A ventilação de alta frequência (VAF) é baseada na entrega de pequenos volumes de gás, iguais ou menores que o espaço morto anatômico (< 2,5 mL/kg), em uma frequência extremamente rápida (300 a 1.500 irpm). Na VAF, o Vmin é produto da FR pelo quadrado do V_T ($Vmin = FR \times V_T^2$).
- A ventilação mecânica convencional (VMC) envolve a geração de um V_T a partir do respirador, usando um valor de P que vence a resistência das vias aéreas e promove a entrada de gás. Na VMC, o Vmin é produto da FR pelo V_T ($Vmin = FR \times V_T$).
  A VMC ainda pode ser classificada das seguintes formas:
  - Como a ventilação é iniciada (modos ventilatórios): ventilação mandatória ou sincronizada.
  - Como ocorre o controle do volume entregue ao paciente (modalidades ventilatórias): pressão ou volume.
  - Como ocorre a mudança da fase inspiratória para a expiratória (ciclagem): ciclada a tempo ou a fluxo.[3]

Modos ventilatórios

A ventilação mecânica pode ser intermitente (VMI), quando uma frequência mandatória de incursões respiratórias é entregue ao RN, de forma regular, não sendo afetada por sua respiração espontânea, ou pode ser sincronizada com algumas ou todas as ventilações espontâneas. Entre os tipos de ventilação sincronizada, podem-se citar os modos ventilação mandatória intermitente sincronizada (SIMV), assisto-controlado (A/C), ventilação de suporte de pressão (PSV) e assistência ventilatória ajustada neuralmente (NAVA).[3]

Ventilação mecânica convencional

A sincronização pode melhorar o conforto do paciente e tem sido associada a menor MAP e à redução da necessidade de analgesia e sedação; entretanto, não parece reduzir a mortalidade ou a incidência de DBP. Não foram observadas diferenças nas taxas de pneumotórax, hemorragia intracraniana grave e falha de extubação quando a SIMV foi comparada à VMI. Apesar da ausência de uma evidência definitiva de superioridade com relação à VMI tradicional, especialistas no assunto sugerem um potencial benefício nos RN abaixo de 28 semanas (população mais suscetível às VILI).[3,6]

Ventiladores que promovem sincronização podem medir o pico de fluxo inspiratório, as mudanças na pressão ou no movimento diafragmático, assim, quando determinado valor é alcançado, a ventilação é iniciada. Os modos sincronizados incluem:

- SIMV: o aparelho libera ventilações assistidas com pico de pressão (ou volume), tempo inspiratório e frequência predeterminados, imediatamente após o esforço inspiratório espontâneo do paciente. Se o esforço não for detectado, dentro de certo tempo definido, o equipamento fornece ventilações controladas na FR preestabelecida. A FR ajustada no aparelho, nesse caso, é menor que a FR espontânea, de modo que os ciclos espontâneos ocorrem sem suporte ventilatório.[3,7]
- Assisto-controlado (A/C): o equipamento entrega um suporte ventilatório com pico de pressão (ou volume) e tempo inspiratório preestabelecidos em resposta ao esforço respiratório espontâneo (ciclos assistidos). Se o RN não realiza esforço inspiratório em determinado período de tempo, o equipamento fornece ventilações na frequência determinada. Nesse modo, todos os ciclos respiratórios espontâneos são assistidos. É o RN quem comanda a frequência, mas, se a FR espontânea cai abaixo da FR de *backup* programada, o aparelho entra com os ciclos controlados.[3,7]
- Pressão de suporte (PSV): similar ao modo A/C, no qual todo o esforço inspiratório espontâneo resulta em suporte do equipamento; entretanto, cada ventilação assistida é finalizada quando o fluxo de gás inspiratório se reduz para uma proporção predeterminada do pico de fluxo (geralmente, de 15 a 20%). Dessa forma, o RN determina a FR e o padrão de ventilação (tempo inspiratório ou relação inspiração/expiração). Não há evidência sobre o uso do PSV isolado como modo ventilatório em RN, mas ele é utilizado em combinação com o SIMV para reduzir o trabalho respiratório.
- NAVA (em inglês, *neurally-adjusted ventilatory assist*): usa a atividade elétrica do diafragma (EAdi), mensurada por meio de uma sonda nasogátrica es-

pecífica, para sincronizar as ventilações. Estudos observacionais comparando NAVA com outros modos sincronizados mostraram melhora na interação paciente-ventilador e menor PIP. Também pode ser utilizada para sincronizar a ventilação não invasiva. Destaca-se, entretanto, que a maioria dos estudos utilizou NAVA apenas por curtos períodos e mais evidências são necessárias para comprovação dos potenciais benefícios.[2,3,7]

O SIMV tornou-se o modo ventilatório de escolha no final do século XX, mas, com o passar do tempo, suas limitações em prematuros extremos ficaram evidentes. Os prematuros extremos têm fibras musculares com menor força contrátil (o que dificulta a mecânica ventilatória) e alta resistência nas vias áreas, principalmente quando intubados, em virtude da alta resistência do tubo orotraqueal. As ventilações espontâneas, não assistidas, quando o RN está em SIMV, mal conseguem gerar volume suficiente para ventilar o espaço morto anatômico (2,5 a 3 mL/kg), levando à ventilação alveolar inefetiva. Durante a fase aguda da doença respiratória, quando o RN tem uma FR espontânea alta, não há diferença significativa entre o SIMV e modos ventilatórios que suportam todas as ventilações espontâneas, mas, durante o desmame, com a redução da frequência de ventilações assistidas, seria necessário, então, o aumento do V_T para gerar um Vmin adequado, o que levaria a um aumento nos parâmetros programados. Há, portanto, uma forte tendência a usar modos que suportem todas as incursões espontâneas, principalmente nos menores RN.[7]

Modalidades ventilatórias

Ventilação limitada a pressão

A ventilação ciclada a tempo e limitada a pressão (em inglês, *time-cycled, pressure limited* – TCPL) é a modalidade ventilatória mais usada em neonatologia. Ela promove um fluxo contínuo de gás aquecido e umidificado através do circuito do ventilador, permitindo que o RN respire espontaneamente a qualquer momento. Para que isso aconteça, é fundamental, em neonatologia, que os equipamentos forneçam fluxo de gás contínuo.

No TCPL, uma pressão (PIP ou pressão de insuflação), escolhida pelo profissional é entregue durante a inspiração. O V_T que será alcançado está na dependência da PIP definida pelo profissional, do tempo inspiratório escolhido e da complacência pulmonar do paciente, além do grau de interação paciente-ventilador nos modos sincronizados. No TCPL, a variável de controle primária é P e o V_T alcançado é a variável dependente.[8,9]

A inspiração termina ao fim do tempo inspiratório predeterminado, que deve ser suficiente para manter um platô de pressão inspiratório.

Ventilação controlada a volume

Na ventilação controlada a volume (VCV), o equipamento entrega um V_T constante em cada ciclo assistido. Em teoria, esses ventiladores permitem que o profissional de saúde escolha o V_T e a FR, controlando o Vmin. A pressão sobe passivamente, de maneira inversamente proporcional à complacência pulmonar do paciente. Quando o V_T programado é alcançado, a pressão cai e o ciclo inspiratório termina.[3]

Para entregar o V_T desejado, o ventilador gera a pressão que for necessária para sobrepor a complacência e a resistência do pulmão ventilado, até uma pressão de segurança (*pop-off*) ser alcançada, em geral, maior que 40 mmHg. Um tempo inspiratório-limite máximo também é definido.

O uso da VCV é limitado em neonatologia porque o V_T definido pelo profissional é medido no equipamento e não proximal ao paciente, o que não leva em conta o impacto da compressão de gás e da complacência do circuito do ventilador no V_T entregue, além da perda de gás ao redor do tubo traqueal sem *cuff*. O uso do sensor proximal ao paciente, de sistemas para compensação de fuga ao redor do tubo e de sensores com leitura para cálculo do volume gerado por ventilações espontâneas e assistidas (algoritmo com controle duplo) tornou essa modalidade viável para os RN, sob a forma de ventilação com volume-alvo. Atualmente, VCV sem controle do V_T-alvo em RN deve ser realizada apenas em condições experimentais, com o uso de sensor de fluxo adequado.[7]

Ventilação com volume-alvo

A ventilação com volume-alvo (em inglês, *volume-targeted ventilation* - VTV) é uma modalidade de pressão modificada para entregar o V_T por meio de ajustes automáticos na PIP. Alguns equipamentos regulam a entrega do V_T com base no fluxo inspiratório e outros no expiratório. As perdas de gás são maiores na inspiração, o que torna o V_T expiratório (V_{Te}) mais fiel ao que realmente está entrando no pulmão do RN.

O equipamento utiliza o V_{Te} para regular a PIP que será entregue no próximo ciclo. A PIP que vai ser gerada depende, principalmente, da complacência pulmonar e pode mudar a cada ciclo. A ventilação pode ser mandatória ou sincronizada, mas o ideal é associar a VTV a modos com ciclos totalmente assistidos, como o A/C.[7]

O desmame da pressão nas modalidades de VTV é automático, em resposta à melhora da complacência pulmonar e do esforço respiratório.

As modalidades de VTV, então, são diferentes dos modos de VCV utilizados em adultos e crianças maiores. As mais conhecidas são o volume garantido (VG), disponível no Babylog8000+ e no VN500 da Draeger®; o volume regulado pela pressão (em inglês, *pressure-regulated volume control* – PRVC, nos equipamentos

Servo®) e o VC+ (*volume ventilation plus*, no Puritan Bennett). O VG é a modalidade de VTV mais estudada e há uma forte recomendação para seu uso. Uma metanálise de 2017 mostrou que o uso da VTV resultou em menor incidência de DBP ou da associação morte e DBP. Também houve redução estatisticamente significativa nas incidências de pneumotórax, hemorragia intracraniana grave e leucomalácia periventricular. A duração da ventilação mecânica foi menor, assim como a ocorrência de hipocapnia.[8,9,10]

Apesar desses aspectos, existem várias barreiras para o uso disseminado da VTV. A mais óbvia é a falta de equipamentos disponíveis. Muitas UTIN são equipadas com ventiladores primariamente configurados para ventilar adultos, que têm modos de VCV, mas não oferecem condições para VTV (sensor de fluxo proximal ao paciente, sistema para compensação de fuga e pneumotacógrafo com duplo algoritmo). Além disso, a introdução de uma nova abordagem no cuidado respiratório pode ser desafiadora e deve ser acompanhada de planejamento e educação continuada intensivos.[9]

No Quadro 4 são comparadas as vantagens e desvantagens das modalidades de TCPL e VTV.[3,8]

Ventilação de alta frequência

Inicialmente descrita nos anos 1970, a VAF entrega V_T mínimos, muitas vezes menores que o espaço morto anatômico, com altas frequências (2 a 20 Hz = 120 a 1.200 ciclos/minuto), em um pulmão mantido com pressão de distensão contínua. No Brasil, a VAF é realizada por meio de osciladores, conhecida como VAF oscilatória (VAFO).[11,12]

Entre os potenciais benefícios da VAF sobre a VMC, podem-se citar:

- Uso de menores pressões de pico nas vias aéreas.
- Manejo independente da ventilação (dióxido de carbono) e da oxigenação (oxigênio) com uso de menores V_T.
- Preservação da arquitetura pulmonar com maior pressão média em vias aéreas.

Portanto, a VAF seria uma estratégia de proteção da estrutura pulmonar, pois limitaria a pressão com a otimização do V_T. Os estudos comparativos com VMC, no entanto, mostram grande variação das estratégias ventilatórias. Com os novos modos e modalidades da VMC, que buscam otimização do VC, a incidência de VILI também vem caindo. Apesar das muitas ferramentas das máquinas de VAF, existem poucas diretrizes para orientar o melhor caminho.[11,12]

A VAFO pode ser iniciada de forma eletiva para tratamento de SDR; entretanto, uma metanálise mostrou que não há diferença significativa com relação à VMC para os desfechos principais, como DBP e morte.[11]

Quadro 4 Comparação entre as modalidades TCPL e VTV

	TCPL	VTV
Vantagens	▪ Fácil de usar e mais barato ▪ O fluxo contínuo permite ventilação espontânea e o desmame ocorre progressivamente quando se reduz a PIP e a FR mandatória ▪ A PIP e a MAP podem ser ajustadas para otimizar a troca gasosa, na tentativa de reduzir sua contribuição para o desenvolvimento de lesão pulmonar crônica	▪ Troca gasosa efetiva com volume adequado (menos volutrauma) ▪ Menor variabilidade no V_T, que é mantido próximo ao ideal, e menor incidência de hipocapnia (um indicador de hiperventilação) ▪ Menores PIP das ventilações assistidas, mantendo-se o mesmo V_T
Desvantagens	▪ Variação do V_T, já que o volume entregue é dependente das alterações na complacência e resistência do sistema respiratório. Esse V_T variável aumenta o risco de hiperdistensão e colapso alveolares, resultando em lesão pulmonar. O risco é particularmente alto após a administração pulmonar de surfactante exógeno em RN menores de 32 semanas, pois ocorre uma melhora rápida na complacência, resultando em entrega de V_T excessivo, se a PIP não for ajustada, com desenvolvimento de hipocapnia, escapes de ar e hiperdistensão alveolar ▪ Aumento do trabalho respiratório durante as ventilações espontâneas ▪ Interação paciente-ventilador inadequada pode causar hipoxemia, aumento na $PaCO_2$, além de redução no V_T e no Vmin	▪ Os estudos que mostraram efeitos benéficos com VTV foram conduzidos por especialistas nesse tipo de ventilação. Em geral, esses equipamentos são mais difíceis de operar que os que fazem TCPL. Permanece em dúvida se os resultados obtidos nos estudos podem ser replicados em larga escala por profissionais não habituados com essa nova modalidade ventilatória, com os mesmos resultados[10] ▪ Várias modalidades de VTV foram utilizadas (VG, PRVC e VC+), e diferentes modos (sincronizados ou mandatórios), não sendo possível até o presente momento determinar qual modo é melhor. Existe menor variabilidade do V_T entregue por meio do VG, porém mais estudos precisam ser realizados

Vmin: volume-minuto; TCPL: ventilação limitada a pressão; VTV: ventilação com volume-alvo; PIP: pressão de pico inspiratório; FR: frequência respiratória; MAP: pressão média de vias aéreas; V_T: volume corrente; RN: recém-nascidos; $PaCO_2$: pressão parcial de CO_2; VG: volume garantido; PRVC: volume regulado pela pressão (em inglês, *pressure-regulated volume control*); VC+: *volume ventilation plus.*
Fonte: adaptado de Eichenwald, 2020,[3] e Keszler e Morley, 2017.[8]

Usada como ventilação de resgate, a VAFO pode ser indicada quando, durante a VMC, com troca gasosa persistentemente ruim, o RN necessita de PIP acima de 28 a 30 mmHg ou MAP > 10 a 12 cmH_2O. Mais estudos são necessários para evidenciar o benefício nesses casos, principalmente em razão do uso mais difundido da VCV.[3,11,12]

COMO COMEÇAR A VENTILAR

Se a VCV estiver disponível e a equipe tiver familiaridade com o manuseio do equipamento, ela deve ser a modalidade de escolha, principalmente para os RN mais prematuros. A VTV associada ao modo A/C deve ser iniciada, com objetivo de fornecer um V_T entre 4 e 6 mL/kg, com hipercapnia permissiva, para manter um $PaCO_2$ entre 50 e 55 mmHg com pH acima de 7,2. A PEEP deve ser ajustada para manter um volume pulmonar adequado (*open lung strategy*) e a FiO_2 suficiente para manter uma saturação de oxigênio entre 89 e 95%.

Se equipamentos que fazem VTV não estiverem disponíveis, deve-se escolher um modo sincronizado na modalidade TCPL e ajustar a PIP para manter o V_T de 4 a 6 mL/kg. A menor PIP deve ser utilizada sempre, mas não há um limite realmente seguro. A FR deve ser ajustada de acordo com a FR basal do RN e o tempo inspiratório, de acordo com a fisiopatologia da doença respiratória que está sendo tratada: em casos de SDR, deve-se iniciar com tempos inspiratórios mais curtos e aumentar conforme houver melhora da complacência pulmonar. Da mesma forma, devem-se ajustar a PEEP necessária para manter um volume pulmonar adequado, praticar a hipercapnia permissiva e o controle ativo do oxigênio alvo.

A estratégia ventilatória deve ser individualizada e o uso de terapias farmacológicas auxiliares avaliado, como administração de surfactante exógeno, cafeína, óxido nítrico e corticosteroides.

DESMAME DA VENTILAÇÃO MECÂNICA

A prontidão para a extubação deve ser constantemente verificada e o desmame ventilatório nunca deve ser adiado, apesar de não haver consenso sobre a melhor forma de extubar os RN. Sabe-se que aqueles que permanecem em VM além da 1ª semana de vida têm risco maior de DBP. Recomenda-se a extubação para um suporte não invasivo, como CPAP nasal ou ventilação não invasiva com pressão positiva (NIPPV), com ou sem sincronização. Os parâmetros sugeridos para avaliar a extubação em RN com menos de 2 semanas estão descritos no Quadro 5.[13] Os valores podem ser maiores para RN mais velhos.

O uso de estratégias gerais como hipercapnia permissiva leve e controle ativo do oxigênio-alvo, além de protocolos definidos de desmame com equipe multidisciplinar e de terapias adjuvantes como cafeína, diuréticos e corticosteroides, devem ser considerados no momento do desmame. Um suporte nutricional adequado é crítico para esse paciente sob cuidado intensivo, pois favorece o desenvolvimento e o crescimento pulmonares.[13]

Quadro 5 Parâmetros sugeridos para avaliar a extubação em RN

RN ≤ 2 semanas
TCPL ▪ SIMV: PIP ≤ 16 cmH_2O, PEEP ≤ 6 cmH_2O, FR ≤ 20 irpm e FiO_2 ≤ 0,3 ▪ A/C em RN com PN < 1.000 g: MAP ≤ 7 cmH_2O e FiO_2 ≤ 0,3 ▪ A/C em RN com PN > 1.000 g: MAP ≤ 8 cmH_2O e FiO_2 ≤ 0,3
VTV (desmame automático) quando V_T está no valor alvo ▪ PIP ≤ 10-12 cmH_2O em RN < 1.000 g com FiO_2 ≤ 0,3 ▪ PIP ≤ 12-15 cmH_2O em RN > 1.000 g com FiO_2 ≤ 0,3
VAFO ▪ PN < 1.000 g: MAP ≤ 8 cmH_2O e FiO_2 < 0,3 ▪ PN > 1.000 g: MAP ≤ 9 cmH_2O e FiO_2 < 0,3

A/C: assisto-controlado; FiO_2: fração inspirada de oxigênio; FR: frequência respiratória; MAP: pressão média de vias aéreas; PEEP: pressão positiva no final da expiração; PIP: pressão de pico inspiratório; PN: peso ao nascer; RN: recém-nascidos; SIMV: ventilação mandatória intermitente sincronizada; TCPL: ventilação limitada a pressão; V_T: volume corrente.
Fonte: adaptado de Sant'Anna e Keszler, 2017.[13]

DESAFIOS ATUAIS

Os principais desafios relacionados à VM são: fornecer suporte ventilatório invasivo com base na fisiopatologia da doença respiratória e na melhor evidência disponível; oferecer educação continuada e treinamento extensivo com a incorporação dos novos modos e modalidades ventilatórias; minimizar o tempo em VMI, a fim de reduzir os desfechos desfavoráveis pulmonares e sobre o neurodesenvolvimento.

ORIENTAÇÕES AOS PAIS

O RN que está em VM costuma ser um um paciente grave. Está sujeito a oscilações de saturação e frequência cardíaca, que são visualizadas em monitores e assustam a família. Da mesma forma, são pacientes em uso de cateteres centrais, sondas gástricas e que recebem maior atenção da equipe de fisioterapia, com aspiração de secreções e outros procedimentos dolorosos. Nem sempre estão bem acoplados ao equipamento, tornando o trabalho respiratório maior, com maior desconforto. A estratégia de cuidado que parece "não natural". Isso requer explicação clara e objetiva aos pais, com explanação dos riscos inerentes à ventilação e informação sobre o cuidado individualizado, como controle da dor, sincronização da ventilação, alvos de oxigenioterapia e monitorização não invasiva, além das programações referentes ao desmame e à extubação.

CONCLUSÃO

A assistência ventilatória deve ser sempre gentil, baseada em estratégias pulmonares protetoras, como o uso de menores e mais estáveis valores de V_T, estabilização alveolar, hipercapnia permissiva e *open lung strategy*. Os parâmetros ventilatórios necessários devem ser avaliados de acordo com as características do RN e a doença apresentada, sempre se considerando a possibilidade de estratégias não invasivas e o início de desmame assim que possível, para reduzir os riscos de lesão pulmonar.

REFERÊNCIAS BIBLIOGRÁFICAS

1. Keszler M, Abubakar K. Physiologic principles. In: Goldsmith JP, Karotkin E, Keszler M, Suresh G (eds.). Assisted ventilation of the neonate. 6.ed. Philadelphia: Elsevier; 2017. p.8-30.
2. Carlo WA, Ambalavanan N. Conventional mechanical ventilation: traditional and new strategies. Pediatr Rev. 1999;20:117-26.
3. Eichenwald EC. Mechanical ventilation in neonates. Martin R, ed. UpToDate. Disponível em: https://www.uptodate.com/contents/mechanical-ventilation-in-neonates. Acesso em: 16/11/2021.
4. van Kaam AH. Principles of lung-protective ventilation. In: Goldsmith JP, Karotkin E, Keszler M, Suresh G (eds.). Assisted ventilation of the neonate. 6.ed. Philadelphia: Elsevier; 2017. p.188-94.
5. Keszler M. Update on mechanical ventilatory strategies. Neo Reviews. 2013;14:e237-51.
6. Greenough A, Rossor TE, Sundaresan A, Murthy V, Milner AD. Syncronized mechanical ventilation for respiratory support in newborn infants. Cochrane Database Syst Rev. 2016;9.
7. Keszler M, Mammel MC. Basic modes of syncronized ventilation. In: Goldsmith JP, Karotkin E, Keszler M, Suresh G (eds.). Assisted ventilation of the neonate. 6.ed. Philadelphia: Elsevier; 2017. p.180-97.
8. Keszler M, Morley C. Tidal volume-targeted ventilation. In: Goldsmith JP, Karotkin E, Keszler M, Suresh G (eds.). Assisted ventilation of the neonate. 6.ed. Philadelphia: Elsevier;; 2017. p.195-204.
9. Keszler M. Volume-targeted ventilation: one size does not fit all. Evidenced-based recommendations for successful use. Arch Dis Child Fetal Neonatal Ed. 2018;0:F1-5.
10. Klingenberg C, Wheeler KI, McCallion N, Morley CJ, Davis PG. Volume-targeted versus pressure-limited ventilation in neonates. Cochrane Database Syst Rev. 2017;10:CD003666.
11. Mammel MC, Courtney SE. High-frequency ventilation. In: Goldsmith JP, Karotkin E, Keszler M, Suresh G (eds.). Assisted ventilation of the neonate. 6.ed. Philadelphia: Elsevier; 2017. p.211-28.
12. Fioretto JR, Rebello CM. Ventilação oscilatória de alta frequência em pediatria e neonatologia. Rev Bras Ter Intensiva. 2009;21(1):96-103.
13. Sant'Anna G, Keszler M. Weaning from mechanical ventilation. In: Goldsmith JP, Karotkin E, Keszler M, Suresh G (eds.). Assisted ventilation of the neonate. 6.ed. Philadelphia: Elsevier Publishing; 2017. p.195-204.

SEÇÃO IV

PROBLEMAS CARDIOVASCULARES NO RECÉM-NASCIDO

12

CHOQUE NEONATAL

Daniel Hilário Santos Genu
Maria Lucia de Barros de Medeiros

OBJETIVOS

✓ Compreender a fisiopatologia do choque neonatal para ofertar o melhor manejo clínico com foco nas necessidades do recém-nascido gravemente enfermo.
✓ Estabelecer os melhores parâmetros para a avaliação do recém-nascido com pressão arterial baixa, ofertando um tratamento, quando necessário, que atenda às especificidades do recém-nascido prematuro.

INTRODUÇÃO

O choque no período neonatal apresenta características etiológicas e fisiopatológicas únicas, situação que requer uma avaliação cuidadosa e intervenções específicas. Apesar de o diagnóstico precoce ser a chave para o manejo adequado, diferentemente do que é observado em outras idades, o reconhecimento tende a ser mais tardio, na fase de choque descompensado, a partir da detecção de hipotensão arterial. As características próprias do neonato, como o período de transição da vida intra para a extrauterina, o estágio de desenvolvimento e a imaturidade dos sistemas cardiovascular e respiratório dos prematuros, contribuem para as dificuldades de um diagnóstico precoce.[1-3]

O choque é definido como um estado hemodinâmico caracterizado por inadequada perfusão tecidual, com desequilíbrio entre a oferta e a demanda de oxigênio e cujos efeitos são inicialmente reversíveis, mas se tornam irreversíveis quando a hipóxia prolongada desencadeia alteração em processos bioquímicos essenciais, morte celular, falência irreversível de múltiplos órgãos e óbito. Deve ser reconhecido e tratado precocemente, com o intuito de se evitar essa progressão.[3]

ASPECTOS EPIDEMIOLÓGICOS

O progresso no cuidado neonatal resultou em redução da mortalidade, contudo desfechos desfavoráveis com relação ao neurodesenvolvimento e doenças crônicas permanecem como grandes desafios. Um dos determinantes desses desfechos é o comprometimento cerebrovascular decorrente da instabilidade hemodinâmica, por isso o cuidadoso monitoramento e o diagnóstico precoce de alterações na perfusão e na hipóxia tecidual devem ser prioritários. Idealmente, a monitorização deve ser não invasiva ou minimamente invasiva, disponível à beira do leito, precisa, objetiva e que contribua para a tomada de decisão. Grande parte dos recursos disponíveis atualmente leva a subjetividade na interpretação das informações, mas contribuiu para a mudança do foco exclusivamente na manutenção da pressão arterial (PA) e da saturação de oxigênio dentro da faixa da normalidade para uma atenção mais ampla, considerando a perfusão e a oferta adequada de oxigênio para atender às demandas dos diferentes órgãos.[4]

FISIOPATOLOGIA

A multiplicidade de fatores envolvidos se associa a equívocos e confusões que limitam o uso da PA como marcador de fluxo sanguíneo sistêmico, particularmente em prematuros.

A definição de baixos níveis pressóricos deriva de consensos de especialistas e sugere, como referência, valores de pressão arterial média (PAM) maiores que a idade gestacional (IG) em semanas.[3] Estudos observacionais tentaram estabelecer parâmetros de normalidade para os níveis pressóricos em prematuros, mas os dados publicados ainda são limitados (Tabela 1).[5]

A função cardíaca neonatal apresenta limitações, com atividade basal próxima a seu limite, portanto com pequena reserva contrátil, e o miocárdio é incapaz de responder a maiores demandas em sua função. A resposta adrenérgica apresenta características peculiares no período neonatal e a inervação simpática miocárdica é limitada, principalmente nos prematuros. Ocorre progressivo aumento na inervação durante a gestação, assim como dos receptores adrenérgicos. Observam-se, nas fases precoces, menor quantidade de receptores beta-1 e maior de receptores alfa-1 ativos, daí o predomínio da vasoconstrição.[1,3]

Outro aspecto peculiar do período neonatal é a presença de *shunts*, tanto intracardíaco (forame oval) como vascular (canal arterial), que interferem no débito cardíaco, de forma que as intervenções terapêuticas podem afetar a circulação sistêmica e a pulmonar de modos diferentes.[1]

Tabela 1 Limites mínimos (percentil 3) da pressão arterial de acordo com a IG

IG (semanas)	PA sistólica (mmHg)	PAM (mmHg)	PA diastólica (mmHg)
24	32	26	15
25	34	26	16
26	36	27	17
27	38	27	17
28	40	28	18
29	42	28	19
30	43	29	20
31	45	30	20
32	46	30	21
33	47	30	22
34	48	31	23
35	49	32	24
36	50	32	25

IG: idade gestacional; PA: pressão arterial.
Fonte: McNamara et al., 2016.[7]

Classicamente, o choque é dividido em 2 fases: compensada e descompensada. Na fase compensada a perfusão de órgãos vitais (cérebro, miocárdio e adrenais) está preservada por mecanismos neuroendócrinos que levam à redistribuição do fluxo sanguíneo dos órgãos não vitais para os órgãos vitais. Na fase descompensada, por outro lado, ocorre um esgotamento desses mecanismos, comprometimento da perfusão de órgãos vitais, hipotensão arterial, hipóxia tecidual e acidose lática, podendo evoluir para dano celular irreparável, falência de múltiplos órgãos e óbito.[2,6]

A avaliação e a decisão para intervenção no neonato com instabilidade hemodinâmica, em razão de todos esses aspectos, não devem basear-se exclusivamente na aferição dos níveis pressóricos, especialmente nos prematuros. Devem ser incluídos outros marcadores da perfusão e do metabolismo celular.[7]

O choque pode ser classificado, ainda, conforme o mecanismo fisiopatológico de base, embora possa ser multifatorial, da seguinte forma:[7]

- Choque hipovolêmico: decorrente da redução do volume sanguíneo, da pré-carga e, consequentemente, do débito cardíaco. Ocorre nas perdas sanguíneas intrauterinas, como na placenta prévia e na transfusão feto-materna; nas perdas sanguíneas no período neonatal, como no cefalohematoma, em outros tocotraumatismos e nas hemorragias intracranianas (HIC).
- Choque distributivo: decorrente de alterações da resistência vascular sistêmica por comprometimento vasomotor. Encontra-se na sepse, na enterocolite necrosante e na insuficiência adrenal.

- Choque cardiogênico: decorrente da redução do débito cardíaco por comprometimento do volume sistólico como consequência da alteração na contratilidade miocárdica ou na frequência cardíaca (FC), como no bloqueio atrioventricular total. São exemplos de causas as cardiopatias congênitas, a insuficiência cardíaca, as arritmias, as cardiomiopatias e o pós-operatório de cirurgias cardíacas.
- Choque obstrutivo: decorrente de alterações extracardíacas que reduzem o débito cardíaco por restrição ao fluxo/comprometimento do retorno venoso. Podem-se citar como exemplos pneumotórax, tamponamento pericárdico, tromboembolismo maciço e hipertensão arterial pulmonar persistente.
- Choque dissociativo: decorre da capacidade alterada na liberação de oxigênio, por exemplo, nos casos de metaemoglobinemia.[2]

QUADRO CLÍNICO

As manifestações clínicas do comprometimento de diversos órgãos devem ser analisadas em conjunto e consideradas como alerta para investigação detalhada, por exemplo:

- Alterações da FC: geralmente, taquicardia (FC > 180 bpm). A bradicardia (FC < 100 bpm) costuma ser um achado tardio, exceto no prematuro, quando pode ocorrer em fases mais precoces. A taquicardia é um mecanismo compensatório, cujo intuito é aumentar o débito cardíaco. Deve-se considerar que ela também decorre de dor, hipertermia, agitação e medicações.[3,7]
- Hipotensão: costuma ser um achado tardio. Idealmente, o choque deve ser diagnosticado antes das alterações pressóricas. As limitações da correlação entre PA e fluxo sanguíneo devem ser sempre consideradas. Além disso, não se deve avaliar exclusivamente a PAM. Apesar das limitações, a hipotensão sistólica é um marcador de baixo débito cardíaco, mas pode estar presente no período de transição e ser observada nas situações com *shunt* esquerdo-direito.[7]
- Anormalidades na temperatura corporal (hipotermia): podem ser observadas em decorrência de alterações do sistema nervoso autônomo.[7]
- Extremidades frias, acrocianose e palidez: ocorrem em consequência da redução do débito cardíaco e dos mecanismos compensatórios que levam à redistribuição de fluxo de órgãos não vitais, incluindo a pele (vasoconstrição), para os órgãos vitais.[2,3,7]
- Aumento de tempo de enchimento capilar (> 3 a 4 segundos): decorre da vasoconstrição, contudo seu valor preditivo positivo é baixo.[4]
- Alterações neurológicas: são observadas nos estágios iniciais alterações como letargia ou irritabilidade e dificuldades alimentares, que podem evoluir para

coma na fase tardia. Além disso, podem-se encontrar hipotonia, hipoatividade, hiporreatividade e diminuição dos reflexos profundos e dos primitivos.[2,3]

- Redução do débito urinário (menor que 1 mL/kg/h): decorre do comprometimento da perfusão renal, contudo ocorre um atraso entre o desenvolvimento da instabilidade hemodinâmica e a percepção da oligúria, e também há influência da circulação de transição e da possibilidade de doenças renais intrínsecas nesse parâmetro. O choque, por sua vez, leva a hipoperfusão renal. Assim, a redução do débito urinário tem sensibilidade baixa, porém possui valor preditivo positivo acima de 90%.[3,4]
- Taquipneia: é um mecanismo compensatório da acidose metabólica. Pode ser acompanhada de gemidos e batimentos de asas do nariz em recém-nascidos (RN) com doença pulmonar de base ou doença cardiopulmonar com edema pulmonar.[7]
- Alterações da função hepática e alterações gastrointestinais: ocorrem em consequência da hipoperfusão. Podem ser encontrados redução da motilidade intestinal e íleo paralítico.[7]

PROPEDÊUTICA

Os parâmetros convencionais, já incorporados à prática clínica, são: tempo de enchimento capilar, débito urinário, FC, PA, presença de acidose lática, pressão venosa central, saturação venosa mista e diferença arteriovenosa de oxigênio.[7]

Há, no entanto, novos parâmetros disponíveis a serem incorporados, o ecocardiograma funcional e a espectroscopia no infravermelho próximo (em inglês, *near infrared spectroscopy* – NIRS).

- Ecocardiograma funcional: é um método não invasivo que provê uma avaliação fisiológica em tempo real do estado circulatório em RN prematuros e a termo. Fornece informações para a tomada de decisões com base na mensuração do débito cardíaco e na avaliação do fluxo de vasos extracardíacos, como tronco celíaco, aorta abdominal, vasos renais e cerebrais, que demonstram a perfusão dos órgãos-alvo. Como se trata de uma avaliação dinâmica, também possibilita avaliar a resposta ao tratamento. Os débitos cardíacos direito e esquerdo são utilizados, ainda, para determinar o estado do fluxo sanguíneo pulmonar e sistêmico. As medidas desses débitos são confundidas pela presença dos *shunts* intra e extracardíacos, que comprometem a acurácia das medidas. A medida do fluxo na veia cava superior (VCS), por outro lado, fornece uma avaliação independente do *shunt* do fluxo sanguíneo para a parte superior do corpo. O baixo fluxo sanguíneo da VCS tem sido associado a resultados adversos em curto e longo prazos. A determinação do diâmetro da VCS pode ser problemática e abordagens alternativas foram sugeridas. Avaliações pelo Doppler das velocidades sistólica e diastólica em aorta descendente, tronco celíaco, artérias mesentérica superior, renais e cerebral média podem fornecer a informação da perfusão de trato gastrointestinal, rins e cérebro, respectivamente.[7]

- Monitorização não invasiva do débito cardíaco: o uso de monitorização não invasiva e contínua do débito cardíaco é baseado na teoria expandida da condutância elétrica através dos tecidos do corpo (bioimpedância). A integração da PA nessa tecnologia pode ser usada para estimar a resistência vascular sistêmica (RVS), fornecendo informações sobre os 3 componentes do fluxo (saída, pressão e resistência). Em teoria, isso pode facilitar uma abordagem baseada na fisiologia para o gerenciamento de estados de baixo fluxo sanguíneo. Os estudos atuais demonstram que a monitorização não invasiva do débito cardíaco baseada na bioimpedância tem um potencial significativo, porém os estudos realizados até o momento usaram medidas ecocardiográficas, logo são limitados pela falta de um verdadeiro padrão-ouro para comparação. Mais estudos são necessários para validar ainda mais essa tecnologia, avaliar sua capacidade de identificar os perfis hemodinâmicos esperados (como alterações durante a hipotermia terapêutica) e sua capacidade de monitorar a resposta ao tratamento, antes que essa tecnologia possa ser considerada para uso rotineiro na unidade de terapia intensiva neonatal (UTIN).[7]
- *Espectroscopia no infravermelho próximo* (em inglês, *near infrared spectroscopy* – NIRS): tem sido utilizada para avaliar a adequação da oxigenação periférica e da oxigenação cerebral em bebês prematuros. Recentemente, o uso de NIRS foi estudado em bebês com persistência do canal arterial (PCA) com descompensação hemodinâmica, demonstrando redução nas saturações cerebrais quando um canal arterial persistiu. A NIRS também é usada para medir a perfusão esplâncnica, com evidências sugerindo que essa técnica pode ser capaz de distinguir entre enterocolite necrosante complicada e não complicada.[7]

Há ainda novos parâmetros em fase de pesquisa que podem ser citados, como: cardiometria elétrica, espectroscopia de luz visível, índice de perfusão e ressonância cardíaca funcional.[8]

TRATAMENTO

Para estabilização inicial, recomendam-se:

- Manter via aérea pérvia e iniciar suporte respiratório, incluindo oxigênio suplementar e/ou ventilação mecânica. Neonatos em choque usualmente apresentam desconforto respiratório e/ou apneia e necessitam de ventilação com pressão positiva, intubação e ventilação mecânica.[7]

- Estabelecer acesso vascular, se possível central, e coletar amostras para avaliação inicial. É importante considerar acesso arterial para monitorizar PA invasiva, podendo ser usada a artéria umbilical no período neonatal imediato.[7]
- Iniciar ressuscitação hídrica, com o objetivo de aumentar a pré-carga e, consequentemente, o débito cardíaco. Deve-se realizar a infusão de solução cristaloide no volume de 10 a 20 mL/kg, por 10 a 15 minutos, segundo alguns autores, ou por 30 a 60 minutos, segundo outros.[2,8] Pode ser necessária reposição hídrica agressiva no choque hipovolêmico e distributivo. No choque obstrutivo, a reposição inicial também pode ser benéfica em virtude do aumento da pré-carga; entretanto, pode ser deletéria no choque cardiogênico. A reposição hídrica excessiva (> 30 mL/kg), em prematuros, pode estar associada a desfechos adversos como HIC, PCA e displasia broncopulmonar, além de aumento na mortalidade. O ecocardiograma funcional, como mencionado anteriormente, fornece subsídios sobre o estado volêmico e possibilita ajustes nas intervenções subsequentes.[2] Paralelamente à estabilização inicial, deve-se iniciar a investigação da causa básica para que a abordagem terapêutica possa ser direcionada de modo específico para a doença de base e para descartar pneumotórax, tamponamento cardíaco e arritmias cardíacas. Essas situações necessitam de abordagem terapêutica imediata e específica. Deve-se considerar, também, a presença de canal arterial hemodinamicamente significativo.[7]

O objetivo da estabilização inicial é reestabelecer a perfusão tecidual, e a resposta pode ser avaliada com base em parâmetros clínicos e laboratoriais. Entre eles, destacam-se a melhora na amplitude dos pulsos centrais e periféricos; na perfusão da pele, traduzida por extremidades aquecidas e enchimento capilar em menos de 3 segundos; a normalização dos níveis pressóricos; a resolução da acidose metabólica; e a queda nos níveis de lactato sérico ou plasmático. Quanto à avaliação neurológica, observam-se movimentação espontânea e melhora na reatividade, no tônus e nos reflexos. Paralelamente, devem-se monitorizar continuamente FC (monitor cardíaco), saturação de oxigênio (oxímetro de pulso) e PA invasiva ou não invasiva a cada 15 a 30 minutos. Os parâmetros clínicos devem ser verificados a cada 1 hora, assim como o débito urinário (deve ser superior a 1 mL/kg/h). A gasometria arterial e o lactato sérico ou plasmático devem ser avaliados a cada 3 ou 4 horas até estabilização do quadro, em conjunto com outros controles, como dosagem de eletrólitos e glicemia, hematócrito e hemoglobina.[2,7]

A depender dos recursos disponíveis para a avaliação e a monitorização, podem-se acrescentar as seguintes metas a serem atingidas com a terapêutica instituída: saturação venosa central de oxigênio maior que 70%, índice cardíaco entre 3,3 e 6 L/min/m^2 e fluxo em VCS > 40 mL/kg/min.[2]

A abordagem terapêutica subsequente se baseia na resposta à estabilização inicial e na identificação do tipo de choque, possibilitando a orientação de intervenções específicas (Quadro 1) e uma abordagem guiada por metas.[2-4] No choque hipovolêmico, a reposição de fluidos isotônicos e/ou hemoderivados, no caso de hemorragia, deve ser mantida até a estabilização do quadro hemodinâmico. No choque séptico, 20 a 30 mL/kg de solução isotônica geralmente são suficientes para restaurar o volume intravascular. Como anteriormente mencionado, a manutenção da reposição volêmica pode ser deletéria em neonatos com choque cardiogênico.[7]

A terapêutica farmacológica tem como eixo central o uso de medicamentos vasoativos e inotrópicos. Sua seleção deve considerar os mecanismos fisiopatológicos envolvidos e os efeitos desejados. É prudente conhecer o sítio e os mecanismos de ação dos diversos agentes, a fim de que o manejo hemodinâmico de neonatos criticamente doentes seja bem-sucedido. Esses medicamentos interagem com os diferentes receptores adrenérgicos presentes no miocárdio e na vasculatura periférica. Além das catecolaminas, 2 outras classes de medicamentos têm sido utilizadas: vasopressina e seus análogos e os inibidores da fosfodiesterase-3 (milrinona).[2,8] Os vasopressores e inotrópicos usualmente usados no tratamento do choque estão sumarizados na Tabela 2.

Quadro 1 Abordagem terapêutica do choque conforme a doença de base

Cardiopatias congênitas canal--dependentes	Hipovolemia/ metabólico	Choque séptico	Hipertensão arterial pulmonar persistente
Prostaglandina E1	Reposição volêmica. Terapia específica.	Antibioticoterapia	Vasodilatador pulmonar iNO.

iNO: óxido nítrico inalatório.
Fonte: elaborado pelos autores, modificado de Singh, Katheria e Vora, 2018.[2]

Tabela 2 Medicamentos usados como inotrópico e vasopressor no período neonatal

Medicamento	Dose	Sítio de ação/ receptores	Efeito hemodinâmico
Dopamina* (mcg/kg/min)	1-4 4-10 11-20	Dopaminérgicos 1-2 alfa e beta	Dilatação renal/mesentérica Inotrópico e vasopressor ↑ RVS e ↑ RVP
Dobutamina (mcg/kg/min)	5-20	Beta-1 e beta-2 Algum efeito alfa	Inotrópico ↓ RVS (pouco efeito) ↑ débito cardíaco
Epinefrina** (mcg/kg/min)	0,01-0,3 0,3-1	Beta-1 e beta-2 Alfa	Predomínio beta-inotrópico (↓ RVS) Predomínio alfa (↑ RVS/menor) Efeito inotrópico (↑ RVP) em doses altas

(Continua)

Tabela 2 Medicamentos usados como inotrópico e vasopressor no período neonatal (*continuação*)

Medicamento	Dose	Sítio de ação/ receptores	Efeito hemodinâmico
Norepinefrina*** (mcg/kg/min)	0,05-1	Alfa-1, alfa-2 e beta-1 (pouco efeito)	Vasoconstrição ↑ RVS ↑ débito VE
Hidrocortisona (mg/kg/dia)	2-4		↑sensibilidade às catecolaminas
Vasopressina**** (U/kg/min)	0,00017-0,007	V1 e 2	↑ RVS ↓ RVP
Milrinona (mcg/kg/min)	0,25-0,75	Inibidor de fosfodiesterase-3 ↑cAMP	Inotrópico Lusotrópico ↓ RVS e ↓ RVP Risco de hipotensão Meia-vida ± 4 horas
Levosemindana (mcg/kg/min)	6-24 em *bolus* seguidos de 0,1-0,4	Múltiplos efeitos	↑ contratilidade sem aumentar a demanda de oxigênio do miocárdio Vasodilatação periférica

RVS: resistência vascular sistêmica; RVP: resistência vascular pulmonar; VE: ventrículo esquerdo.
* Dopamina: cerca de 25% da dose infundida é convertida em norepinefrina.[3] Ocorre grande variabilidade nas respostas de neonatos com o uso de doses equivalentes, o que implica cuidado em seu uso, principalmente em prematuros. O efeito vasodilatador no fluxo sanguíneo mesentérico não tem sido demonstrado de modo consistente no neonato prematuro. O efeito de aumento do fluxo renal envolve complexas interações.[9]
** Epinefrina: catecolamina secretada pelas suprarrenais, pode aumentar o lactato plasmático e os níveis glicêmicos, por promover a gliconeogênese, além de exacerbar a acidose metabólica.[3]
*** Norepinefrina: poucos estudos no período neonatal, experiência limitada em neonatos a termo com choque refratário a dobutamina e dopamina.[3] Acidose e isquemia periférica em doses altas.
**** Vasopressina: pode levar a isquemia periférica, hepática e hiponatremia. Pode ser usada no choque refratário às catecolaminas.
Fonte: elaborada pelos autores com base em Singh et al., 2018;[2] Giesinger e McNamara, 2016;[3] e Ross et al., 2015.[10]

DESAFIOS ATUAIS

O principal desafio com relação à abordagem do choque neonatal é seu diagnóstico precoce. Esse aspecto permite a instalação imediata do tratamento mais adequado, de acordo com a etiologia e a fisiopatologia, com o objetivo de aumentar a sobrevida e melhorar os desfechos neurológicos em longo prazo.

ORIENTAÇÕES AOS PAIS

Os pais devem ser informados sobre a gravidade do quadro de choque, que está associado com risco elevado de óbito e comprometimento do neurodesenvolvimento.

✓ CONCLUSÃO

Em resumo, os seguintes pontos devem ser considerados essenciais no manejo do choque neonatal:

- Estabilização de vias aéreas e do estado respiratório.
- Acesso vascular.
- Ressuscitação hídrica inicial.
- Administração empírica de antibióticos.
- Abordagens específicas para as doenças de base logo que identificadas.
- Reavaliação contínua da resposta à abordagem inicial.
- Ajustes nas intervenções subsequentes (líquidos, medicamentos vasoativos e/ou inotrópicos).

REFERÊNCIAS BIBLIOGRÁFICAS

1. Barrington KJ. Common hemodynamic problems in the neonate. Neonatology. 2013; 103(4):335-40.
2. Singh Y, Katheria AC, Vora F. Advances in diagnosis and management of hemodynamic instability in neonatal shock. Front Pediatr. 2018;6:2.
3. Giesinger RE, McNamara PJ. Hemodynamic instability in the critically ill neonate: an approach to cardiovascular support based on disease pathophysiology. Semin Perinatol. 2016;40(3):174-86.
4. Elsayed YN, Fraser D. Integrated evaluation of neonatal hemodynamics program optimizing organ perfusion and performance in critically ill neonates, part 1: understanding physiology of neonatal hemodynamics. Neonatal Network. 2016;35(3):143-9.
5. Northern Neonatal Nursing Initiative. Systolic blood pressure in babies of less than 32 weeks gestation in the first year of life. Arch Dis Child Fetal Neonatal Ed. 1999;80(1):38-42.
6. Noori S, Seri I. Pathophysiology of newborn hypotension outside the transitional period. Early Hum Dev. 2005;81(5):399-401.
7. McNamara PJ, Weiss DE, Giesinger RE, Jain A. Hemodynamics. In: McDonald MG, Seshia MMK (eds.). Avery's neonatology: pathophysiology and management of the newborn. Philadelphia: Wolters Kluver; 2016. p.457-86.
8. Paradisis M, Evans N, Kluckow M, Osborn D, McLachlan AJ. Pilot study of milrinone for low systemic blood flow in very preterm infants. J Pediatr. 2006;148(3):306-13.
9. Noori S, Sera I. Neonatal blood pressure support: the use of inotropes, lusitropes and other vasopressor agents. Clin Perinatol. 2012;39(1):221-38.
10. Ruoss J, McPherson C, DiNardo J. Inotrope and vasopressor support in neonates. NeoReviews. 2015;16(6):e351-61.

13

CARDIOPATIAS CONGÊNITAS

Antônio Carlos de Almeida Melo
Maria Lucia de Barros de Medeiros

OBJETIVO

✓ Descrever fisiopatologia, manifestações clínicas, diagnóstico e abordagens clínica e cirúrgica das principais cardiopatias congênitas.

INTRODUÇÃO

As cardiopatias congênitas (CC) são as malformações mais comuns em recém-nascidos (RN), ocorrendo em aproximadamente 1% dos nascidos vivos e em 10% dos casos de perdas fetais. Aproximadamente 25% necessitam de cirurgia ou procedimento por meio de cateter no 1º ano de vida (CC críticas).[1]

Os resultados após as intervenções terapêuticas nas lesões mais simples alcançaram um patamar de excelência e melhoraram também nos casos mais complexos, antes considerados letais. Isso foi possível graças aos avanços nas técnicas cirúrgicas e de utilização de cateteres intravasculares para vários procedimentos, na implantação de protocolos de cuidados intensivos, nos exames de imagem de alta resolução, no suporte extracorpóreo, nas estratégias para estabilização de RN (terapia com prostaglandina, septostomia por balão, p. ex.), entre outros.[2]

Acredita-se que a maioria das CC tenha uma base genética, tendo sido identificada uma ampla variedade de mutações; entretanto, a etiologia genética só é evidenciada em 30% dos casos, especialmente naqueles acompanhados de comprometimento do desenvolvimento neurológico e de outras anomalias congênitas. Espera-se que, em um futuro próximo, sejam identificados novos tipos de mutações para melhor compreensão de como elas interferem nas respostas hemodinâmicas dos pacientes, possibilitando um diagnóstico mais preciso e mais precoce, bem como a oportunidade de prever a resposta à terapêutica instituída e o prognóstico. As informações genéticas e epigenéticas poderão utilizadas para individualizar os cuidados, identificar os membros da família com risco e aconselhar com relação à probabilidade de transmissão aos descendentes.[3]

É necessário, ainda, estar atento ao surgimento de uma população cada vez maior de cardiopatas congênitos que sobrevivem, tornando-se adolescentes e adultos com peculiaridades, riscos e necessidades específicas, o que gera implicações socioeconômicas significativas.

EPIDEMIOLOGIA

A prevalência das CC varia de 6 a 13:1.000 nascidos vivos.[4] O defeito congênito cardíaco mais comum é a válvula aórtica bicúspide, com uma prevalência de 0,5 a 2%, mas raramente é diagnosticada na infância.[5] Os próximos defeitos mais comuns são os do septo ventricular e do septo atrial e a tetralogia de Fallot, a CC cianótica mais comum.[1]

FATORES DE RISCO

Os fatores de risco para as CC são:

- Prematuridade (excluindo o ducto arterial patente isolado): risco 2 a 3 vezes maior.[6]
- História familiar: risco 3 vezes maior quando um parente de 1° grau tem uma CC.[7]
- Doenças maternas: diabetes, hipertensão, obesidade, fenilcetonúria, doenças tireoidianas, doenças do tecido conjuntivo e epilepsia são algumas condições envolvidas no aumento de risco de CC.
- Medicamentos: alguns medicamentos utilizados durante a gravidez, como fenitoína e ácido retinoico, bem como tabagismo e uso de álcool, estão associados ao aparecimento de defeitos cardíacos.[8]
- Infecções intrauterinas: rubéola, *influenza*, citomegalovírus, *coxsackievirus*, herpes, parvovírus B19, toxoplasmose e, possivelmente, vírus da imunodeficiência humana (HIV) estão entre as diversas exposições infecciosas intrauterinas que podem resultar em CC.[9]

MANIFESTAÇÕES CLÍNICAS E ABORDAGEM

A fisiologia cardiovascular fetal, por apresentar *shunt* direito-esquerdo através do forame oval (FO) e do canal arterial (CA), associada à alta resistência na circulação pulmonar e à baixa resistência na circulação sistêmica, possibilita o adequado desenvolvimento do feto mesmo em vigência da maioria das malformações cardiovasculares.

Com o nascimento, ocorrem mudanças dramáticas no período de transição da circulação fetal para a circulação neonatal. Observam-se queda progressiva da resistência vascular pulmonar, elevação da pressão sistêmica com a retirada da placenta e fechamento do FO e do CA.[10]

Nesse período de transição, surgem as manifestações graves das CC críticas anteriormente compensadas pela patência dos canais fetais. A abordagem terapêutica inicial é direcionada a manter o padrão anterior de circulação, possibilitando fluxo pelo CA e/ou pelo FO.

Para manter o CA patente, inicia-se infusão de prostaglandina E1 (PGE1) na dosagem de 0,05 mcg/kg/min, podendo ser aumentada até o máximo de 0,1 mcg/kg/min, que deverá ser posteriormente titulada até atingir a menor dose possível para manutenção da permeabilidade do CA (0,005 a 0,01 mcg/kg/min). Para tanto, utiliza-se dose reduzida, mas efetiva, com o intuito de minimizar os efeitos colaterais do medicamento, como redução da resistência vascular pulmonar e sistêmica, apneia, febre e taquicardia, associadas ao aumento do consumo de oxigênio e à redução do tempo de enchimento diastólico. A infusão de PGE1 pode ser iniciada empiricamente (antes da realização do ecocardiograma confirmatório), quando houver forte suspeita clínica de cardiopatia CC crítica canal-dependente.[11]

Diante de uma resposta insatisfatória, em especial nos pacientes com obstrução ao nível de cavidades esquerdas apresentando hipoperfusão sistêmica e acidose metabólica, tem-se como possibilidade a colocação de *stent* no canal, efetuada em serviço especializado.[10] A deterioração clínica após o início da PGE1 pode ser indicativa de defeitos cardíacos congênitos associados à obstrução do retorno venoso pulmonar ou ao nível do átrio esquerdo (AE) com FO restritivo, sendo necessária a realização urgente do ecocardiograma seguido de intervenção por cateterismo ou cirúrgica.[11]

A estabilidade hemodinâmica nas CC críticas canal-dependentes é determinada pela relação entre a resistência vascular pulmonar e a sistêmica e pelo diâmetro da comunicação arterial. Pode ocorrer instabilidade nas seguintes situações: administração inadequada de oxigênio, uso excessivo de PGE1, hiperventilação, administração de bicarbonato de sódio e uso excessivo de catecolaminas que influenciam negativamente a relação entre a resistência vascular pulmonar e a sistêmica, além de aumentarem a frequência cardíaca e o consumo miocárdico de oxigênio, bem como reduzirem o tempo de enchimento diastólico.

Na fase de estabilização, pode ser indicada a infusão de inotrópicos para melhoria da função miocárdica, como a dobutamina e a milrinona, assim como de catecolaminas.

As outras CC críticas apresentam manifestações importantes, mas inespecíficas no período neonatal. O momento do aparecimento dos sintomas varia conforme o tipo de lesão, podendo ser logo após o nascimento ou na 1ª semana de vida.[10]

As CC com *shunt* esquerdo-direito representam o maior percentual das CC; entretanto, os sintomas costumam surgir mais tardiamente no período neonatal ou após ele, quando a resistência vascular pulmonar diminui a níveis inferiores ao sistêmico e o fluxo se estabelece pela comunicação entre as cavidades esquerdas e direitas. Nessa ocasião, aparecem os sintomas e sinais de congestão pulmonar/insuficiência cardíaca congestiva, cuja abordagem terapêutica deve ser pautada no uso de diuréticos, medicações para redução da pós-carga, suporte nutricional e correção cirúrgica.[12,13]

Com o objetivo de facilitar o entendimento, pode-se categorizar as CC em 5 grupos: aquelas com obstrução ao nível de cavidades esquerdas, com obstrução ao nível de cavidades direitas, circulação paralela, mistura intracardíaca completa e *shunt* esquerdo-direito, conforme mostrado no Quadro 1.[11]

Quadro 1 Cardiopatias congênitas: mecanismos envolvidos e diagnósticos

Mecanismos envolvidos	Manifestação clínica	Cardiopatias	Incidência	Canal-dependente?
Obstruções em cavidades esquerdas	▪ Hipoperfusão sistêmica ▪ Congestão pulmonar	▪ Estenose*/atresia aórtica ▪ Coartação da aorta ▪ Interrupção do arco aórtico ▪ Síndrome do coração esquerdo hipoplásico	30 a 40% das cardiopatias críticas	Fluxo sistêmico dependente de canal
Obstruções em cavidades direitas	▪ Hipofluxo pulmonar ▪ Cianose	▪ Estenose*/atresia pulmonar ▪ Atresia tricúspide ▪ Tetralogia de Fallot* ▪ Anomalia de Ebstein	20 a 30% das cardiopatias críticas	Fluxo pulmonar dependente de canal
Circulação paralela	▪ Congestão pulmonar ▪ Cianose	Transposição dos grandes vasos da base	Cerca de 30% das cardiopatias críticas	Mistura entre as 2 circulações

(Continua)

Quadro 1 Cardiopatias congênitas: mecanismos envolvidos e diagnósticos (*continuação*)

Mecanismos envolvidos	Manifestação clínica	Cardiopatias	Incidência	Canal- -dependente?
Mistura intracardíaca completa	▪ Congestão pulmonar ▪ Cianose	▪ Drenagem anômala total de veias pulmonares ▪ *Truncus arteriosus* ▪ Ventrículo Único		Não
Shunt esquerdo-direito	Congestão pulmonar.	▪ Comunicação interatrial ▪ Comunicação interventricular ▪ Persistência do canal arterial ▪ Defeitos do septo atrioventricular		Não

* Canal-dependente nas formas críticas.
Fonte: elaborado pelos autores com base em Breinholt, 2016.[11]

CARDIOPATIA CONGÊNITA COM CIRCULAÇÃO PARALELA

A transposição dos grandes vasos da base ou transposição das grandes artérias (TGA) corresponde a 2% das CC, sendo a 2ª cardiopatia cianótica mais frequente e a que mais se manifesta na 1ª semana de vida.[12] Caracteriza-se por concordância atrioventricular e discordância ventriculoarterial, sendo que a aorta emerge do ventrículo direito (VD) em posição anterior à pulmonar, e a artéria pulmonar, do ventrículo esquerdo (VE). Quando a válvula aórtica está localizada à direita da válvula pulmonar, recebe a denominação de D-TGA. Esses defeitos anatômicos levam a uma situação de circulação paralela, em contraste com a normalidade, que é a circulação em série.[13] Na TGA, o retorno venoso sistêmico (sangue desoxigenado) atinge, pelas veias cavas superior e inferior, o átrio direito (AD) e daí o VD e a aorta, retornando novamente ao AD. O retorno venoso pulmonar (sangue oxigenado) drena para o AE, o VE e artéria pulmonar, voltando aos pulmões. Nessa situação de circulação paralela, a mistura das 2 circulações só pode ocorrer no nível atrial por intermédio do FO patente ou na presença de comunicação interatrial (CIA); e no nível ventricular se houver comunicação interventricular (CIV), o que ocorre em 35 a 40% dos casos e pelo CA patente.[12] Diferenças anatômicas significativas, como TGA com septo interventricular íntegro e TGA com CIV, levam a manifestações clínicas com características próprias. A apresentação pode ocorrer com cianose intensa e precoce ou ser um pouco mais tardia e com congestão pulmonar.[13] Um 3º tipo é a TGA com CIV e estenose pulmonar, com apresentação clínica variável, com hipoxemia decorrente da circulação paralela e/ou do hipofluxo pulmonar pela estenose crítica. Nessa situação pode ser necessária valvuloplastia pulmonar por balão.[13]

No Quadro 2 encontram-se sintetizados os aspectos mais relevantes envolvendo a TGA.

Quadro 2 Transposição das grandes artérias

Defeito	▪ Discordância ventriculoarterial. ▪ Pode estar associada a CIV e a estenose pulmonar.
Fisiopatologia	▪ Circulação sistêmica e pulmonar em modo paralelo.
Quadro clínico	▪ Cianose presente a partir de 12 horas de vida, não responsiva a oxigênio e/ou ventilação mecânica. A presença de CIV pode retardar a apresentação. ▪ Insuficiência cardíaca congestiva quando TGA associada a CIV.
Radiografia de tórax	▪ Silhueta mediastinal estreita em decorrência da orientação dos grandes vasos e da regressão do timo (área cardíaca com forma ovalada. ▪ Fluxo pulmonar variável.
ECG	Normal ou com hipertrofia de ventrículo direito.
Confirmação diagnóstica	Ecocardiograma.
Conduta	▪ Infusão de prostaglandina E1. ▪ Atriosseptostomia por balão ou cirúrgica em caso de FO restritivo ▪ Cirurgia definitiva (*switch* arterial).

ECG: eletrocardiograma; CIV: comunicação interventricular; TGA: transposição das grandes artérias; FO: forame oval.
Fonte: elaborado pelos autores com base em Puri, 2017.[12]

CARDIOPATIAS CONGÊNITAS COM *SHUNT* ESQUERDO-DIREITO

Defeitos do septo interatrial (comunicação interatrial)

Os defeitos correspondem a 7 a 10% das CC. Apresentam *shunt* esquerdo-direito por meio do defeito do septo atrial e, quando hemodinamicamente significativos, cursam com sobrecarga das cavidades direitas, que se tornam dilatadas, além de hiperfluxo pulmonar.[12] Podem ser classificados como *ostium secundum,* quando o defeito está situado ao nível da fossa oval, geralmente único, ou como *ostium primum*, quando estão localizados na porção anterior da parte inferior do septo. O *ostium secundum* é a forma mais comum de CIA. Os defeitos pequenos (< 5 mm) tendem a fechar espontaneamente; entretanto, nos moderados a grandes, deve-se considerar fechamento cirúrgico por volta de 4 a 5 anos de idade.[12,13] Os defeitos classificados como *ostium secundum* geralmente são grandes e pertencem ao espectro dos defeitos do septo atrioventricular (DSAV). São frequentemente acompanhados por fenda no folheto anterior da válvula mitral, o que pode levar a graus variados de insuficiência mitral. Os defeitos do tipo seio venoso se localizam na porção superior ou inferior da face posterior do septo interatrial e representam cerca de 5 a 10% dos defeitos desse septo. Podem ser considerados uma forma de drenagem anômala parcial de veias pulmonares.

Defeitos do septo interventricular (comunicação interventricular)

Os defeitos correspondem a cerca de 20 a 25% das CC quando isolados, mas também estão presentes em associação com outros defeitos, como na tetralogia de Fallot, TGA, atresia mitral e tricúspide, dupla via de saída de ventrículo direito, entre outros. Podem variar de pequenos a grandes e geralmente são únicos. São classificados conforme sua localização. Em 80% dos casos, situam-se na porção membranosa na região subaórtica (CIV perimembranosa), entre a valva pulmonar e aórtica (CIV justa-arterial) ou na porção trabecular do septo apical (CIV muscular).[12,13]

A magnitude do *shunt* esquerdo-direito depende do diâmetro efetivo do defeito e se relaciona diretamente com a gravidade das alterações clínicas. A abordagem terapêutica inicial fundamenta-se em medidas de controle da congestão pulmonar (diuréticos, inibidores da enzima conversora da angiotensina) e suporte nutricional. Os defeitos moderados a grandes cursam com sobrecarga e dilatação de ventrículo direito, do tronco e dos ramos da artéria pulmonar. Podem levar ao desenvolvimento de forma irreversível da doença vascular obstrutiva pulmonar precocemente (entre 18 e 24 meses de idade). O momento da abordagem cirúrgica deve ser antes de 6 a 12 meses de idade.[13]

Defeitos do septo atrioventricular

Os DSAV correspondem a cerca de 4 a 5% das CC, sendo que 50% dos pacientes com são portadores de trissomia do cromossoma 21.[12,13] São classificados conforme o comprometimento da válvula atrioventricular comum, a presença ou ausência de orifícios separados e as características da anatomia subvalvar. Denominam-se DSAV parciais quando apresentam CIA tipo *ostium primum* e fenda no folheto anterior da valva mitral e transicionais quando se observa, além das características anteriores, pequena CIV da via de entrada. Nos DSAV completos/totais tem-se apenas uma valva atrioventricular formada pelos folhetos parietais da mitral e da tricúspide, grande CIA tipo *ostium primum* e grande CIV de via de entrada. Conforme as dimensões relativas dos ventrículos, podem ser ditos como balanceados e desbalanceados, o que implica estratégias cirúrgicas diferentes.[13] No DSAV total observa-se *shunt* esquerdo-direito por meio da CIA e da CIV, além de insuficiência da valva atrioventricular. Evolui com dilatação de AD e VD, tronco e ramos das artérias pulmonares e de cavidades esquerdas.

O quadro clínico é de insuficiência cardíaca congestiva de difícil controle e, se não abordado cirurgicamente, leva ao desenvolvimento de doença pulmonar vascular obstrutiva irreversível e precoce por volta do 6º ao 12º mês de vida.[13] A correção cirúrgica deve ser programada entre o 4º e o 6º meses de vida, e até mesmo mais precocemente, conforme a gravidade. A bandagem da artéria pulmonar pode ser uma estratégia no caso de lactentes com peso inferior a 5 kg e quadro grave de congestão pulmonar.[13] Nos pacientes portadores de trissomia do cromossoma 21, o desenvolvimento da doença pulmonar vascular obstrutiva é ainda mais precoce.

Persistência do canal arterial

O CA é uma conexão fetal entre a aorta e a artéria pulmonar, presente em todos os RN. Fecha funcionalmente em cerca de 24 horas após o nascimento e anatomicamente entre 3 e 4 semanas, podendo permanecer aberto por um período maior, especialmente nos RN prematuros. As manifestações clínicas variam com a idade, sendo que no período neonatal, quando a resistência vascular pulmonar ainda estiver elevada, o fluxo pelo CA poderá ser mínimo. Posteriormente, com a queda dessa resistência e o CA permanecendo aberto, o fluxo esquerdo-direito passa a ser significativo durante todo o ciclo cardíaco, com presença de sopro sistólico contínuo mais audível em bordo esternal esquerdo alto e sinais de congestão pulmonar/insuficiência cardíaca congestiva.

Pacientes com mais idade e persistência do canal arterial (PCA) com repercussão hemodinâmica podem apresentar ruflar diastólico que corresponde ao fluxo através da valva mitral para um VE dilatado.[12] A radiografia de tórax mostra aumento da área cardíaca e hiperfluxo pulmonar. O eletrocardiograma (ECG) evidencia alterações compatíveis com hipertrofia de VE, e o ecodopplercardiograma mostra hipertrofia de cavidades esquerdas, características do fluxo e da anatomia do CA. A terapêutica medicamentosa é um dos recursos disponíveis para a abordagem de RN prematuros. A abordagem em lactentes pode ser feita com a colocação de dispositivos de oclusão por cateterismo intervencionista ou por ligadura cirúrgica. O Quadro 3 apresenta uma síntese das principais características clínicas, diagnóstico e conduta relativos às cardiopatias congênitas com *shunt* esquerdo-direito.

Quadro 3 Cardiopatias congênitas com *shunt* esquerdo-direito

Defeito	Comunicação entre cavidades esquerdas e direitas ou entre aorta e artéria pulmonar.
Fisiopatologia	*Shunt* esquerdo-direito.
Quadro clínico	▪ Congestão pulmonar e insuficiência cardíaca congestiva. ▪ Gravidade variável nos diferentes defeitos, usualmente menos grave ou até assintomática no CIA com relação aos outros defeitos do grupo. ▪ Momento de aparecimento dos sintomas: mais tardiamente no período neonatal, quando a resistência vascular pulmonar diminui a níveis inferiores ao sistêmico e o fluxo se estabelece através da comunicação entre as cavidades esquerdas e direitas.
Radiografia de tórax	Cardiomegalia e hiperfluxo pulmonar.
ECG	Hipertrofia de VD, VE ou biventricular.
Confirmação diagnóstica	Ecocardiograma.
Conduta	▪ Farmacológica: diuréticos, redução da pós-carga, suporte nutricional. ▪ Correção cirúrgica em momento oportuno.
Complicações	Doença vascular obstrutiva pulmonar irreversível em CIV, DSAV, PCA e raramente na CIA, quando não corrigidos.[12]

CIA: comunicação interatrial; CIV: comunicação interventricular; DSAV: defeitos do septo atrioventricular; ECG: eletrocardiograma; PCA: persistência do canal arterial; VD: ventrículo direito; VE: ventrículo esquerdo.
Fonte: elaborado pelos autores com base em Puri, 2017.[12]

CARDIOPATIAS CONGÊNITAS COM OBSTRUÇÃO EM CAVIDADES ESQUERDAS

As cardiopatias com obstrução crítica em coração esquerdo, aorta ascendente e arco aórtico dependem do CA patente para manutenção do fluxo sanguíneo sistêmico e adequada perfusão tecidual. As estruturas esquerdas podem estar afetadas de modo isolado ou em conjunto, com comprometimento da via de entrada do VE, como na estenose mitral crítica; da via de saída, como na atresia ou estenose aórtica crítica, coartação da aorta (CoA) e interrupção do arco aórtico; e em ambas as vias de entrada e saída, como na síndrome do coração esquerdo hipoplásico.[10] Nessas situações, considerando-se a anatomia e a função, o VD passa a suprir, completa ou parcialmente, além da circulação pulmonar, a circulação sistêmica através do CA. Em situações em que não ocorre perfusão anterógrada na aorta, como observado nas disfunções graves de VE, na atresia aórtica e na síndrome do coração esquerdo hipoplásico, a perfusão coronariana e a cerebral passam a depender da perfusão retrógrada na aorta ascendente via CA.[10,12]

Nessas cardiopatias, o equilíbrio hemodinâmico é frágil, podendo ser afetado negativamente por pequena redução do fluxo do CA, pela redução da resistência vascular pulmonar e pela presença de CoA pré-ductal, podendo ocasionar isquemia miocárdica e cerebral.[10] A obstrução no coração esquerdo leva a congestão retrógrada, com aumento da pressão em AE. A presença de *shunt* esquerdo-direito significativo através de CIA ou FO não restritivo reduz a congestão retrógrada e possibilita uma mistura com saturação de oxigênio relativamente elevada em AD e, então, em VD, artéria pulmonar e, consequentemente, na aorta descendente (via CA). Nessa situação, a presença de cianose poderá não ser percebida clinicamente. Por outro lado, se o *shunt* esquerdo-direito for restrito, haverá grave congestão pulmonar, edema pulmonar e cianose. A sintomatologia nas cardiopatias desse grupo é dependente, portanto, da lesão específica, do fluxo pelo CA e pelo FO, e pode variar de sinais e sintomas de insuficiência cardíaca a choque cardiogênico.

Atresia e estenose aórtica

A atresia e a estenose aórtica correspondem a cerca de 5 a 8% das CC. A estenose pode ser valvar, que é a forma mais comum, subvalvar e supravalvar, e pode estar associada a outros defeitos cardíacos. É categorizada como crítica quando o fluxo pela valva é considerado insuficiente para atender às demandas da circulação sistêmica, dependendo, para tanto, do fluxo através do CA. Nas formas críticas, a conduta inicial visa manter o CA patente, de modo a possibilitar perfusão sistêmica adequada. A abordagem definitiva pode ser valvuloplastia por balão ou cirúrgica, conforme avaliação especializada.[12,13]

Coartação da aorta e interrupção do arco aórtico

A CoA representa cerca de 5 a 8% das CC e corresponde a um espectro de alterações caracterizadas por um estreitamento do istmo do arco aórtico, que pode, em alguns casos, estender-se ao arco transverso. A interrupção do arco aórtico é a forma mais grave do espectro, na qual ocorre descontinuação do arco e uma continuação distal próxima ao CA. A interrupção do arco aórtico representa 1,5% das CC e em 80% dos casos é acompanhada de CIV. É classificada como tipo A quando ocorre na altura do istmo distal, próximo à artéria subclávia esquerda; como tipo B, que é o mais comum e frequentemente associado a cromossomopatias, quando a interrupção situa-se entre a origem da artéria subclávia esquerda e a carótida comum esquerda; e em tipo C, que é o mais raro, quando a interrupção ocorre entre a origem da artéria inominada e da carótida comum esquerda. A CoA crítica e a interrupção do arco aórtico (IAA) manifestam-se com hipoperfusão sistêmica, acidose metabólica, pulsos débeis, letargia, redução do débito urinário e taquipneia com o fechamento do CA. Embora o choque séptico seja a causa mais comum do quadro descrito, deve-se considerar a realização de ecocardiograma para detecção de cardiopatias com comprometimento do fluxo sistêmico, no caso de choque não responsivo à reposição hídrica.[10]

O manejo clínico inicial é direcionado à reabertura ou à manutenção da patência do CA, com infusão de PGE1 até o reparo cirúrgico. As formas leves de CoA não cursam com descompensação hemodinâmica no período neonatal. Na infância, podem ser detectadas pela presença de gradiente superior a 20 mmHg entre os níveis pressóricos em membros superiores e inferiores, além de sopro sistólico mais audível em dorso.

Síndrome do coração esquerdo hipoplásico

É uma cardiopatia complexa que engloba os seguintes defeitos: atresia ou estenose crítica da valva mitral e aórtica, VE hipoplásico e hipoplasia de aorta ascendente.[12] A circulação sistêmica depende do fluxo pelo CA, e, com o fechamento dele, aparecem sinais de hipoperfusão sistêmica associados a congestão pulmonar. A radiografia de tórax mostra hiperfluxo pulmonar e cardiomegalia à custa do aumento do VD. A abordagem terapêutica antes das intervenções cirúrgicas se baseia em 3 pilares: manutenção do fluxo sanguíneo sistêmico pelo CA, preservação do equilíbrio entre fluxo sanguíneo pulmonar e sistêmico (evitando o fluxo pulmonar excessivo em detrimento do sistêmico) e adequação do *shunt* esquerdo-direito ao nível dos átrios.

Para manutenção do CA pérvio, como já mencionado, deve-se manter infusão de PGE1, inicialmente em dose mais alta para reabertura do CA e depois reduzida até a menor dose efetiva para minimizar os efeitos indesejáveis do medicamento. A saturação de oxigênio deve ser mantida em torno de 80%, pois a oferta excessiva de oxigênio é deletéria por levar à redução da resistência vascular pulmonar e contribuir para o aumento do fluxo pulmonar em detrimento do sistêmico. Pode-se tolerar hipercapnia leve (pressão parcial de dióxido de carbono – $PaCO_2$ – de aproximadamente 50 mmHg), evitando-se, no entanto, a hiperventilação. Outra estratégia é o monitoramento pelo ecodopplercardiograma do tamanho do FO e do grau de restrição. Em caso de restrição importante, pode ser necessário realizar atriosseptostomia por balão, conforme avaliação do especialista. A abordagem cirúrgica paliativa é complexa e segue uma estratégia estadiada, sendo inicialmente realizado procedimento de Norwood/Sano, com anastomose entre aorta e artéria pulmonar (neoaorta), atriosseptostomia, correção da CoA, se presente, e estabelecimento de *shunt* sistêmico-pulmonar para suprir a circulação pulmonar.[12,13] A etapa seguinte é o procedimento bidirecional de Glenn, quando a veia cava superior é desconectada do VD e anastomosada à artéria pulmonar; e posteriormente a cirurgia de Fontan, em que é feito o redirecionamento do fluxo da veia cava inferior para a artéria pulmonar.[12,13] O primeiro estágio é realizado no período neonatal, havendo possibilidade de óbito entre as etapas (mortalidade de 5 a 15%) e devendo ser mantido acompanhamento em serviço especializado.

Os óbitos podem ser decorrentes de 1 ou mais dos seguintes eventos: CIA restrita, obstrução do arco aórtico, bloqueio do *shunt*, distorção das artérias pulmonares e insuficiência da valva atrioventricular.[13] Outra alternativa terapêutica seria o transplante cardíaco, que apresenta grandes dificuldades com relação à disponibilidade do órgão e ao manuseio do processo de rejeição, que levam as instituições a optarem pela abordagem cirúrgica mencionada.[13]

CARDIOPATIAS CONGÊNITAS COM MISTURA INTRACARDÍACA

Truncus arteriosus

Essa cardiopatia corresponde a 2 a 5% das CC, manifestando-se precocemente no período neonatal, com congestão pulmonar grave e cianose. Decorre de falha na formação do septo aorticopulmonar, que resulta em tronco arterial único. Está associado à presença de CIV em 98% dos casos e apresenta uma valva truncal, tricúspide ou quadricúspide, geralmente competente, embora possam ser encontradas estenose significativa ou regurgitação.

Ela é categorizada em diferentes tipos, conforme a posição de origem da artéria pulmonar e suas ramificações. No tipo I, a artéria pulmonar se origina na região posterior esquerda do tronco único e se divide no ramo esquerdo e direito. Nos tipos II e III, os ramos direito e esquerdo se originam direto do tronco único, próximos um ao outro na região posterior no tipo II e no tipo III, um de cada lado do tronco único. No tipo IV, também denominado pseudo *truncus*, os ramos da artéria pulmonar emergem da aorta descendente.[13]

O manejo inicial direciona-se à tentativa de controle da insuficiência cardíaca congestiva, sendo considerada uma medida temporizadora. O reparo cirúrgico deve ser feito nas primeiras 2 semanas de vida.

Drenagem anômala de veias pulmonares

Essa cardiopatia corresponde a 1% das CC e ocorre quando as veias pulmonares drenam para o sistema venoso sistêmico. É denominada parcial quando pelo menos 1 das veias pulmonares drena, como na situação normal, para o AE. É categorizada conforme o local da drenagem das veias pulmonares, podendo ser supracardíaca, quando a drenagem se dá na veia cava superior; intracardíaca, quando ocorre no seio coronário ou no AD; infracardíaca, quando se dá na veia cava inferior ou no sistema venoso hepático; ou mista. Com o retorno venoso pulmonar (sangue oxigenado) para o coração direito, ocorre mistura completa com o sangue desoxigenado proveniente do retorno venoso sistêmico, aumento da pressão no AD e *shunt* direito-esquerdo por meio do FO e/ou CA, o que mantém o fluxo sanguíneo sistêmico.

Fisiologicamente, a drenagem anômala de veias pulmonares é dividida em 2 tipos, com ou sem obstrução ao fluxo. A drenagem supradiafragmática geralmente não é obstrutiva, e a manifestação clínica é de cianose. A infradiafragmática é sempre obstrutiva, impede o retorno venoso pulmonar, e leva a hipertensão venosa pulmonar e edema pulmonar. Nesse caso, o RN apresenta desconforto respiratório e cianose, geralmente com 12 a 24 horas de vida, achado radiológico clássico de pulmões "brancos" e área cardíaca pequena. A abordagem cirúrgica é de emergência.[12]

O quadro clínico na drenagem anômala total de veias pulmonares sem obstrução caracteriza-se pela cianose e não apresenta congestão pulmonar nos primeiros dias de vida. A gravidade das manifestações clínicas, assim como a abordagem terapêutica, é determinada pelo número de veias pulmonares com retorno anômalo e pelo grau de obstrução.

Cardiopatias congênitas com obstruções em cavidades direitas

As diversas lesões deste grupo compartilham a mesma fisiologia, tendo como achado comum a restrição do fluxo pulmonar na via de saída do VD. Nas formas críticas, dependem do desvio do fluxo da circulação sistêmica pelo CA para manutenção da circulação pulmonar.

Estenose pulmonar

Essa cardiopatia corresponde a cerca de 8% das CC, sendo em 90% dos casos valvar e os restantes 10%, sub ou supravalvar. A estenose é categorizada como crítica quando o fluxo através da valva é insuficiente, necessitando da contribuição do fluxo pelo CA. O comprometimento hemodinâmico relaciona-se com a gravidade da estenose, podendo ser assintomática nas formas leves. Ao exame físico, observa-se sopro sistólico de ejeção em bordo esternal esquerdo alto e clique de ejeção nas formas leves a moderadas.[11,12] O ECG pode mostrar hipertrofia de VD e o ecodopplercardiograma propicia a aferição da velocidade do fluxo sanguíneo através da valva, sendo essa medida utilizada na estimativa do gradiente de pressão entre VD e artéria pulmonar. Após a estabilização inicial com infusão de PGE1 para manutenção da patência do CA, em pacientes com estenose crítica está indicada a valvuloplastia por cateter e balão no período neonatal, assim como naqueles pacientes com pico de gradiente ≥ 40 mmHg.[12]

Atresia pulmonar com septo íntegro

A atresia da valva pulmonar com septo íntegro é acompanhada de graus variáveis de hipoplasia de VD e da valva tricúspide, além da associação com conexões sinusoidais entre as artérias coronárias, o miocárdio e o VD. As coronárias podem apresentar áreas estenosadas ou até mesmo atrésicas, dependendo da alta pressão no VD para suprir as coronárias distais. Nessa situação, a abordagem cirúrgica da atresia pulmonar pode resultar em infarto do miocárdico e óbito. Nessa situação, portanto, o estabelecimento de *shunt* sistêmico-pulmonar pode ser indicado.[11,13] Como não há via de saída, a pressão no VD é sempre elevada, ocorrendo regurgitação tricúspide, *shunt* direito-esquerdo obrigatório ao nível dos átrios e perfusão pulmonar totalmente dependente do fluxo pelo CA. A abordagem inicial visa manter a permeabilidade do CA com a infusão da PGE1, seguida de abordagem cirúrgica para estabelecer a via de saída do VD, associada a *shunt* sistêmico-pulmonar.[11]

Atresia tricúspide

Na atresia tricúspide, observa-se ausência completa da valva tricúspide, não há comunicação entre o AD e o VD e o assoalho de átrio pode apresentar uma depressão ou um espessamento fibroso. O AD está dilatado, ocorre *shunt* direito-esquerdo pelo FO, o VD é hipoplásico e pode estar associado a estenose pulmonar crítica ou a atresia pulmonar. O VE tem características morfológicas usuais, mas apresenta dilatação/hipertrofia e CIV pode estar presente. A atresia pode estar associada à TGA ou a um mau alinhamento desses vasos, bem como ao *truncus arteriosus*.

O tratamento inicialmente visa manter o CA aberto por meio da infusão de PGE1, e a abordagem cirúrgica paliativa é direcionada a minimizar as alterações hemodinâmicas decorrentes da atresia tricúspide e dos defeitos associados.[11,13]

Anomalia de Ebstein

É um defeito cardíaco incomum, porém grave quando se manifesta no período neonatal. Anatomicamente, caracteriza-se por um rebaixamento da valva tricúspide para dentro do VD, tornando a valva insuficiente, o que leva a regurgitação para AD, que se torna muito dilatado, e a um grande *shunt* direito-esquerdo ao nível atrial. Como consequência, o fluxo anterógrado para a via de saída do VD até a circulação pulmonar é pequeno, por isso observam-se hipofluxo pulmonar e cianose profunda. A radiografia de tórax evidencia cardiomegalia significativa à custa da dilatação do AD e trama vascular pulmonar diminuída. Hipoplasia pulmonar pode estar associada, o que agrava ainda mais o prognóstico.[11,13]

A abordagem terapêutica deve ser delineada conforme os defeitos encontrados e suas repercussões hemodinâmicas, contudo, sempre será complexa. Em casos com atresia pulmonar verdadeira associada, deve-se manter o ducto aberto com a infusão de PGE1. O uso de óxido nítrico inalatório é útil na hipertensão arterial pulmonar persistente. Os procedimentos cirúrgicos devem ser definidos pelos especialistas após avaliação do caso.[10,13]

Tetralogia de Fallot

A tetralogia de Fallot é a CC mais comum em crianças de até 1 ano de idade, correspondendo a 5% das CC. Foi descrita há mais de 100 anos como um conjunto de 4 defeitos cardíacos: defeito do septo ventricular, estenose pulmonar, hipertrofia de VD e dextroposição da aorta. O defeito básico é o desalinhamento anterior do septo ventricular (infundibular), que leva à CIV (quase sempre grande, não restritiva e situada na região subaórtica), ao cavalgamento do septo interventricular pela aorta, ao estreitamento/obstrução da via de saída do VD e a consequente hipertrofia significativa do VD. Observa-se amplo espectro de gravidade conforme as características anatômicas, sobretudo quanto ao grau de obstrução da via de saída do VD. A estenose pulmonar varia tanto com relação a sua localização quanto ao grau de obstrução. O estreitamento pode ser ao nível do infundíbulo, da valva, supravalvar ou em vários níveis. O RN portador de tetralogia de Fallot, que se encontra intensamente cianótico, apresenta provavelmente grave obstrução da via de saída do VD, *shunt* direito-esquerdo pela CIV e fluxo sanguíneo pulmonar dependente do CA. Ao exame físico, pode ser percebido sopro sistólico de ejeção no foco pulmonar e 2ª bulha única. A radiografia de tórax mostra silhueta cardíaca "em bota", por conta da hipertrofia de VD e do hipofluxo pulmonar, conforme o grau de obstrução. A abordagem inicial, quando a circulação pulmonar for canal-dependente, é infusão de PGE1, seguida de intervenção cirúrgica com estabelecimento de *shunt* sistêmico-pulmonar (Blalock-Taussig) e, posteriormente, reparo completo.[12,13]

DIAGNÓSTICO

É um desafio diferenciar doença cardíaca de doença pulmonar ou sepse em um RN que apresenta cianose, hipoperfusão sistêmica e/ou desconforto respiratório. A detecção das CC críticas tem aumentado nas últimas décadas, mas ainda é precária mesmo com a melhor abordagem diagnóstica pré e pós-natal. A sensibilidade do diagnóstico pré-natal pode chegar a 51% e a da avaliação clínica nos primeiros dias de vida é menor que 50%. A existência de um período livre de sintomas, por sua vez, dificulta a suspeição diagnóstica. A triagem neonatal pela oximetria de pulso foi implantada para reduzir o número de casos não diagnosticados, mas não substitui um exame cuidadoso e a valorização dos relatos da mãe e das pessoas que cuidam do bebê.[10]

O diagnóstico durante a gravidez possibilita avaliação e planejamento para melhor abordagem diagnóstica e terapêutica desde o nascimento, diminuindo a mortalidade pré-operatória. É da maior relevância aumentar a abrangência da realização de ecocardiografia fetal e, principalmente, qualificar os exames ultrassonográficos realizados de rotina no pré-natal, com melhores imagens estruturais cardíacas e avaliação do fluxo de saída do coração. Investir no treinamento dos profissionais envolvidos na realização desses exames é essencial.[14]

Triagem neonatal para cardiopatias congênitas críticas pela oximetria de pulso

Em 2011 foi elaborada nos EUA a recomendação para que fossem triados os RN de forma universal para CC críticas utilizando a monitorização da oximetria de pulso.[15] No Brasil, o Ministério da Saúde, por meio da Portaria n. 20, de 10 de junho de 2014, tornou pública a decisão de incorporar a oximetria de pulso de forma universal como parte da triagem neonatal.[16] A ideia é utilizar a hipoxemia como indicador de risco para CC crítica, já que cerca de 1 a 2:1.000 RN vivos apresentam esse tipo de doença e 30% deles recebem alta hospitalar sem o diagnóstico, podendo evoluir para choque, hipóxia ou óbito precoce antes de receber tratamento adequado.[17] Adotando-se o valor de corte de 95% para a saturação de oxigênio, a sensibilidade fica em torno de 75% e a especificidade é maior que 99%. Se for estabelecido um valor-limite ainda mais baixo, haverá redução do número de falso-positivos, evitando exames desnecessários, ansiedade familiar, consultas com cardiopediatras e transferências para hospitais especializados. Há, contudo, um aumento do risco de não identificação de pacientes com CC crítica. O importante é lembrar que RN com resultado negativo na triagem pela oximetria podem ter uma CC crítica porque a hipoxemia pode não estar presente no momento da realização do teste, sendo o principal exemplo a CoA. É importante ficar atento quanto aos sinais e sintomas que possam levantar a suspeita clínica e realizar avaliação cuidadosa desses casos, mesmo com um resultado de oximetria de pulso normal.

Alguns autores têm questionado vários aspectos da triagem neonatal universal pela oximetria de pulso, principalmente em cenários de alto percentual de diagnóstico pré-natal por meio da qualificação dos exames ultrassonográficos de rotina na gravidez e do aumento da solicitação de ecocardiografia fetal. Mesmo assim, a triagem pela oximetria permanece sendo essencial para redução da morbimortalidade.[18,19]

DESAFIOS ATUAIS

Os principais desafios com relação às CC são o diagnóstico e o tratamento precoces e a disponibilidade de leitos de cirurgia cardíaca para o tratamento em tempo oportuno, o que está associado com redução na morbimortalidade.

ORIENTAÇÕES AOS PAIS

Os pais de bebês com CC devem ser orientados sobre os cuidados especiais com relação a nutrição, imunização e medidas de prevenção de infecções; às potenciais complicações associadas à cardiopatia; à importância da administração correta das medicações prescritas; e à necessidade de acompanhamento especializado por toda a vida.

✓ CONCLUSÃO

A CC é a anormalidade congênita mais comum no RN. A CC crítica é uma das principais causas de mortalidade infantil, e a morbimortalidade aumenta com o retardo no diagnóstico e tratamento.

A presença de CC canal-dependente podem desencadear choque ou cianose no RN quando o CA começa a fechar, com indicação do uso de PGE1 para manutenção da circulação pulmonar ou sistêmica.

Crianças com cardiopatias acianóticas podem apresentar insuficiência cardíaca e necessitam de terapêutica adequada e nutrição otimizada até o momento da intervenção cirúrgica precoce.

Crianças com cardiopatias cianóticas, por sua vez, podem necessitar de intervenção precoce definitiva ou paliativa (Blalock-Taussig-Thomas) a fim de garantir fluxo sanguíneo pulmonar adequado.

Embora a maioria dos pacientes com uma CC corrigida tenha boa qualidade de vida, o acompanhamento cardiológico adequado é necessário por toda a vida.

REFERÊNCIAS BIBLIOGRÁFICAS

1. van der Linde D, Konings EEM, Slager MA, Witsenburg M, Helbing WA, Takkenberg JJ, et al. Birth prevalence of congenital heart disease worldwide: a systematic review and meta-analysis. J Am Coll Cardiol. 2011;58:2241-7.

2. Triedman JK, Newburger JW. Trends in congenital heart disease: the next decade. Circulation. 2016;133:2716-33.
3. Zaidi S, Brueckner M. Genetics and genomics of congenital heart disease. Circulation Research. 2017;120:923-40.
4. Ishikawa T, Iwashima S, Ohishi A, Nakagawa Y, Ohzeki T. Prevalence of congenital heart disease assessed by echocardiography in 2067 consecutive newborns. Acta Paediatr. 2011;100:e55-60.
5. Mahle WT, Sutherland JL, Frias PA. Outcome of isolated bicuspid aortic valve in childhood. J Pediatr. 2010;157:445-9.
6. Jenkins KJ, Correa A, Feinstein JA, Botto L, Britt AE, Daniels SR, et al. Noninherited risk factors and congenital cardiovascular defects: current knowledge – a scientific statement from the American Heart Association Council on Cardiovascular Disease in the Young, endorsed by the American Academy of Pediatrics. Circulation. 2007;115:2995.
7. Øyen N, Poulsen G, Boyd HA, Wohlfahrt J, Jensen PKA, Melbye M. Recurrence of congenital heart defects in families. Circulation. 2009;120:295-301.
8. Øyen N, Diaz LJ, Leirgul E, Boyd HA, Priest J, Mathiesen ER, et al. Prepregnancy diabetes and offspring risk of congenital heart disease: a nationwide cohort study. Circulation. 2016;133:2243-53.
9. Oster ME, Riehle-Colarusso T, Alverson CJ, Correa A. Associations between maternal fever and influenza and congenital heart defects. J Pediatr. 2011;158:990.
10. Khalil M, Jux C, Rueblinger L, Behrje J, Esmaeili A, Schranz D. Acute therapy of newborns with critical congenital heart disease. Transl Pediatr. 2019;8(2):114-26.
11. Breinholt J P. Cardiac disorders. In: Eichenwald EC, Hansen AR, Martin CR, Stark AR. Cloherty and Stark's manual of neonatal care. 8.ed. Philadelphia: Lippincott Williams/ Wolters Kluwer; 2016. p.510-75.
12. Puri K, Allen HD, Qureshi AM. Congenital heart disease. Pediatr Rev. 2017;38(10):471-86.
13. Rao PS. Management of congenital heart disease: state of the art. Part I – acyanotic heart defects. Children (Basel). 2019;6(3):42.
14. Quartermain MD, Pasquali SK, Hill KD, Goldberg DJ, Huhta JC, Jacobs JP, et al. Variation in prenatal diagnosis of congenital heart disease in infants. Pediatrics. 2015;136(2):e378-85.
15. Mahle WT, Martin GR, Beekman RH III, Morrow WR.; Section on Cardiology and Cardiac Surgery Executive Committee. Endorsement of Health and Human Services recommendation for pulse oximetry screening for critical congenital heart disease. Pediatrics. 2012;129(1):190-2.
16. Brasil. Ministério da Saúde. Portaria n. 20, de 10 de junho de 2014. Torna pública a decisão de incorporar a oximetria de pulso – teste do coraçãozinho, a ser realizado de forma universal, fazendo parte da triagem Neonatal no Sistema Único de Saúde – SUS. Disponível em: http://bvsms.saude.gov.br/bvs/saudelegis/sctie/2014/prt0020_10_06_2014.html. Acesso em: 16/11/2021.
17. Brasil. Ministério da Saúde. Secretaria de Ciência, Tecnologia e Insumos Estratégicos. Departamento de Gestão e Incorporação de Tecnologias em Saúde Comissão Nacional de Incorporação de Tecnologias no SUS (CONITEC). Relatório n. 115. Disponível em: http://conitec.gov.br/images/Incorporados/TesteCoracaozinho-FINAL.pdf. Acesso em: 16/11/2021.
18. Diller C, Kelleman M, Kupke K, Quary SC, Kochilas LK, Oster ME. A modified algorithm for critical congenital heart disease screening using pulse oximetry. Pediatrics. 2018;141(5):e20174065.
19. Kemper AR, Hudak ML. Revisiting the approach to newborn screening for critical congenital heart disease. Pediatrics. 2018;141(5):e20180576.

SEÇÃO V

PROBLEMAS INFECCIOSOS NO RECÉM-NASCIDO

14

INFECÇÃO RELACIONADA À ASSISTÊNCIA À SAÚDE

Alan Araújo Vieira
Arnaldo Costa Bueno
Jaqueline Serra Brand

OBJETIVOS

- ✓ Definir infecções relacionadas à assistência à saúde (IRAS) no período neonatal.
- ✓ Identificar os fatores de risco associados.
- ✓ Classificar as IRAS tardias.
- ✓ Discutir o diagnóstico, o tratamento e as medidas de prevenção das IRAS no período neonatal.

INTRODUÇÃO

A sepse neonatal é uma síndrome clínica caracterizada por sinais sistêmicos de infecção e isolamento de um agente bacteriano em hemocultura. É importante ressaltar, no entanto, que ainda não há consenso sobre as definições de sepse no período neonatal.[1,2]

No Brasil, a Agência Nacional de Vigilância Sanitária (ANVISA) determinou uma nova definição para os casos de sepse neonatal, classificando-os como infecções relacionadas à assistência à saúde (IRAS) no período neonatal, exceto as de transmissão transplacentária. Elas podem ser divididas em precoce (origem materna, com manifestação nas primeiras 48 horas de vida) e tardia (origem hospitalar, com manifestação após 48 horas de vida). Podem apresentar rápida evolução clínica, com alto risco de óbito mesmo quando instituído tratamento específico, o que exige o início precoce de antibioticoterapia empírica quando há suspeita de sua ocorrência, ou seja, na presença de indicadores clínico-laboratoriais e fatores de risco.

A presença das IRAS eleva muito os custos hospitalares e está relacionada a piores desfechos clínicos.[1]

As IRAS tardias já foram consideradas um evento inerente à própria prematuridade; no entanto, atualmente, são consideradas um evento sentinela, muitas vezes passível de prevenção.[3] O Quadro 1 apresenta a classificação da IRAS tardia, de acordo com a ANVISA.

Quadro 1 Classificação da IRAS tardia

IPCSL	Hemocultura positiva
IPCSC	Hemocultura negativa + alterações clínicas ou laboratoriais
ITU	1 ou mais sinais/sintomas + urocultura positiva
Meningite	1 ou mais sinais/sintomas + bioquímica do LCR alterado e/ou cultura positiva
PAV	Alteração radiológica e laboratorial + mudança no aspecto da secreção + aumento de parâmetros ventilatórios
ECN	2 sinais/sintomas (vômitos, distensão abdominal, sangue nas fezes) + alteração radiológica (pneumoperitônio, pneumatose, alças intestinais "fixas")

ECN: enterocolite necrosante; IPCSC: infecção primária da corrente sanguínea clínica; IPCSL: infecção primária da corrente sanguínea laboratorial; IRAS: infecção relacionada à assistência à saúde; ITU: infecção do trato urinário; LCR: líquido cefalorraquidiano; PAV: pneumonia associada à ventilação mecânica.
Fonte: adaptado de ANVISA, 2017.[1]

PREVALÊNCIA E INCIDÊNCIA

As IRAS afetam mais de 30% dos recém-nascidos (RN) e participam de forma expressiva do percentual de óbitos no período neonatal. Segundo dados internacionais, sua ocorrência pode variar de 1 a 5:1.000 nascidos vivos, tendo sido responsáveis por 430 mil mortes neonatais no ano de 2013. A incidência das IRAS está inversamente relacionada ao peso de nascimento e à idade gestacional (IG) e diretamente relacionada à utilização de cateter venoso central (CVC) e ao tempo de ventilação mecânica.[1,2]

ETIOLOGIA

- IRAS precoce: os principais patógenos são do trato genital materno, como *Streptococcus agalactiae* (GBS), *Escherichia coli, Haemophilus influenzae* e *Listeria monocytogenes.*[1,2]
- IRAS tardia: os principais patógenos são *Staphylococcus* coagulase-negativa (*S. epidermidis*), *Staphylococcus aureus* e bactérias Gram-negativas.[1,2]

FATORES DE RISCO

- Maternos: ruptura prolongada das membranas ovulares (superior a 18 horas); trabalho de parto em gestação com menos de 35 semanas; cerclagem; procedimentos de medicina fetal nas últimas 72 horas; colonização por *Streptococcus agalactiae* sem quimioprofilaxia intraparto (quando indicada); infecção do trato urinário sem tratamento ou menos de 72 horas antes do parto; febre materna nas últimas 48 horas; corioamnionite; antibioticoterapia administrada à mãe por infecção (confirmada ou suspeita) a qualquer momento durante o trabalho de parto, ou 24 horas antes e depois do nascimento (não se refere à profilaxia antibiótica intraparto).[1]
- Neonatais:
  - IRAS precoce: prematuridade; peso de nascimento abaixo de 1.000 g; sexo masculino.[1]
  - IRAS tardia: fatores inerentes ao próprio paciente (peso ao nascimento, IG) e outros relacionados ao suporte invasivo do qual os RN necessitam (Quadro 2).[1,4]

Quadro 2 Fatores de risco relacionados a IRAS tardia em unidade neonatal

- Prematuridade
- Baixo peso ao nascer
- Procedimentos invasivos (intubação traqueal, cirurgias, drenagens, cateter vesical, cateter de derivação ventriculoperitoneal)
- Cateteres intravasculares (cateteres periféricos, dissecção, PICC, cateter umbilical)
- Ventilação mecânica
- Medicações (uso irracional de antimicrobianos, bloqueadores H2, corticosteroides)
- Administração prolongada de nutrição parenteral
- Demora no início da alimentação pela via enteral
- Alimentação com fórmulas
- Superlotação na unidade com inadequação do número de profissionais
- Baixa adesão à higienização das mãos

PICC: cateter central de inserção periférica (em inglês, *perypherally inserted central catheter*).
Fonte: adaptado de ANVISA, 2017.[1]

QUADRO CLÍNICO

O diagnóstico clínico de infecção no período neonatal torna-se um desafio, já que os sinais e sintomas são inespecíficos e podem estar associados a diversas outras condições.

Dentre os sinais e sintomas, destacam-se: hipotensão, hipoatividade, distermia (hipo ou hipertermia), recusa ou intolerância à dieta (vômitos, distensão abdominal), distúrbios da glicose, distúrbios respiratórios, apneia, icterícia, oligúria, alterações da coagulação, acidose metabólica, entre outros.[2]

DIAGNÓSTICO LABORATORIAL

- Hemograma: exame inespecífico, com elevado valor preditivo negativo. Alterações podem estar relacionadas a outras condições, como: hipertensão materna, asfixia, doenças hemolíticas, infecção pelo vírus da imunodeficiência humana (HIV) etc. Recomenda-se o uso do escore hematológico de Rodwell para melhor análise do hemograma. Esse escore propõe uma escala de 7 parâmetros a serem avaliados no hemograma, atribuindo 1 ponto para cada alteração (Tabela 1). Pontuação igual ou maior que 3 possui 96% de sensibilidade e 78% de especificidade para provável diagnóstico de infecção. Se menos de 3 parâmetros estiverem presentes, há 99% de chance de não haver infecção (valor preditivo negativo).[1]

Tabela 1 Escore hematológico de Rodwell

Pontuação	Parâmetros a serem avaliados no hemograma
1	Leucocitose ou leucopenia (considerar leucocitose ≥ 25.000/mL ao nascimento ou ≥ 30.000/mL entre 12-24 horas ou acima de 21.000/mL após mais de 48 horas; considerar leucopenia ≤ 5.000/mL).
1	Neutrofilia ou neutropenia.
1	Elevação de neutrófilos imaturos.
1	Índice neutrofílico aumentado.
1	Razão dos neutrófilos imaturos sobre os segmentados ≥ 0,3.
1	Alterações degenerativas nos neutrófilos, vacuolização e granulação tóxica.
1	Plaquetopenia (< 150.000/mL).

Fonte: adaptada de ANVISA, 2017.[1]

- Proteína C reativa: é um reagente de fase aguda, sintetizado pelo fígado na presença de reação inflamatória. Eleva-se com 24 horas de evolução da infecção, permanecendo elevada até o controle infeccioso. Alterações nesse exame têm sido relatadas na presença de diversas situações não infecciosas, por isso devem ser analisadas com cautela. Sua determinação é muito útil para descartar o diagnóstico de infecção em virtude de seu elevado valor preditivo negativo (98%). Esse alto valor preditivo negativo permite a suspensão dos antibióticos iniciados de forma empírica quando se constatam valores seriados negativos, principalmente se associados a hemograma normal e hemocultura negativa, além de resolução do quadro clínico inicialmente sugestivo. O valor sérico da proteína C reativa não deve ser considerado isoladamente para o diagnóstico do quadro de IRAS, mas apenas como coadjuvante.[1]
- Hemocultura: é o padrão-ouro para diagnóstico de infecção e motiva a obrigatoriedade da coleta de 2 amostras, de sítios diferentes, com 1 mL de sangue

para cada amostra, se possível antes do início da antibioticoterapia ou no vale da droga (período precedente mais próximo possível da dose do antibiótico). A coleta de 2 amostras pode ser útil na distinção entre contaminantes e patógenos verdadeiros. É importante fazer o acompanhamento da positividade da hemocultura junto ao laboratório, pois aproximadamente 88% das hemoculturas positivam em até 48 horas após a incubação e 98% em até 72 horas.[1]

- Líquido cefalorraquidiano (LCR): é utilizado para avaliar bioquímica, celularidade, aspecto, bacterioscopia pelo Gram, cultura e antibiograma. Se não for possível a realização de punção lombar em virtude da instabilidade clínica do RN, deve-se iniciar antibioticoterapia com dose adequada para cobertura do sistema nervoso central.[1] Na Tabela 2 encontram-se os valores de referência para LCR em RN.[1]

Tabela 2 Valores de referência do LCR em recém-nascidos

Parâmetros do LCR	Pré-termo	Termo
Leucócitos (/mL) ± DP	9 ± 8	8 ± 7
Limite de variação do normal	0-29	0-32
Proteína (mg%)	115	90
Limite de variação do normal	65-150	20-170
Glicose (mg%)	≥ 30	≥ 30

LCR: líquido cefalorraquidiano.
Fonte: adaptada de ANVISA, 2017.[1]

- Urocultura: coleta recomendada para investigação de IRAS tardia. A coleta de urina na IRAS precoce pode ser omitida, pois é rara a disseminação hematogênica para o trato urinário. A coleta da urina deve ser realizada por punção suprapúbica ou por cateterismo vesical.[1]
- Radiografia de tórax/abdome: a investigação de IRAS deve ser complementada mediante exames de imagem, como a radiografia de tórax, na suspeita de pneumonia, e de abdome, na suspeita de quadro infeccioso com foco abdominal.[1]
- Detecção de antígenos bacterianos pela imunoeletroforese (teste de aglutinação em látex e reação em cadeia de polimerase): são úteis na detecção de vários patógenos. Sua utilização é mais frequente na análise do LCR.[1]
- Lavado broncoalveolar (mini-BAL): a literatura ainda é muito escassa sobre o assunto para que se possa indicar esse exame no período neonatal.[1]
- Outros testes: é grande o interesse de diversos pesquisadores por marcadores com boa acurácia para identificar RN doentes, porém nenhum desses exames em estudo está indicado de forma rotineira para o rastreio de IRAS. Há necessidade de mais trabalhos, em especial envolvendo a população neonatal. Entre esses exames podem ser citados: dosagem plasmática de fibrinogênio, fibronectina, citocinas etc.

DIAGNÓSTICO DIFERENCIAL

Como os sinais e sintomas apresentados pelo RN não são específicos, etiologias não infecciosas devem ser consideradas no diagnóstico diferencial. Em RN com sintomas respiratórios, deve-se diferenciar a presença de sepse de outras afecções respiratórias desse período, como síndrome do desconforto respiratório (SDR) agudo, taquipneia transitória, síndrome da aspiração meconial (SAM) e hipertensão pulmonar. Na presença de sinais neurológicos, devem-se investigar hemorragia intracraniana, erros inatos do metabolismo, malformações cerebrais e síndrome de abstinência.[2]

Outras hipóteses também devem ser consideradas, como malformações do trato gastrointestinal, perfuração gástrica, entre outros.

TRATAMENTO

Inicialmente, o tratamento é empírico. Para a escolha dos antimicrobianos, é importante considerar a classificação entre IRAS precoce e tardia, a flora bacteriana da unidade, o sítio da infecção e o microrganismo isolado nas culturas.[1]

Quando for improvável o diagnóstico de IRAS e for possível associar os sinais e sintomas a outras condições não infecciosas, recomenda-se a suspensão da antibioticoterapia, diminuindo, assim, o risco de infecção hospitalar, enterocolite necrosante (ECN) e óbito.[1]

O tempo de tratamento é baseado nos resultados das culturas. Se a hemocultura for negativa, sugere-se manter 7 dias de antibiótico; se positiva, recomendam-se 10 dias (em casos positivos para *S. aureus*, 14 dias). Se LCR positivo para germes Gram-positivos, recomenda-se tratar por 14 dias; se positivo para germes Gram-negativos, por 21 dias.[1]

Após o resultado do antibiograma, é imprescindível fazer o descalonamento da terapia, ou seja, utilizar o antimicrobiano de menor espectro de ação em substituição ao de espectro mais amplo (Quadro 3).

As cefalosporinas de 3ª geração teriam algumas vantagens no tratamento da sepse neonatal, como o fato de as concentrações inibitórias mínimas necessárias para tratamento serem mais baixas do que as dos aminoglicosídeos, além de apresentar excelente penetração no sistema nervoso central. Há, no entanto, o risco de rápido desenvolvimento de resistência bacteriana e de associação com infecção por *Candida*, por isso essa classe de antibióticos deve ser evitada no período neonatal.[1]

Quadro 3 Sugestão de antibioticoterapia para tratamento de IRAS

IRAS precoce	Ampicilina + gentamicina (se LCR alterado, avaliar a substituição do aminoglicosídeo por cefalosporina de 4ª geração)
IPCS	Oxacilina + amicacina. Em unidades com grande prevalência do MRSA, avaliar a necessidade de associação com vancomicina
Meningite (IRAS tardia)	Cefepima
PAV	Cefepima
ECN	▪ 1ª opção: ampicilina + gentamicina (se nunca recebeu antibioticoterapia) ▪ Associar metronidazol (se pneumatose e/ou pneumoperitônio) ▪ 2ª opção: piperacilina + tazobactam (se LCR normal) ▪ 3ª opção: cefepima + metronidazol (se LCR alterado ou sem LCR) ▪ 4ª opção: meropeném
ITU	▪ 1ª opção: ampicilina + gentamicina ▪ 2ª opção: amicacina ▪ 3ª opção: cefepima
Pele e partes moles	Oxacilina
Artrite séptica/ osteomielite	Oxacilina + amicacina (se falha terapêutica, avaliar cefepima + vancomicina

ECN enterocolite necrosante; IPCSC: infecção primária da corrente sanguínea clínica; IPCS: infecção primária da corrente sanguínea; IRAS: infecções relacionadas à assistência à saúde; ITU: infecções do trato urinário; LCR: líquido cefalorraquidiano; MRSA: *Staphylococcus aureus* resistente a meticilina/oxacilina; PAV: pneumonia associada à ventilação mecânica.
Fonte: adaptado de ANVISA, 2017.[1]

PREVENÇÃO

A prevenção de IRAS começa com adequada assistência pré-natal. Entre os vários cuidados pré-natais importantes, destacam-se:

- Antibioticoprofilaxia intraparto para GBS: recomenda-se o uso profilático de penicilina cristalina ou ampicilina a cada 4 horas antes do parto nos casos de colonização por *Streptococcus agalactiae* na gestação atual, exceto se for realizada cesárea eletiva, na ausência de trabalho de parto ou bolsa rota; urocultura positiva para *Streptococcus agalactiae*; filho anterior com infecção por *Streptococcus agalactiae*; trabalho de parto antes de 37 semanas e/ou tempo de bolsa rota superior a 18 horas; ou febre (temperatura axilar > 38 °C) durante trabalho de parto, se *swab* desconhecido.[1]
- Prevenção do parto prematuro: apesar do grande desenvolvimento na área perinatal, observa-se que as taxas de prematuridade continuam estáveis. Estima-se que 60 a 80% das mortes em unidades neonatais estejam relacionadas

à prematuridade entre as causas específicas, as IRAS respondem por parcela considerável dos óbitos nesse período.[2]

- Cuidados com o trato respiratório: a aspiração traqueal é um momento importante para a prevenção de pneumonia. Sugerem-se: aspiração com sistema fechado, mantendo-se a cabeceira elevada em 30 a 45°; e aspiração de vias aéreas superiores antes da aspiração traqueal, trocando-se o cateter de aspiração entre elas e trocando os circuitos ventilatórios quando houver presença de matéria orgânica ou sujidade.[2]
- Cuidados com cateteres: a infecção primária da corrente sanguínea (IPCS) associada a CVC é a mais frequente infecção relatada em unidades neonatais. Alguns aspectos relacionados ao cateter merecem destaque, como o material (silicone ou poliuretano) e o tipo (PICC se associa a menores taxas de infecção e cateter umbilical deve ter o uso mais curto possível). Além disso, são necessários cuidados com a inserção e a manutenção. Há algumas medidas específicas (*bundles*) que reduzem o surgimento de IPCA associada ao cateter vascular, descritas no Quadro 4.[3,5,6]

Quadro 4 Medidas relacionadas com a redução das taxas de IPCS associada ao CVC

Inserção	Manutenção
▪ Estabelecer um *kit* para reunir todos os itens necessários para o procedimento ▪ Realizar a higienização das mãos com solução alcoólica ou sabão antisséptico antes e após palpar o sítio de inserção e antes e após inserir o cateter ▪ Usar barreira máxima, incluindo capote estéril, luvas estéreis, máscara cirúrgica, touca e campo estéril cobrindo todo o paciente ▪ Usar curativo semipermeável transparente estéril para cobrir o sítio de inserção	▪ Higienizar as mãos com solução alcoólica ou sabão antisséptico antes e após acessar o cateter e antes e após trocar o curativo ▪ Avaliar o sítio de inserção do cateter diariamente em busca de sinais de infecção e para atestar a integridade do curativo ▪ Se o curativo estiver úmido, sujo ou soltando, trocá-lo assepticamente e realizar antissepsia da pele em torno do sítio de inserção com o antisséptico apropriado ▪ Padronizar o intervalo das trocas de equipos e perfusores de linhas venosas ▪ Manter técnica asséptica ao trocar os circuitos das linhas venosas e desinfetar as conexões do cateter (álcool a 70%, 3 fricções) ▪ Revisar diariamente a necessidade de manutenção do cateter, com remoção imediata quando não for mais necessário

CVC: cateter venoso central; IPCS: infecção primária da corrente sanguínea.
Fonte: adaptado de Schulman et al., 2011.[6]

- Uso racional de antimicrobianos: é importante suspender a antibioticoterapia empírica quando houver leucogramas normais, proteína C reativa com valores não ascendentes ou negativos, hemoculturas com resultados negativos em 48 a 72 horas e boa evolução clínica, pois reduz danos aos RN sem causar malefícios imediatos ou futuros. Para tanto, deve-se escolher antibióticos de menor espectro e descalonar antibióticos após o resultado do antibiograma. Incentiva-se, ainda, a integração dos neonatologistas com infectologistas.[3,7]

- Detecção de pacientes colonizados por microrganismos multirresistentes: a colonização por microrganismos multirresistentes, em especial enterobactérias produtoras de betalactamase de espectro estendido (ESBL) e *Staphylococcus aureus* resistente a meticilina/oxacilina (MRSA), pode predizer o surgimento de infecções por esses patógenos. Além disso, a pesquisa de colonização no momento de ingresso de pacientes oriundos de outras unidades, assim como a instituição de precauções de contato, são passos essenciais para impedir a disseminação dessas bactérias para os demais pacientes. Essas medidas devem ser adotados em todas as unidades neonatais (Quadro 5).[1,3,5]

Quadro 5 Sugestão de coleta de *swabs* por sítios

MRSA	*Swab* de narinas anteriores, *swab* do coto umbilical, *swab* perianal ou *swab* "único" (com o mesmo *swab*: coto umbilical + narinas anteriores + região perianal)
Enterobactérias produtoras de ESBL e outras enterobactérias MR	*Swab* retal ou fezes
Acinetobacter sp.	*Swab* perianal + retal ou fezes, aspirado traqueal
Pseudomonas aeruginosa	*Swab* retal ou fezes, aspirado traqueal

ESBL: betalactamase de espectro estendido; MR: resistente a meticilina/oxacilina; MRSA: *Staphylococcus aureus* resistente a meticilina/oxacilina.
Fonte: adaptado de Anvisa, 2017.[1]

- Uso de leite humano: o leite materno é considerado a 1ª opção para a dieta dos RN, mesmo para os pré-termos de muito baixo peso ao nascer. Relatam-se, com seu uso, menor risco de ECN, menor tempo de nutrição parenteral, menor tempo de hospitalização, diminuição do risco da síndrome metabólica na vida adulta, entre muitos outros benefícios.
- Uso de imunoglobulinas: diversos trabalhos usando imunoglobulinas com a finalidade de prevenir infecções nos RN pré-termo têm sido publicados ultimamente. Até o momento, no entanto, esses autores não conseguiram demonstrar a diminuição de incidência de IRAS, de dias de hospitalização ou da mortalidade associada à sepse com o uso das imunoglobulinas. Uma possível explicação para esses resultados seria a pouca quantidade de anticorpos específicos contra os patógenos mais frequentes nas unidades neonatais nos preparados de imunoglobulina. Especula-se que, no futuro, preparados contendo anticorpos específicos possam trazer algum resultado na prevenção da sepse neonatal.[8]

- Higienização das mãos: é fundamental a conscientização da equipe envolvida nos cuidados ao RN sobre a importância da higienização das mãos na prevenção de IRAS. A higienização das mãos é considerada um dos fatores com maior impacto na prevenção.[1,3,7]

DESAFIOS ATUAIS

Os desafios para toda equipe de saúde que trata de RN com IRAS ainda são muitos e envolvem diversos aspectos. Podem-se citar alguns, que não obrigatoriamente são os mais importantes, mas que são comuns a várias unidades neonatais, como: gerenciamento adequado de toda a equipe multiprofissional com relação ao cumprimento de normas de controle de infecção hospitalar, adequação de número de leitos para o quantitativo de profissionais, garantia de insumos adequados continuamente, vigilância com relação ao uso adequado de antibióticos etc.

ORIENTAÇÕES AOS PAIS

As famílias dos RN com quadro de infecção de qualquer natureza necessitam de informações permanentes e adequadas. É preciso se lembrar da possível dificuldade da família para entender e interpretar linguagem técnica e rebuscada relacionada a todo o aparato necessário para o tratamento do RN. Deve-se perseguir sempre a meta de uma ótima comunicação, sabendo que, com essa técnica, pode-se minimizar sofrimentos desnecessários.

CONCLUSÃO

Medidas de prevenção das infecções precoces e de aparecimento tardio devem ser continuamente debatidas e disseminadas por toda a equipe da unidade neonatal. Definições claras sobre os processos de trabalho, manutenção de uma relação quantidade de profissionais/quantidade de pacientes adequada e educação continuada para toda a equipe neonatal são essenciais. A superlotação de pacientes, com reflexo direto na qualidade de assistência, deve ser evitada sempre que possível. O uso racional de antibióticos deve ser sempre seguido. Todas as infecções devem ser amplamente documentadas e discutidas com toda a equipe e com a comissão de controle de infecção hospitalar (CCIH) local. Há necessidade de mais trabalhos sobre biomarcadores que possam auxiliar no diagnóstico mais rápido e preciso das infecções no período neonatal.

REFERÊNCIAS BIBLIOGRÁFICAS

1. Agência Nacional de Vigilância Sanitária (ANVISA). Neonatologia: critérios diagnósticos de infecção associada à assistência à saúde. Brasília: ANVISA; 2017.
2. Gleason CA, Devaskar SU. Avery's diseases of the newborn. 9.ed. Philadelphia: Elsevier; 2012.
3. Agência Nacional de Vigilância Sanitária (ANVISA). Indicador nacional de infecção hospitalar – infecção primária de corrente sanguínea associada a cateter venoso central: análise dos dados das unidades de terapia intensiva brasileiras no ano de 2012. Boletim Segurança do Paciente e Qualidade em Serviços de Saúde. Ano 3, n. 6, dez. 2013.
4. Zingg W, Posfay-Barbe KM, Pittet D. Healthcare-associated infections in neonates. Curr Opin Infect Dis. 2008;21:228-34.
5. Mermel LA, Allon M, Bouza E, Craven DE, Flynn P, O'Grady NP, et al.; IDSA Guidelines. Clinical practice guidelines for the diagnosis and management of intravascular catheter-related infection: 2009 update by the Infectious Diseases Society of America. Clin Infect Dis. 2009;49:1-45.
6. Schulman J, Stricof R, Stevens TP, Horgan M, Gase K, Holzman IR, et al.; New York State Regional Perinatal Care Centers. Statewide NICU central-line-associated bloodstream infection rates decline after bundles and checklists. Pediatrics. 2011;127;436-44.
7. Santos RMR. Infecções relacionadas à assistência à saúde em unidades neonatais da rede municipal do Rio de Janeiro: incidência e influência sobre a mortalidade neonatal [Dissertação]. Rio de Janeiro: Universidade Federal do Rio de Janeiro; 2010.
8. Ohlsson A, Lacy JB. Intravenous immunoglobulin for preventing infection in preterm and/or low birth weight infants. Cochrane Database Syst Rev. 2020;(1):CD000361. Disponível em: https://www.cochrane.org/CD000361/NEONATAL_intravenous-immunoglobulin-preventing-infection-preterm-andor-low-birth-weight-infants. Acesso em: 16/11/2021.
9. Brady MT. Health care-associated infections in the neonatal intensive care unit. Am J Infect Control. 2005;33:268-75.

15

INFECÇÃO FÚNGICA

Alan Araújo Vieira
Arnaldo Costa Bueno
Jaqueline Serra Brand

OBJETIVOS

- ✓ Entender a importância da infecção fúngica na população neonatal.
- ✓ Citar os principais fatores de risco associados à infecção fúngica.
- ✓ Discutir o diagnóstico, o tratamento e as medidas preventivas da infecção fúngica.

INTRODUÇÃO

O avanço na tecnologia médica e o desenvolvimento de novos recursos diagnósticos e terapêuticos, geralmente associados à necessidade de assistência "invasiva", aumentaram a expectativa de vida dos recém-nascidos (RN) de muito baixo peso; no entanto, essas "invasões" estão fortemente ligadas à emergência de fungos como importantes patógenos em infecções sistêmicas. A infecção da corrente sanguínea é a apresentação mais comum das infecções invasivas por *Candida* no período neonatal. Outras infecções por *Candida* incluem meningite, endocardite, abscessos nos rins, baço e fígado, endoftalmite, infecções de pele, infecção do trato urinário e osteomielite. As infecções invasivas por *Candida* estão associadas a alta mortalidade (30 a 40%) e a pior prognóstico evolutivo, principalmente com relação ao neurodesenvolvimento.[1,2]

ETIOLOGIA, PREVALÊNCIA E INCIDÊNCIA

A maioria das infecções fúngicas é causada por microrganismos oportunistas, destacando-se a *Candida*, um fungo saprófito que faz parte da flora endógena normal do trato digestivo e das membranas mucocutâneas. Existem pelo menos 15 espécies de *Candida*, porém mais de 90% das doenças invasivas no período neonatal são causadas por 5 espécies: *Candida albicans* (75%), *Candida glabrata*, *Candida tropicalis*, *Candida parapsilosis* e *Candida krusei*.[1]

FATORES DE RISCO[1-3]

- Prematuridade e muito baixo peso ao nascimento: os menores de 32 semanas e os menores de 1.000 g são particularmente suscetíveis como consequência de sua imaturidade imunológica e da necessidade de procedimentos invasivos.
- Uso de cateter venoso central: o risco está relacionado, principalmente, ao tempo de uso. A *Candida sp.* forma uma camada de trombina ao redor do cateter, promovendo aderência à matriz extracelular.
- Antibioticoterapia de amplo espectro: uso de antibióticos, em especial daqueles que suprimem a flora intestinal, favorece a exacerbação da colonização fúngica e, em populações de risco, como os prematuros, favorece a invasão e a infecção sistêmica.
- Nutrição parenteral por tempo prolongado (mais de 5 dias): o maior risco de infecção está associado à necessidade de manter acesso vascular profundo e à ausência de dieta enteral por mais de 3 dias. Há relatos, ainda, de que a presença da emulsão lipídica nas formulações parenterais aumenta a chance de infecção fúngica.
- Ventilação mecânica: a presença da cânula orotraqueal dificulta o *clearance* mucociliar. Além disso, há possibilidade de colonização cruzada entre os tratos digestivo e respiratório, que ocorre durante a aspiração traqueal, carreando fungo do trato gastrointestinal para o trato respiratório.
- Colonização fúngica: a densidade de colonização é um fator importante no desenvolvimento de doença invasiva fúngica. Quanto maior for a concentração de fungos, mais prováveis serão sua penetração nas barreiras epiteliais do RN e sua disseminação pela corrente sanguínea. Fatores que promovem supercrescimento fúngico no trato gastrointestinal, como o uso de antimicrobianos de amplo espectro, estão associados a um risco aumentado de infecção por *Candida*.
- Uso de bloqueadores H2 e inibidores da bomba de prótons: essas substâncias diminuem a acidez gástrica e favorecem o crescimento exacerbado dos fungos saprófitos do trato gastrointestinal.

MECANISMOS DA INFECÇÃO NEONATAL

A transmissão pode ocorrer por 2 vias:[1]

- Vertical: ocorre de forma ascendente a partir do trato genital materno, mesmo com bolsa íntegra, ou pelo canal de parto durante o nascimento.
- Hospitalar: é a forma mais frequente, que decorre da contaminação a partir das mãos dos profissionais de saúde.

Vinte e cinco por cento dos RN colonizados por fungo evoluem com candidemia.[2] Os sítios mais frequentes de colonização são: mucosa retal (89%) e nasal (11%).[2]

QUADRO CLÍNICO

As manifestações clínicas que ocorrem na infecção fúngica são inespecíficas, como na infecção bacteriana.[2] Podem-se citar: hipoatividade, distermia (hipo ou hipertermia), instabilidade hemodinâmica, recusa ou intolerância à dieta (vômitos, distensão abdominal), hiperglicemia, distúrbio respiratório (início após mais de 4 horas de vida), apneia, necessidade de ventilação mecânica, alterações da coagulação e acidose metabólica.

DIAGNÓSTICO LABORATORIAL

- Hemograma: é exame inespecífico, mas apresenta elevado valor preditivo negativo.
- Proteína C reativa: trata-se de um reagente de fase aguda, sintetizado pelo fígado na presença de reação inflamatória. Eleva-se com 24 horas de evolução da infecção, permanecendo elevada até o controle infeccioso. É muito útil no diagnóstico de infecção em virtude de seu elevado valor preditivo negativo (98%).
- Culturas: sangue, líquido cefalorraquidiano e urina. Como a sensibilidade de uma única hemocultura é baixa na detecção de candidíase disseminada, devem ser realizadas no mínimo 2 coletas para aumentar a probabilidade de se detectar a candidemia. Se um cateter venoso central estiver presente, as culturas devem ser obtidas através do cateter e de um vaso periférico para distinguir entre infecção disseminada e candidíase relacionada ao cateter.[4,5]
- Para investigação de doença fúngica invasiva, devem ser solicitados ecocardiograma (endocardite), ultrassonografia renal (pesquisa de *fungus ball*) e fundoscopia.

Não há comprovação clara da importância da pesquisa de hifas em líquidos orgânicos para o diagnóstico da sepse fúngica, assim como da presença de eosinofilia e/ou plaquetopenia no hemograma.

TRATAMENTO

É fundamental o início precoce do tratamento assim que se realiza o diagnóstico da infecção fúngica.[6]

Além das medidas gerais de suporte ao RN, como estabilização respiratória e hemodinâmica, é fortemente recomendada a remoção do cateter venoso central, quando presente.[7]

A escolha dos antifúngicos para o tratamento da sepse fúngica deve ser baseada na sensibilidade aos antifúngicos testados nas culturas positivas, na sensibilidade dos fungos comuns específicos a cada unidade neonatal e no uso prévio de profilaxia. As opções sugeridas para o período neonatal são:[1,2,8,9]

- Anfotericina B deoxicolato: droga de escolha para RN com doença invasiva. Deve ser usada na dose de 1 mg/kg/dia. É necessário rigoroso controle da função renal em virtude de sua nefrotoxicidade.
- Anfotericina B lipossomal: droga alternativa, porém não recomendada para casos em que haja envolvimento do trato urinário.
- Fluconazol: droga com espectro antifúngico mais restrito, mas que apresenta menor toxicidade. É alternativa para pacientes com impossibilidade de receber anfotericina B e para candidemia persistente ao uso de anfotericina B.
- Micafungina: indicada candidemia persistente ao uso de anfotericina B e fluconazol, porém não apresenta boa penetração em olhos, sistema nervoso central e rins.[10]

O tempo de tratamento não é claro na literatura. A abordagem sugerida é:[1]

- Candidemia não complicada sem infecção focal: período mínimo de 14 dias após a 1ª hemocultura negativa e resolução de sinais atribuíveis à candidemia.
- Infecção do sistema nervoso central: pelo menos 3 semanas e até que todos os sinais clínicos e anormalidades do líquido cefalorraquidiano e do sistema nervoso central estejam resolvidos.
- Candidemia complicada associada à infecção focal (p. ex., endocardite ou massas fúngicas renais): em geral, de 4 a 6 semanas. A remoção cirúrgica dos focos também pode ser necessária em alguns casos. A duração da terapia é individualizada com base na esterilização das hemoculturas, na resolução dos sinais clínicos e na resolução dos achados de imagem.

PREVENÇÃO

A prevenção da infecção fúngica inicia-se com a adoção de boas práticas na unidade neonatal, como a higienização das mãos, a alimentação enteral precoce e o uso restrito de antibioticoterapia de amplo espectro, corticosteroides e bloqueadores H2.[1,2,11]

Para unidades com taxa de infecção fúngica superior a 5%, indica-se o uso de antifúngico profilático para RN com idade gestacional (IG) < 28 semanas e peso de nascimento < 1.000 g.[12] A droga de escolha é o fluconazol (3 mg/kg, 2 vezes por semana, por via intravenosa), cujo início deverá ocorrer nas primeiras 48 horas de vida e que deverá ser mantido enquanto houver fatores de risco presentes.[13,14]

PROGNÓSTICO

O prognóstico depende da forma de manifestação da doença (cutânea ou sistêmica), da precocidade do diagnóstico e da adequação terapêutica.[1,2]

DESAFIOS ATUAIS

Os maiores desafios para os neonatologistas ao tratar de RN com infecção fúngica ainda permanecem inalterados há alguns anos. Destacam-se dificuldade com exames que não apresentam boa acurácia diagnóstica e os problemas relacionados com a efetividade dos medicamentos contra os fungos e com seus efeitos colaterais, assim como a dificuldade de identificar precocemente medidas efetivas que possam diminuir a incidência desse tipo de infecção nas unidades.

ORIENTAÇÕES AOS PAIS

Os neonatologistas devem estar sempre atentos às necessidades individuais de cada família com relação à qualidade e à quantidade de informações sobre o RN internado. Por vezes, o excesso de informações e de detalhes pode não trazer benefício nem conforto aos pais. Nada, porém, deve impedir o profissional de repassar as corretas e adequadas informações rotineiramente a todos os membros da família.

✓ CONCLUSÃO

Medidas de boas práticas neonatais são essenciais para a prevenção da sepse fúngica, destacando-se a alimentação precoce e o cuidado no manuseio dos cateteres profundos, além do uso de profilaxia, quando indicado. É importante reconhecer precocemente a possibilidade dessa infecção e incrementar seu diagnóstico a fim de se instituir o início precoce e adequado do tratamento. Essas medidas impactam diretamente o prognóstico dos RN acometidos.

REFERÊNCIAS BIBLIOGRÁFICAS

1. Bendel CM. Candidiasis. In: Wilson CB, Nizet V, Maldonado YA, Remington JS, Klein JO (eds.). Remington and Klein's infectious diseases of the fetus and newborn infant. 8.ed. Philadelphia, PA: Elsevier Saunders; 2016. p.1055-77.
2. American Academy of Pediatrics. Candidiasis. In: Kimberlin DW, Brady MT, Jackson MA, Long SS (eds.). Red book: 2018 report of the Committee on Infectious Diseases. 31.ed. Itasca, IL: American Academy of Pediatrics; 2018. p.263-9.
3. Barton M, O'Brien K, Robinson JL, Davies DH, Simpson K, Asztalos E, et al. Invasive candidiasis in low birth weight preterm infants: risk factors, clinical course and outcome in a prospective multicenter study of cases and their matched controls. BMC Infect Dis. 2014;14:327-33.
4. Pappas PG, Kauffman CA, Andes DR, Clancy CJ, Marr KA, Ostrosky-Zeichner, et al. Clinical practice guideline for the management of candidiasis: 2016 update by the Infectious Diseases Society of America. Clin Infect Dis. 2016;62(4):e1-e50.
5. Manzoni P, Mostert M, Castagnola E. Update on the management of Candida infections in preterm neonates. Arch Dis Child Fetal Neonatal Ed. 2015;100(5):454-9.
6. Hundalani S, Pammi M. Invasive fungal infections in newborns and current management strategies. Expert Rev Anti Infect Ther. 2013;11(7):709-21.
7. Karlowicz MG, Hashimoto LN, Kelly RE Jr, Buescher ES. Should central venous catheters be removed as soon as candidemia is detected in neonates? Pediatrics. 2000;106:(5)E63.
8. Autmizguine J, Tan S, Cohen-Wolkowiez M, Cotton CM, Wierderhold N, Goldberg RN, et al. Antifungal susceptibility and clinical outcome in neonatal candidiasis. Pediatr Infect Dis J. 2018;37(9):923-9.
9. Ascher SB, Smith PB, Watt K, Benjamin DK, Cohen-Wolkowiez M, Clark RH, et al. Antifungal therapy and outcomes in infants with invasive Candida infections. Pediatr Infect Dis J. 2012;31(5):439-43.
10. Manzoni P, Wu C, Tweddle L, Roilides E. Micafungin in premature and non-premature infants: a systematic review of 9 clinical trials. Pediatr Infect Dis J. 2014;33(11):e291-8.
11. Cleminson J, Austin N, McGuire W. Prophylactic systemic antifungal agents to prevent mortality and morbidity in very low birth weight infants. Cochrane Database Syst Rev. 2015;CD003850.
12. Healy CM, Baker CJ. Fluconazole prophylaxis in the neonatal intensive care unit. Pediatr Infect Dis J. 2009;28(1):49-52.
13. Benjamin DK Jr, Hudak ML, Duara S, Randolph DA, Bidegain M, Mundakel GT, et al. Effect of fluconazole prophylaxis on candidiasis and mortality in premature infants: a randomized clinical trial. JAMA. 2014;311(17):1742-9.
14. Leonart LP, Tonin FS, Ferreira VL, Penteado STS, Motta FA, Pantarolo R. Fluconazole doses used for prophylaxis of invasive fungal infection in neonatal intensive care units: a network meta-analysis. J Pediatr. 2017;185:129-35.

16

COVID-19 EM RECÉM-NASCIDOS

Daniel Hilário Santos Genu
Carolina Soares Mota Dias
Priscila Ghelman

OBJETIVO

✓ Descrever fisiopatologia, manifestações clínicas, diagnóstico e abordagem das principais complicações relacionadas à COVID-19 no período perinatal.

INTRODUÇÃO

Os coronavírus são vírus de RNA de fita simples cujos sorotipos alfa e beta podem causar doenças em humanos. A síndrome respiratória aguda grave associada ao coronavírus 2 (COVID-19) é causada pelo beta-coronavírus SARS-CoV-2, homólogo em 80% ao SARS-CoV-1, porém com maior potencial de transmissibilidade, que pode ser resultado de uma ligação mais forte ao receptor da enzima conversora da angiotensina-2 (ACE-2) e de uma transmissão mais eficaz do vírus em hospedeiros assintomáticos e pré-sintomáticos.[1]

O SARS-CoV-2 é geneticamente semelhante tanto ao coronavírus da síndrome respiratória aguda grave (SARS-CoV) quanto ao da síndrome respiratória do Oriente Médio (MERS-CoV), ambos conhecidos por causar doenças respiratórias graves em humanos e associados a altas taxas de letalidade em gestantes afetadas. O SARS-CoV-2 foi identificado no final de 2019 em Wuhan, uma província da China, e se disseminou mundialmente, tendo sido declarada sua pandemia em março de 2020, pela Organização Mundial da Saúde (OMS).[2]

A COVID-19 tem característica bifásica, com uma fase inicial de infecção viral direta e uma fase subsequente de aspecto imunomediado, que pode causar alterações orgânicas graves e evoluir para disfunção orgânica.[1,3]

ASPECTOS EPIDEMIOLÓGICOS

Até novembro de 2021, no *ranking* mundial, o Brasil encontrava-se em 3º lugar em número de casos e em 2º lugar em número de óbitos relacionados à COVID-19, sendo os Estados de São Paulo e Rio de Janeiro os que apresentavam as maiores taxas de mortalidade.[4,5]

A doença pode ocorrer em qualquer idade, mas o maior número de casos observados até o momento foi na faixa etária entre 30 e 69 anos, com menor acometimento de crianças e recém-nascidos (RN). Gestantes são particularmente vulneráveis à COVID-19 e apresentam maior morbimortalidade quando comparadas à população geral, em virtude das mudanças fisiológicas relacionadas à gestação.[1,2]

A preocupação com relação às gestantes está relacionada ao fato de que essa infecção aumenta o risco de trabalho de parto prematuro, sofrimento fetal agudo, pré-eclâmpsia grave, hemólise, trombocitopenia e coagulação intravascular disseminada (CIVD), que podem gerar graves repercussões neonatais.[2] Um estudo multicêntrico revelou maior prevalência de pré-eclâmpsia e eclâmpsia, infecção grave, admissão em unidade de terapia intensiva (UTI), mortalidade materna, parto prematuro, morbidade neonatal grave e mortalidade perinatal em gestantes com COVID-19 quando comparadas a gestantes sem infecção.[6]

De acordo com os resultados de uma revisão sistemática, o risco de transmissão vertical do SARS-CoV-2 é muito baixo; no entanto, os estudos que investigam a transmissão da gestante ao feto apresentam diversas limitações. Dos milhares de casos de gestantes que apresentaram COVID-19, apenas 1 caso possuiu critérios suficientes para ser confirmado como infecção neonatal por SARS-CoV-2 por meio de transmissão vertical.[7]

MECANISMOS DE TRANSMISSÃO

O SARS-CoV-2 já foi identificado na placenta, no líquido amniótico, em *swab* vaginal e no leite materno, mas existem poucas evidências que comprovem a transmissão vertical. Os mecanismos de transmissão do SARS-CoV-2 da mãe para o RN podem ocorrer das seguintes formas:

A. Transmissão intrauterina pela placenta, por via hematogênica ou por partículas virais no líquido amniótico que podem ser ingeridas ou inaladas pelo feto. Essa forma parece menos provável, porém existem alguns relatos que sugerem que seja possível.
B. Transmissão intraparto após exposição a secreções maternas infectadas ou fezes.
C. Transmissão pós-parto, por meio do contato com secreções respiratórias de mães infectadas (mais provável) ou através do leite materno (pouco provável).[8]

Além da transmissão vertical, há também potencial risco de contaminação por meio de secreções respiratórias de outros contactantes, como membros da família e profissionais de saúde.[1,7]

QUADRO CLÍNICO E MANEJO

O sistema imunológico do RN imaturo e a baixa expressão das ACE-2 podem resultar em menos inflamação, doença mais leve e recuperação mais rápida dos RN e lactentes em comparação com os adultos.[1]

Os RN com exame de reação em cadeia da polimerase via transcriptase reversa (RT-PCR) positivo para SARS-CoV-2 devem ser isolados e monitorizados.

O quadro de COVID-19 neonatal precoce, com sintomas se iniciando entre o 2º e o 7º dias após o nascimento, ocorre mais comumente por transmissão vertical perinatal. Os neonatos podem ser assintomáticos (em torno de 20%), quando a infecção é detectada por meio da rotina de coleta de RT-PCR em filhos de mães infectadas; ou podem ter sintomas leves, como coriza, congestão nasal e tosse (40 a 50%), febre baixa ou hipotermia (15 a 45%). Sintomas moderados a graves, como síndrome do desconforto respiratório (12 a 40%), recusa alimentar, dificuldade de sucção, letargia, vômitos e diarreia (30%), também podem ser observados.[1,8] Outros sintomas graves da infecção por COVID-19 em neonatos podem incluir sepse e distúrbios de coagulação, mais frequentemente observados em RN prematuros, porém não é possível correlacionar esses sintomas exclusivamente ao contato com o SARS-CoV-2.[9] Essas características clínicas podem estar relacionadas a outras etiologias, como a síndrome do desconforto respiratório associada à prematuridade ou a sepse bacteriana de início precoce.[2]

O manejo de RN com exame RT-PCR positivo para SARS-CoV-2 sintomáticos é, na maioria dos casos, o tratamento de suporte com monitorização e observação clínica. Suporte ventilatório com pressão positiva contínua nas vias aéreas (em inglês, *continuous positive airway pressure* – CPAP) nasal é recomendado para os casos de desconforto respiratório. A intubação orotraqueal é recomendada para os pacientes que apresentam outras doenças pulmonares, como síndrome do desconforto respiratório e síndrome de aspiração meconial. Nos casos de necessidade de ventilação invasiva ou não invasiva, um filtro de alta eficiência na retenção de partículas (em inglês, *high efficiency particulate arrestance* – HEPA) deve ser colocado no ramo expiratório do circuito do ventilador para minimizar o risco de infecção de profissionais de saúde, por aerolização.[1,9]

A infecção neonatal tardia pelo SARS-CoV-2, diagnosticada após a 1ª semana de vida, geralmente é de transmissão pós-natal a partir do contato com secreções maternas, de profissionais de saúde infectados ou contactantes domiciliares.

Esses RN podem ter exame RT-PCR negativo (colhido entre 24 e 48 horas após o nascimento) antes da alta hospitalar e são readmitidos com sintomas sugestivos e RT-PCR positivo para SARS-CoV-2. As manifestações clínicas mais descritas são febre ou hipotermia, sintomas respiratórios leves (p. ex., coriza e congestão nasal), apneia, recusa alimentar e vômitos. Casos mais graves podem se apresentar com letargia, taquicardia, taquipneia, hipoxemia, hipotensão arterial e CIVD. Radiografias de tórax podem revelar hipotransparência difusa inespecífica (50 a 60% dos casos) e imagem em "vidro fosco" (20 a 30% dos neonatos). As alterações laboratoriais descritas são leucocitose, trombocitopenia, linfopenia, aumento dos níveis de lactato e marcadores inflamatórios. Cerca de 1/3 dos casos necessita de suporte ventilatório e oxigenioterapia. O manejo clínico inclui oxigenioterapia, suporte ventilatório, ressuscitação fluídica e controle da temperatura. Não há evidências que suportem o uso de antivirais ou corticosteroides sistêmicos. Foram descritos, ainda, outros tratamentos que incluem antibióticos, hidratação venosa e cafeína.[1,9]

O quadro de síndrome inflamatória multissistêmica por COVID-19 (MIS-C) é uma condição de caráter imunomediado que surge após a infecção por SARS-CoV-2, caracterizada por febre, aumento de marcadores inflamatórios e elevados níveis de citocinas anti-inflamatórias. Crianças com MIS-C podem apresentar sintomas relacionados ao sistema cardiovascular (choque, disfunção ventricular, aumento de enzimas cardíacas, alterações coronarianas), ao sistema gastrointestinal (náuseas, vômitos e diarreia, mimetizando uma gastroenterite aguda) ou sintomas mucocutâneos, que lembram uma doença de Kawasaki. Em RN, os poucos relatos de MIS-C foram de quadros graves com manifestações gastrointestinais (1 caso evoluiu com colite grave) e cardiovasculares (1 caso evoluiu com miocardite grave), com aumento do D-dímero e da ferritina, tratados com suporte em terapia intensiva, imunoglobulina e pulsoterapia com metilprednisolona.[1]

Em média, o risco de desenvolver pelo menos 1 das doenças seguintes é 2 vezes maior em RN filhos de mães com COVID-19 em comparação com a população de neonatos em geral: broncodisplasia pulmonar, persistência do canal arterial, encefalopatia hipóxico-isquêmica, sepse, anemia grave, hemorragia intraventricular, enterocolite necrosante e retinopatia da prematuridade. Essa associação independe da positividade do exame RT-PCR para SARS-CoV-2 no *swab* do bebê após o nascimento. Isso pode ser justificado pelo fato de gestantes com COVID-19 apresentarem grande risco para complicações ou pode ser sugestivo de que a sensibilidade do *swab* não é tão grande para a população neonatal quanto para os demais grupos.[6]

PROPEDÊUTICA

Exame RT-PCR

Os exames RT-PCR são testes virais de amplificação do ácido nucleico com grandes sensibilidade e especificidade para a infecção por SARS-CoV-2. Esse teste detecta 1 ou mais genes de ácidos ribonucleicos virais (RNA), indicando infecção aguda ou recente. É importante ressaltar que o teste não indica a presença do vírus no organismo, visto que ele pode se manter positivo mesmo após o vírus tornar-se incapaz de se replicar ou de infectar outras pessoas. Esses testes, em sua maioria, têm um custo mais alto que os testes sorológicos e precisam ser processados em laboratórios específicos. Os resultados demoram cerca de 1 a 3 dias para serem analisados; no entanto, já existem modalidades que podem ser interpretadas no próprio posto de coleta e que demoram de 15 a 45 minutos para apresentar os resultados.[10] O material pode ser coletado na nasofaringe, na orofaringe ou em amostra de *swab* nasal.

Recomenda-se o exame RT-PCR para todos os neonatos que nasceram de mães com caso suspeito ou confirmado de COVID-19, independentemente das manifestações clínicas ao nascimento. Recomenda-se colher material para RT-PCR com 24 horas de vida; e, se negativo ou não realizado, fazer o teste após 48 horas de vida.[11,12] Nas instituições com poucos testes disponíveis, devem ser priorizados os neonatos que apresentarem sintomas de COVID-19 ou necessitarem de internação, seja em unidade intensiva ou não.[11,12] O momento exato de coleta do RT-PCR no RN ainda está sendo estudado. Se, por um lado, coletas precoces podem resultar em resultados falso-positivos, por contaminação dos locais de coleta por fluidos maternos; por outro, também podem ser falso-negativos pelo tempo insuficiente para o SARS-CoV-2 ser detectado pela reação de polimerase.[11,12]

Testes imunológicos

A monitorização de IgG e IgM pode ser útil para avaliar infecções passadas ou recentes. Alguns estudos avaliaram a dinâmica de anticorpos no soro de RN. Os testes sorológicos de IgG e IgM, no entanto, não são recomendados para a triagem de infecção aguda pela COVID-19 até o momento.[11,12] Alguns estudos relataram que bebês nascidos de mães com COVID-19 e com resultados de RT-PCR negativos apresentaram concentrações de IgM e IgG anti-SARS-CoV-2 superiores aos níveis normais ao nascimento.[8]

É comum encontrar IgG materna no soro de um RN porque o IgG atravessa a placenta, fornecendo imunidade passiva ao feto, o que não ocorre com a IgM. A presença de IgM no soro do RN nos primeiros dias de vida poderia ser uma indicação de transmissão vertical. Por outro lado, a proteína *spike* (S) do SARS-CoV-2 tem um diâmetro que permite que atravesse a placenta. Assim, as proteínas S livres no sangue materno podem atravessar a barreira placentária e induzir uma resposta imunológica, sem significar infecção.[8]

CUIDADOS PERINATAIS

O cuidado perinatal é uma questão crucial, principalmente em países menos desenvolvidos. A assistência inadequada às gestantes pode levar a uma taxa elevada de eventos adversos perinatais.

Os RN que foram expostos à COVID-19 durante o período intraútero apresentam maiores chances de nascimento prematuro e internação em UTI neonatal. A presença do vírus na placenta está associada à insuficiência placentária e a maior risco de crescimento intrauterino restrito, o que poderia justificar o aumento da prevalência dessas complicações.[1]

O manejo da COVID-19 no período neonatal se inicia durante a fase gestacional, pois gestantes integram o grupo de risco para manifestação da forma mais grave da doença e possuem maior risco de serem internadas, elevando o risco de parto prematuro (15 a 43%) e/ou de parto cesáreo (84,7%). Ainda não foram encontradas evidências de efeitos teratogênicos do SARS-CoV-2 no feto, mas alguns medicamentos utilizados no tratamento das gestantes acometidas pela doença, como anticoagulantes, antagonista de receptor de interleucina-6, antivirais e corticosteroides, possuem categoria B ou C de risco durante a gestação, e os fetos devem ser acompanhados em virtude dos possíveis danos relacionados ao uso desses medicamentos. Gestantes com infecções secundárias devem receber antibioticoterapia.[3,8]

Apesar dos riscos teóricos do uso da dexametasona no desenvolvimento fetal (distorção da osteogênese, malformação oral e crescimento intrauterino restrito), o Colégio Americano de Obstetras e Ginecologistas recomenda que a dexametasona seja utilizada em gestantes que apresentem estado crítico causado pela COVID-19. Essa medicação pode, no entanto, ser substituída pela metilprednisolona ou pela hidrocortisona, que ultrapassam menos a barreira placentária. Se o objetivo for também o amadurecimento fetal, pode-se utilizar a dexametasona em doses habituais (indicadas para prematuridade) e um desses outros corticosteroides menos nocivos para completar o tempo indicado para COVID-19.[3,8]

Toda gestante que apresentar febre e sintomas respiratórios deve ser submetida ao exame de RT-PCR, que possui quase 100% de especificidade. Também é recomendado que a gestante fique em isolamento por pelo menos 2 semanas antes da data provável do parto e que realize o teste de RT-PCR 24 a 48 horas antes da admissão hospitalar no caso de cirurgia eletiva.[13]

A via de parto parece não ter interferência na possível transmissão vertical da doença; no entanto, há relatos de mães infectadas com SARS-CoV-2 que foram submetidas à cesariana na tentativa de eliminar o risco de infecção neonatal e de mães que foram submetidas ao parto cesáreo em decorrência do sofrimento fetal agudo.[2,5,13]

Inicialmente, é recomendado que seja colhida a anamnese da gestante à admissão hospitalar, identificando-se sintomas ou contato nos últimos 14 dias com possíveis portadores da doença. Também é aconselhável a coleta do RT-PCR de todas as gestantes que se internem em trabalho de parto ou para partos eletivos, respeitando-se a disponibilidade de cada serviço. Após o nascimento, os bebês devem ser colocados em unidade de calor radiante (UCR) a pelo menos 2 m de distância da mãe ou em uma sala separada. Toda a equipe deverá usar equipamento de proteção individual (EPI) adequado.[2,5]

É de extrema importância que todo material de reanimação neonatal esteja checado e disponível dentro da sala de parto onde a equipe irá receber o RN. Essa precaução visa evitar deslocamentos desnecessários que poderiam colocar em risco a equipe e os demais pacientes. Assim como nas demais salas de parto, é aconselhável colher uma minuciosa história gestacional e pesquisar os fatores de risco a que o paciente foi exposto durante o período intrauterino. Os hospitais devem disponibilizar uma sala cirúrgica e não cirúrgica para o parto dessas gestantes, de preferência salas com pressão negativa, que diminuam o risco de transmissão viral.[5]

O material de proteção individual necessário inclui: máscara cirúrgica, gorro, luvas, óculos de proteção ou *face shield* e avental resistente à água. Para procedimentos que gerem aerossol, como intubação orotraqueal ou ventilação não invasiva, são necessárias máscaras N95 ou PFF2. Como qualquer reanimação, de gestação de risco ou não, pode incluir esse procedimento, é aconselhável que toda a equipe de assistência esteja equipada com essa máscara em todas as salas de parto de gestantes positivas. O RN deve ser assistido por 2 profissionais na sala de parto, sendo pelo menos 1 deles capaz de seguir todos os passos do fluxograma da reanimação neonatal, caso seja necessário.[5,14]

Toda a equipe deve se paramentar em ambiente próximo à sala do nascimento e o pediatra só deve entrar na sala de parto quando o trabalho de parto estiver avançado. O profissional pediatra ou neonatologista mais experiente deve fazer os procedimentos relacionados à via aérea do paciente, como aspiração, uso de pressão positiva ou intubação.[14]

Após o parto, os RN devem ser encaminhados em incubadora de transporte para um quarto onde ficarão isolados com sua mãe ou para uma sala isolada de cuidados intensivos com pressão negativa (se disponível), a depender de seu estado clínico, da idade gestacional (IG) e da necessidade de ventilação.[5,8] Alguns estudos recomendam que o RN seja limpo com água corrente morna tão logo sua estabilidade clínica e térmica permita (durante a 1ª hora de vida), considerando-se as evidências da presença do SARS-CoV-2 no líquido amniótico e nas fezes da parturiente. A Sociedade Brasileira de Pediatria (SBP) entende que esse é um tema controverso e sugere que cada serviço estabeleça a viabilidade e a necessidade dessa medida.[15,5] Todas as superfícies da sala de parto e o caminho que os pacientes (mãe e RN) percorrem devem ser desinfetados com solução viricida, assim como as incubadoras de transporte e a UTI neonatal (UTIN).[5]

Apenas 1,6% dos RN que são amamentados e permanecem em alojamento conjunto com suas mães apresentam *swab* positivo para COVID-19, sendo que 50% deles é assintomática e os que apresentam sintomas costumam evoluir de forma favorável. A pasteurização do leite a 62,5 °C durante 30 minutos é eficaz para eliminar o SARS-CoV-2. Essa pode ser uma alternativa para que RN que sejam admitidos em UTIN (e possuam critérios clínicos para início de dieta) recebam o leite ordenhado e pasteurizado de suas mães. Para os neonatos com condições clínicas de alojamento conjunto, a amamentação deve ser priorizada.[7]

As recomendações sobre amamentação e cuidados neonatais são as seguintes:[5,7-9,14]

- Mãe positiva para COVID-19 ou sob investigação da doença, assintomática ou oligossintomática durante o parto e RN assintomático: a SBP recomenda que o clampeamento seja oportuno e de acordo com a IG (1 a 3 minutos para maiores de 34 semanas e 30 a 60 segundos para menores de 34 semanas), porém não recomenda que o neonato seja posicionado sobre o abdome ou tórax materno durante esse período. O contato pele a pele deverá ser feito em momento posterior, quando a mãe puder adotar as medidas de proteção, como troca da máscara facial e banho no leito, bem como após troca de roupa e roupa de cama. Estão indicados amamentação e alojamento conjunto com medidas de prevenção recomendados (lavagem das mãos por pelo menos 30 segundos antes de entrar em contato com o bebê, uso de máscara integralmente, evitar tossir durante a amamentação, manter o berço a 2 m de distância do leito materno). O ideal é que os demais cuidados do RN sejam feitos por um familiar saudável e fora do grupo de risco. Alta precoce do binômio mãe e bebê com 24 horas pós-parto vaginal deve ser considerada. Amostra de *swab* de RT-PCR para COVID-19 do RN deve ser coletada após 24 horas de vida e repetida após 5 dias de vida. O SARS-CoV-2 também deve ser pesquisado na placenta, no cordão umbilical e no líquido amniótico, se possível. Recomenda-se, ainda, substituir as visitas de familiares por videochamadas.[5,7-9,15]
- Mãe positiva para COVID-19 ou sob investigação da doença, sintomática durante o parto: a decisão sobre alojamento conjunto e amamentação (com as medidas de prevenção citadas) deve ser discutida com a família. É importante substituir as visitas de familiares por videochamadas.[5,7-9,14]

- Mãe e/ou RN necessitando de cuidados intensivos: é importante oferecer leite materno ordenhado e pasteurizado tão logo as condições clínicas do RN e da mãe permitirem e manter o paciente em leito isolado, se possível com pressão negativa. Se o neonato não apresentar boa vitalidade ao nascimento, devem-se seguir as diretrizes do programa de reanimação neonatal. Ressalta-se, no entanto, que não existe recomendação de intubação precoce na tentativa de diminuir a dispersão de aerossóis e que o tubo orotraqueal não deve ser obstruído durante a intubação para essa finalidade. O uso de filtro HEPA deve ser considerado durante a ventilação do RN. Se a mãe estiver em estado crítico e o RN saudável, deve-se considerar eleger um familiar sem sintomas ou comorbidades para cuidar do bebê durante o período intra-hospitalar e dar alta com familiares, assim que possível.[5,7-9,14]

Além disso, os pais de todos os bebês internados em UTIN deveriam ser periodicamente testados (de acordo com a disponibilidade de cada serviço) com *swab* nasofaríngeo para COVID-19, possibilitando, assim, a detecção de casos assintomáticos de forma precoce e protegendo os pacientes e a equipe de assistência.[11]

Os critérios de alta do alojamento conjunto deverão ser a estabilidade clínica da mãe e do RN, independentemente da positividade do *swab*. Em casos com *swab* positivo, eles deverão cumprir a quarentena em casa. Consultas de telemedicina para garantir o acompanhamento da infecção e o acompanhamento de alto risco em prematuros devem ser considerados.[7]

O Centers for Disease Control and Prevention (CDC) recomenda que, durante a pandemia de COVID-19, todos os RN sejam avaliados clinicamente em 3 a 5 dias após a alta, para avaliar icterícia, aleitamento, garantir a realização dos testes de triagem obrigatórios (como a triagem metabólica neonatal) e identificar o estado de saúde materno.[11]

Uma questão crucial que permaneceu sem solução são os efeitos psicossociais do surto de COVID-19 em saúde mental na gravidez. Existe correlação direta entre o nível de estresse psicossocial pré-natal e o risco de desfechos adversos da gestação. Por conta disso, a gravidez pode ser complicada durante o surto de COVID mesmo em mulheres que não foram infectadas pelo vírus.

VACINAÇÃO

A vacinação é a estratégia mais promissora para lidar com a pandemia da COVID-19. Até o momento não existem estudos sobre a imunização de crianças pequenas, porém é possível pensar na vacinação da gestante como estratégia para a proteção de neonatos. Já foram encontrados anticorpos para o vírus em sangue de cordão umbilical de mãe vacinada com dose do tipo mRNA 3 semanas antes do parto, sugerindo proteção ao feto.[7]

As vacinas do tipo mRNA, como a da Pfizer-BioNtech e a da Moderna, não contêm o vírus ativo e, por isso, não são capazes de causar a infecção por SARS-CoV-2. O mRNA também não interage com o DNA humano, porque não é transportado para o núcleo celular. O mecanismo de ação desse tipo de vacina favorece que haja pouco ou nenhum risco de seu uso durante a gravidez. Estudos sobre imunogenicidade revelaram que as gestantes e lactantes produzem titulação de anticorpos equivalente à da população geral. Esses anticorpos são capazes de atravessar a placenta e são liberados no leite materno.[3] Já as vacinas de adenovírus carregam a proteína *S* para estimular o sistema imunológico. Esse tipo de vacina foi amplamente utilizado durante a epidemia de Ebola, sem apresentar efeitos colaterais preocupantes em gestantes.[3] Em maio de 2021, a Agência Nacional de Vigilância Sanitária (ANVISA) proibiu o uso dessas vacinas em gestantes até o esclarecimento de evento fatal após a aplicação da vacina Oxford/Astrazeneca/Fiocruz em 1 gestante de 23 semanas.[15]

DESAFIOS ATUAIS

O principal desafio da COVID-19 em recém-nascidos é a sua prevenção efetiva, sem prejuízo às boas práticas assistenciais.

ORIENTAÇÕES AOS PAIS

Os pais de RN internados em UTIN passam por grande estresse, pois todo o processo de gestação, parto e puerpério foi ressignificado em função da pandemia. As restrições de visitas geram sofrimento às famílias que desejam acompanhar e ser informadas sobre as condições clínicas da criança. As videochamadas podem ser uma ferramenta efetiva para evitar o fluxo de familiares de pacientes em isolamento respiratório.

As medidas de controle de infecção recomendadas em casa após a alta hospitalar da mãe e do bebê incluem o distanciamento físico, quando possível, o uso de máscara e a higienização das mãos com água e sabão ou álcool a 70% durante o aleitamento e o cuidado com o RN.[2]

✓ CONCLUSÃO

O manejo perinatal da infecção perinatal pelo SARS-CoV-2 ainda é um desafio para os profissionais de saúde obstétrica e neonatal. Os RN infectados devem ser internados, monitorizados e acompanhados na alta em ambulatório.

Existem poucas evidências que sugiram que o SARS-CoV-2 possa ser transmitido de uma mãe infectada para seu recém-nascido através do aleitamento materno. Pelo contrário, o leite materno possui benefícios por prover anticorpos de proteção contra esse vírus. Os benefícios nutricionais e imunológicos superam os possíveis riscos de transmissão vertical da infecção pelo SARS-CoV-2.

Os pacientes com infecção pelo SARS-CoV-2 são, na maioria dos casos, assintomáticos ou apresentam sintomas respiratórios leves. O manejo desses pacientes é de suporte, com monitorização e observação clínica, até que os sintomas melhorem espontaneamente.

Os efeitos psicossociais da COVID-19 na saúde mental das gestantes relatados são estresse psicossocial, depressão e transtorno do pânico. Há correlação direta entre o nível de estresse psicossocial no pré-natal e complicações na gestação, mesmo em mulheres que não foram infectadas pelo vírus.

O distanciamento social, políticas de vacinação extensivas, o uso de máscara e a higiene das mãos com água e sabão ou álcool a 70% continuam sendo as medidas mais efetivas para evitar a contaminação pelo SARS-CoV-2.

REFERÊNCIAS BIBLIOGRÁFICAS

1. Sankaran D, Nakra N, Cheema R, Blumberg D, Lakshminrusimha S. Perinatal SARS-CoV-2 infection and neonatal Covid-19: a 2021 update. NeoReviews. 2021;22(5):1-14.
2. Mark EG, Golden WC, Gilmore MM, Sick-Samuels A, Curless MS, Nogee LM, et al. Community-onset severe acute respiratory syndrome coronavirus 2 infection in young infants: a systematic review. J Pediatr. 2021;228:94-100.
3. Romberg EK, Menashe SJ, Kronman MP, Tang ER, Stanescu AL, Otto RK, et al. Pediatric radiologic manifestations of Covid-19. Clin Imaging. 2021;75:165-70.
4. Johns Hopkins Coronavirus Resource Center (CRC). Global map. Disponível em: https://coronavirus.jhu.edu/map.html. Acesso em: 16/11/2021.
5. Brasil. Ministério da Saúde. Secretaria de Vigilância à Saúde. Painel coronavírus. DataSUS. Atualizado em 15/11/2021. Disponível em: https://covid.saude.gov.br/. Acesso em: 16/11/2021.
6. Villar J, Ariff S, Gunier RB, Thiruvengadam R, Rauch S, Kholin A, et al. Maternal and neonatal morbidity and mortality among pregnant women with and without Covid-19 infection: the INTERCOVID multinational cohort study. JAMA Pediatr. 2021:E1-10.
7. Barcelos IDES, Penna IAA, Soligo AG, Costa ZB, Martins WP. Vertical transmission of SARS-CoV-2: a systematic review. Rev Bras Ginecol Obstet. 2021;43(3):207-15.
8. Joma M, Fovet CM, Seddiki N, Gressens P, Laforge M. Covid-19 and pregnancy: vertical transmission and inflammation impact on newborns. Vaccines. 2021;9(4):391.
9. Bahadur G, Bhat M, Acharya S, Janga D, Cambell B, Huirne J, et al. Retrospective observational RT-PCR analyses on 688 babies born to 843 SARS-CoV-2 positive mothers, placental analyses and diagnostic analyses limitations suggest vertical transmission is possible. Facts Views Vis Obgyn. 2021;13(1):53-66.

10. Centers for Disease Control and Prevention. Overview of testing for SARS-CoV-2 (Covid-19). Atualizado em 14/6/2021. Disponível em: https://www.cdc.gov/coronavirus/2019-ncov/hcp/testing-overview.html. Acesso em: 16/11/2021.
11. Centers for Disease Control and Prevention. Information for pediatric healthcare providers. Atualizado em 30/12/2020. Disponível em: https://bit.ly/3e3R5sn. Acesso em: 16/11/2021.
12. Centers for Disease Control and Prevention. Evaluation and management considerations for neonates at risk for Covid-19. Atualizado em 8/12/2020. Disponível em: https://www.cdc.gov/coronavirus/2019-ncov/hcp/caring-for-newborns.html. Acesso em: 16/11/2021.
13. Mirbeyk M, Saghazadeh A, Rezaei N. A systematic review of pregnant women with Covid-19 and their neonates. Arch Gynecol Obstet. 2021;304(1):5-38.
14. Sociedade Brasileira de Pediatria (SBP). Grupo Executivo do Programa Nacional de Reanimação Neonatal. Nota de alerta: recomendações para assistência ao recém-nascido na sala de parto de mãe com Covid-19 suspeita ou confirmada (atualização 2). Atualizada em 7/5/2020.
15. Agência Nacional de Vigilância Sanitária (ANVISA). Comunicado: suspensão da vacina AstraZeneca para gestantes. Publicado em: 10/5/2021. Disponível em: https://www.gov.br/anvisa/pt-br/assuntos/noticias-anvisa/2021/anvisa-orienta-suspensao-de-vacina-da-astrazeneca-fiocruz-para-gravidas. Acesso em: 16/11/2021.

17

ENTEROCOLITE NECROSANTE

Patrícia de Padua Andrade Campanha

OBJETIVOS

- ✓ Descrever aspectos epidemiológicos e a fisiopatologia da enterocolite necrosante.
- ✓ Descrever os fatores de risco para a enterocolite necrosante.
- ✓ Discutir a definição e a classificação da doença.
- ✓ Reconhecer os sinais e sintomas de apresentação de um recém-nascido com enterocolite necrosante e identificar os achados diagnósticos comuns em radiografias.
- ✓ Discutir as indicações cirúrgicas e estratégias terapêuticas.
- ✓ Descrever as sequelas em curto e longo prazos da enterocolite necrosante.

INTRODUÇÃO

A enterocolite necrosante (ECN) é uma doença inflamatória intestinal que acomete principalmente os recém-nascidos (RN) pré-termo e está associada com elevada morbimortalidade e comprometimento do neurodesenvolvimento em longo prazo. É caracterizada por lesão intestinal variável, com inflamação e invasão bacteriana. Até o momento, não há uma definição clara da doença. Provavelmente ela representa várias doenças diferentes com a mesma evolução final para lesão ou necrose intestinal. A fisiopatologia da ECN é multifatorial e ainda não é completamente entendida. Os fatores de risco para o desenvolvimento da doença são múltiplos e alguns ainda controversos, o que leva a dificuldade para se estabelecer novas estratégias para prevenir seu desenvolvimento e sua progressão e determinar a melhor conduta terapêutica.

ASPECTOS EPIDEMIOLÓGICOS

A ECN é a emergência gastrointestinal mais frequente em RN e acomete 1 a 5% daqueles admitidos em unidade de terapia intensiva neonatal (UTIN).

A incidência global da doença é de 1 a 3:1.000 nascidos vivos, e a prevalência, de 0,3 a 2,4:1.000 nascidos vivos. Há uma variabilidade considerável na incidência em diferentes localizações geográficas e em diferentes UTIN. A incidência é influenciada por fatores como idade gestacional (IG), peso de nascimento, fatores ambientais, dieta, disbiose e predisposição genética. A incidência e a mortalidade são inversamente proporcionais à IG e ao peso de nascimento. Sabe-se que 90% dos RN com a doença são pré-termo. A doença acomete 3 a 5% dos RN de muito baixo peso. A IG corrigida na qual ocorre o pico de manifestação da doença está entre 29 e 31 semanas. Apenas 10% dos casos de ECN ocorrem em RN a termo ou pré-termo tardio, havendo, neste caso, associação com doença de base predisponente (cardiopatia, asfixia perinatal, desordem gastrointestinal primária, sepse, policitemia, hipotensão e síndrome de abstinência neonatal).[1,2]

A taxa de mortalidade descrita é de 12,4:100.000 nascidos vivos, e a ECN é a principal causa de óbito em RN pré-termo que sobrevive após os primeiros dias de vida. A mortalidade é de 30 a 50% nos RN com peso inferior a 1.000 g e de 10 a 30% nos RN com peso inferior a 1.500 g que necessitam de intervenção cirúrgica.[1,2] Dos RN que sobrevivem após cirurgia para ECN, 46% apresentam neurodesenvolvimento anormal. Além disso, 12% de todos os casos de insuficiência gastrointestinal em crianças são secundários a ECN.

A proporção de RN que necessitam de intervenção cirúrgica é de cerca de 30%, sem redução nas últimas décadas, provavelmente em virtude da maior sobrevida de RN pré-termo no limite de viabilidade.

Os fatores de risco associados com o desenvolvimento da ECN estão descritos no Quadro 1.[3,4]

FISIOPATOLOGIA

A ECN afeta múltiplos órgãos, e sua fisiopatologia parece ser multifatorial. O conceito atual é o de que os principais fatores envolvidos na patogênese são: prematuridade, imaturidade do trato intestinal e do sistema imunológico intestinal, disbiose intestinal, redução na atividade de células-tronco intestinais e isquemia local e/ou lesão por reperfusão.[5,6,7] A Figura 1 mostra a representação esquemática da patogênese da ECN.[5]

Quadro 1 Fatores de risco para o desenvolvimento de ECN

Fatores principais
▪ Prematuridade ▪ Baixo peso ▪ Fórmulas lácteas ▪ Jejum prolongado ▪ Disbiose intestinal
Fatores maternos
▪ Corioamnionite ▪ Uso de cocaína ▪ Crescimento intrauterino restrito ▪ Ausência de esteroides antenatais ▪ Aumento de IMC ▪ Colestase intra-hepática durante a gestação ▪ Cesariana ▪ Placenta prévia ▪ Pré-eclâmpsia ▪ Tabagismo
Outros fatores neonatais
▪ Medicações antiácidas ▪ Hipóxia aguda ▪ Exposição a antibióticos ▪ Transfusões sanguíneas ▪ Cardiopatias congênitas ▪ Anemia neonatal ▪ Uso prolongado de indometacina

IMC: índice de massa corporal.
Fonte: Rose e Patel, 2018;[3] Berkhout et al., 2018.[4]

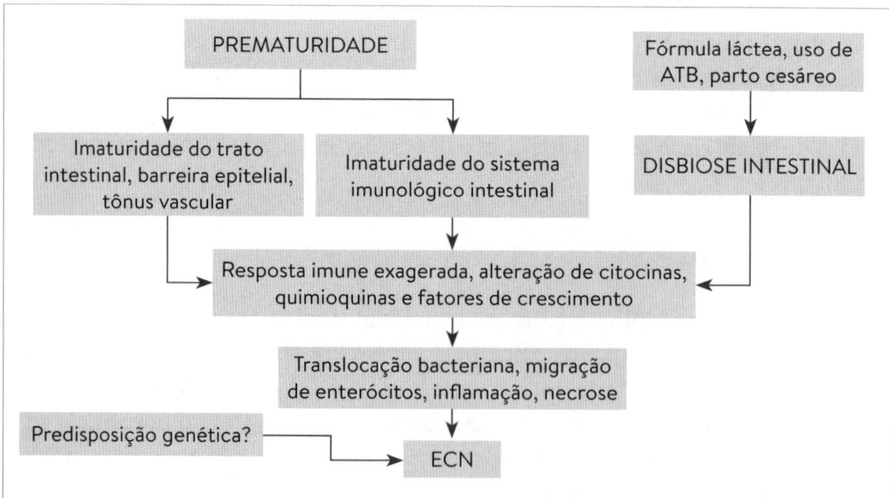

Figura 1 Representação esquemática da patogênese da enterocolite necrosante.
ATB: antibióticos; ECN: enterocolite necrosante.
Fonte: adaptada de Eaton, Rees e Hall, 2017.[5]

- Imaturidade intestinal: o intestino do RN pré-termo é exposto a uma diversidade e quantidade muito maior de microrganismos do que o intestino fetal. Além disso, quando comparado ao intestino do RN a termo, o do RN pré-termo tem mais risco de desenvolver ECN pelos seguintes fatores: desencadeia uma resposta inflamatória excessiva mediada pelos receptores TLR4 (do inglês: *toll-like receptor 4*), é mais suscetível a isquemia/reperfusão intestinal, apresenta atividade das enzimas digestivas e motilidade intestinal significativamente menores. O intestino do RN pré-termo tem maior expressão dos receptores TLR4 no epitélio intestinal, que desempenham um papel essencial na ativação da imunidade inata por meio do reconhecimento de padrões específicos de componentes microbianos. Os TLR4 são ativados por lipopolissacarídeos de bactérias Gram-negativas. A ativação dos TLR4 pelas bactérias da luz intestinal resulta em lesão da barreira e em impedimento do reparo intestinal, com consequentes translocação bacteriana, vasoconstrição, isquemia intestinal e ECN. Os TLR4 podem ser inibidos por bactérias probióticas.[5,7]
- Alimentação enteral: a ECN ocorre predominantemente em RN que foram alimentados, porém o jejum é um fator de risco significativo para a doença. O leite materno exerce um papel protetor. Ele possui vários fatores de proteção e o efeito protetor parece ser dose-relacionado. Os componentes da dieta podem influenciar alterações epigenéticas com maior expressão de genes pró-inflamatórios. O tipo de dieta enteral também pode interagir com outros fatores de risco, como o microbioma intestinal e o fluxo sanguíneo intestinal.[5]
- Microbioma intestinal: entre os fatores que contribuem para o desenvolvimento do microbioma intestinal estão fatores pré-natais (microbioma materno, microbioma do líquido amniótico, grau de prematuridade, modo de parto e exposição pós-natal), dieta (leite materno ou fórmula), hospitalização prolongada, exposição a antibióticos e uso de medicações antiácidas. Disbiose é a disrupção do desenvolvimento e homeostase do microbioma intestinal, que têm sido associadas com o desenvolvimento de ECN. Esse processo patológico envolve a ausência de micróbios comensais benéficos combinada a uma reduzida diversidade de bactérias, o que permite o supercrescimento de bactérias patogênicas que induz a resposta inflamatória. A disbiose tem sido associada com o uso de antibióticos e/ou antiácidos, alimentação com fórmula e desregulação da resposta inflamatória.[5,6,7]
- Inflamação: histologicamente, há uma resposta inflamatória intestinal maciça na ECN. Pode haver antecedentes pré-natais, como a corioamnionite, para essa resposta inflamatória exagerada. Pode haver, também, diferenças na resposta imune intestinal de RN que desenvolveram ECN.[5]

- Lesão isquêmica: um papel potencial da hipoperfusão esplâncnica na ECN foi sugerido por uma variedade de estudos clínicos. O desarranjo da microcirculação intestinal na ECN leva a áreas de redução do fluxo intestinal, o que pode facilitar a cascata inflamatória, resultando em lesão intestinal.[5]
- Células-tronco intestinais e regeneração epitelial: o epitélio do intestino delgado se renova a cada 3 ou 6 dias, por meio da proliferação dentro das criptas intestinais. Dentro destas, há uma zona distinta de células-tronco intestinais (ISC). As ISC são responsáveis por produzir células progenitoras, que se diferenciam em vários tipos de células epiteliais intestinais e são ativadas e replicadas em resposta à lesão intestinal. A ECN está associada com a diminuição nas ISC. O mecanismo pelo qual a viabilidade das ISC é rompida ainda é mal compreendido e está sendo investigado.[5,7]

PATOLOGIA

A ECN afeta primariamente o íleo e o cólon, sendo a área ileocecal a localização mais comum. Nos casos graves, todo o trato intestinal pode ser acometido. Na avaliação macroscópica, as alças estão distendidas e apresentam áreas de hemorragia, congestão, necrose e pneumatose. Ao exame microscópico, podem ser observados sinais de inflamação, edema de mucosa, invasão bacteriana, presença de bolhas gasosas submucosas e intramurais e necrose isquêmica transmural. Quando toda a espessura da parede intestinal é afetada, ocorre a perfuração intestinal, causando pneumoperitônio, peritonite e gás no sistema porta hepático. O achado microscópico predominante é a necrose de coagulação, sugerindo uma origem isquêmica para a doença.[5]

Os patógenos mais comumente isolados na ECN são enterobactérias (68%), incluindo *Escherichia*, *Salmonella*, *Enterobacter* e *Klebsiela*; estafilococos (26%); *Clostridium* (4%); vírus (11%) e *Candida* (1%). Em 3% dos casos, nenhum patógeno é isolado.[8]

QUADRO CLÍNICO

A apresentação clínica da ECN pode variar de sinais e sintomas inespecíficos que progridem insidiosamente ao longo de vários dias a um início fulminante de manifestações gastrointestinais, evoluindo com disfunção de múltiplos órgãos dentro de poucas horas. Como as manifestações clínicas são inespecíficas, deve ser realizado diagnóstico diferencial com outras doenças (Quadro 2). Os sinais e sintomas clínicos podem ser intestinais e sistêmicos.[8]

Os sinais e sintomas intestinais iniciais observados são: intolerância alimentar, vômitos, resíduo gástrico aumentado, distensão abdominal, sensibilidade abdominal e sangue nas fezes. Nos estágios mais avançados, apresentam alças intestinais visíveis, redução da peristalse, massa abdominal palpável e eritema da parede abdominal. O sangue visível nas fezes pode ser uma manifestação inicial, mas a hematoquezia oculta diagnosticada pelo teste da catalase raramente se correlaciona com ECN. Vômitos, resíduo gástrico aumentado e distensão abdominal também podem ser observados em muitos RN pré-termo que não apresentam necrose intestinal.[8]

Os sinais e sintomas sistêmicos são: letargia, hipotensão, distúrbio de perfusão, palidez, piora dos episódios de apneia e bradicardia, piora da função respiratória, instabilidade térmica, taquicardia, hipoglicemia/hiperglicemia. Nos estágios mais avançados, podem surgir choque, insuficiência respiratória e coagulação intravascular disseminada. Esses sinais são indistinguíveis da resposta inflamatória sistêmica associada à sepse e, por isso, devem ser correlacionados com os achados radiológicos e laboratoriais.[8]

Para a classificação da gravidade da doença utiliza-se o estadiamento de Bell modificado (Quadro 3). O denominado estágio I de Bell é inespecífico, e é um termo que provavelmente não deveria ser mais utilizado.

Quadro 2 Diagnóstico diferencial da ECN

- Perfuração intestinal focal (ausência de comprometimento sistêmico, início precoce, associada com o uso de indometacina e corticosteroide, com bom prognóstico)
- Volvo intestinal
- Má rotação intestinal
- Obstrução intestinal
- Sepse neonatal
- Alergia à proteína do leite de vaca
- Dismotilidade intestinal pela prematuridade

ECN: enterocolite necrosante.
Fonte: Rich e Dolgin, 2017.[8]

Quadro 3 Estadiamento de Bell modificado

Estágio	Sinais sistêmicos	Sinais intestinais	Sinais radiológicos	Tratamento
IA (ECN suspeita)	Instabilidade térmica, apneia, bradicardia, letargia	Resíduo gástrico elevado, vômitos, distensão abdominal, sangue oculto nas fezes	Distribuição normal de gases com alças intestinais normais ou distendidas, sinais de íleo paralítico leve	Dieta zero + ATB por 3 dias até resultado de culturas, nutrição parenteral
IB (ECN suspeita)	Igual a IA	Enterorragia	Igual a IA	Igual a IA

(Continua)

Quadro 3 Estagiamento de Bell modificado (Walsh e Kliegman, 1986) (*continuação*)

Estágio	Sinais sistêmicos	Sinais intestinais	Sinais radiológicos	Tratamento
IIA (doença leve diagnosticada)	Igual a IB	Igual a IA e IB, sensibilidade abdominal, peristalse diminuída	Pneumatose intestinal, dilatação de alças intestinais, sinais de íleo paralítico evidente	Dieta zero + ATB por 7 a 10 dias, nutrição parenteral
IIB (doença moderada)	Igual a IIA + acidose metabólica e trombocitopenia	Igual a IIA + ausência de peristalse, edema de parede abdominal. Pode apresentar celulite e massa palpável dolorosa	Pneumatose intestinal, gás no sistema porta, ascite	Dieta zero + ATB por 14 dias, nutrição parenteral, suporte ventilatório e hemodinâmico, avaliação cirúrgica
IIIA (doença avançada, intestino intacto)	Igual a IIB + hipotensão, choque, CIVD, apneia grave e acidose mista	Igual a IIB + peritonite, distensão e dor abdominal significativas, piora do edema, enduração e hiperemia da parede abdominal	Igual a IIB + ascite. Ausência de ar livre em cavidade.	Dieta zero + ATB por 14 dias, nutrição parenteral, expansão volêmica, ventilação, inotrópicos, avaliação cirúrgica, paracentese
IIIB (doença avançada com perfuração intestinal)	Igual a IIIA	Igual IIIA com perfuração de alça intestinal – piora súbita da distensão abdominal	Igual a IIIA + pneumoperitônio	Igual a IIIA + cirurgia

CIVD: coagulação intravascular disseminada; ATB: antibióticos.
Fonte: Walsh e Kliegman, 1986.[9]

PROPEDÊUTICA

Os exames laboratoriais disponíveis até o momento têm sensibilidade, especificidade e valor preditivo baixos para o diagnóstico. Os exames laboratoriais atualmente realizados em casos suspeitos de ECN estão descritos no Quadro 4.[5,8]

A avaliação radiológica abdominal é essencial para o diagnóstico de ECN. A radiografia abdominal deve ser realizada nas seguintes incidências: decúbito dorsal com raios verticais (AP) e decúbito lateral esquerdo ou dorsal com raios horizontais. Está indicada a realização de exames seriados para acompanhar a evolução da doença. A depender da gravidade, podem ser necessários intervalos de até a cada 6 horas. Alguns achados radiológicos inespecíficos costumam ser

Quadro 4 Exames laboratoriais na ECN

Exames	Alterações e comentários
Hemograma completo com contagem de plaquetas	Anemia, desvio para a esquerda dos neutrófilos, neutropenia, trombocitopenia. Pode ocorrer aumento do hematócrito nos estágios avançados, em decorrência da hipovolemia. Realizar exames seriados para acompanhar a evolução da doença.
Gasometria arterial	Acidose metabólica. Nos estágios avançados, acidose mista. Útil também para avaliar a indicação de suporte ventilatório.
Proteína C reativa	Aumentada. A proteína C reativa seriada pode ser útil para avaliar a melhora ou a progressão da doença. Persistência de valores elevados ou aumento evolutivo pode indicar necessidade de intervenção cirúrgica.
Culturas – hemocultura, urocultura, cultura de LCR	Diagnóstico diferencial com sepse. Hemocultura tem positividade baixa na ECN.
Coagulograma	Alterado na CIVD (TAP e PTT prolongados, diminuição de fibrinogênio, aumento de produtos de degradação de fibrina).
Eletrólitos séricos	A queda aguda no sódio sérico está relacionada com gravidade e requer vigilância.

CIVD: coagulação intravascular disseminada; ECN: enterocolite necrosante; TAP: tempo de atividade da protrombina; PTT: tempo de tromboplastina parcial.
Fonte: elaborado pela autora, adaptado de Eaton et al., 2017,[5] e de Rich e Dolgin, 2017.[8]

observados na ECN, como distribuição gasosa intestinal anormal, distensão de alças intestinais e espessamento de parede intestinal. Radiologicamente, pode-se considerar distendida uma alça intestinal cuja medida ultrapasse a largura do 1º corpo vertebral lombar. Alça fixa e dilatada que persiste em exames seriados e pobreza ou ausência de gás intestinal são achados preocupantes. São sinais patognomônicos: pneumatose intestinal (ar na parede intestinal) e ar no sistema porta. A pneumatose pode se apresentar com imagens radiolucentes curvilíneas, lineares ou bolhosas na parede da alça intestinal. A quantidade de pneumatose nem sempre está relacionada com a gravidade da doença e seu desaparecimento não necessariamente implica melhora patológica ou clínica.

Deve-se ter cuidado para não confundir o ar dentro do material fecal com pneumatose intestinal. Esta pode se difundir para o sistema venoso porta, sendo visível em radiografias simples de abdome como imagens lineares radiolucentes em projeção hepática e estendendo-se até sua periferia (diagnóstico diferencial com ar nas vias biliares, que tem localização hepática mais central). A presença de gás no sistema porta é um sinal de mau prognóstico. O pneumoperitônio representa ar livre na cavidade peritoneal e decorre da perfuração de víscera oca, sendo uma complicação da ECN. As incidências para a visualização do pneumoperitônio são: decúbito dorsal com raios verticais (observam-se o enegrecimento da cavidade abdominal e a visibilização da parede intestinal decorrente da presença de ar dentro e fora da alça; também pode ser visualizado o ligamento falciforme, e a associação dessas imagens é descrita como sinal da bola de futebol americano); posição ortostática; decúbito dorsal e decúbito lateral esquerdo com raios horizontais (observa-se o deslocamento do ar na cavidade abdominal, situando-se abaixo das cúpulas diafragmáticas, anteriormente, ou entre o fígado e a parede abdominal direita).[10,11]

Outro exame de imagem que pode ser útil na avaliação da ECN é a ultrassonografia (USG) abdominal. A USG não expõe o RN a irradiação e pode identificar pequenos volumes de gás livre, gás na veia porta, espessura e ecogenicidade da parede intestinal, bem como abscessos e áreas com perfuração bloqueada. É excelente para identificar e quantificar a ascite. Sua utilidade depende da habilidade e da experiência do examinador.[5,9]

A espectroscopia no infravermelho próximo (em inglês, *near infrared spectroscopy* –NIRS) pode ser utilizada para avaliar a perfusão intestinal. Esse exame não define a presença de ECN, mas pode diferenciar a ECN complicada da não complicada.[5]

TRATAMENTO

A abordagem terapêutica requer um elevado grau de suspeita clínica, corroborada pelos achados laboratoriais e radiológicos, além de vigilância cuidadosa da evolução. A suspensão da dieta e o início de antibióticos de amplo espectro para qualquer RN que apresente intolerância alimentar expõe o RN a riscos desnecessários; por outro lado, o retardo no início de uma intervenção indicada piora o prognóstico. O tratamento clínico da ECN está descrito no Quadro 5.[5] No Quadro 3 estão descritas as intervenções terapêuticas indicadas de acordo com o estágio da doença.

Cerca de 27 a 40% dos RN necessitam de intervenção cirúrgica. As indicações para intervenção cirúrgica são pneumoperitônio causado por perfuração intestinal e deterioração clínica sistêmica significativas, apesar das medidas conservadoras. Outras indicações incluem: eritema da parede abdominal, gás no sistema porta e paracentese positiva. Piora do quadro laboratorial (acidose metabólica grave, trombocitopenia, neutropenia, desvio para a esquerda dos neutrófilos progressivo e persistente, hemocultura positiva mantida) e hemodinâmico (hipotensão) frequentemente está associada com a extensão da necrose intestinal. Também pode ser critério para a indicação cirúrgica.[8]

As abordagens cirúrgicas mais comuns são a drenagem peritoneal primária e a laparotomia. Há controvérsias sobre a melhor opção, principalmente em prematuros extremos. Em estudos multicêntricos comparando as 2 técnicas não houve diferença na sobrevida ou ocorrência de complicações tardias. Com considerável

Quadro 5 Tratamento clínico da ECN

- Suspender a dieta e todas as medicações enterais. O tempo de dieta zero dependerá do estágio da doença.
- Colocar sonda gástrica n. 10 aberta, com aspiração intermitente regular, para descompressão gástrica e intestinal. Medir o volume drenado e avaliar a necessidade de reposição. Se a distensão abdominal persistir, avaliar a localização da sonda e possível obstrução. CPAP nasal também pode piorar a distensão abdominal.
- Iniciar antibioticoterapia de amplo espectro após a coleta de hemocultura: ampicilina + gentamicina + associar clindamicina ou metronidazol (na presença de perfuração)/ piperacilina + tazobactam pode ser utilizada como monoterapia. Avaliar vancomicina se houver risco de infecção associada a cateter. Avaliar a cobertura para fungo na dependência de fatores de risco.
- Obter acesso vascular central (preferencialmente cateter central de inserção periférica).
- Iniciar nutrição parenteral com proteína adequada (3,5 a 4,0 g/kg/dia) para manter o balanço nitrogenado positivo e permitir o reparo da lesão intestinal. Aporte calórico adequado com o uso de lipídeos 3 g/kg/dia e a maior TIG tolerada.
- Manter o equilíbrio hidroeletrolítico.
- Realizar avaliação hemodinâmica frequente (perfusão capilar, débito urinário, pressão arterial) e acompanhar eletrólitos séricos e hematócrito para auxiliar na avaliação do volume intravascular. Expansão volêmica e suporte hemodinâmico com inotrópicos frequentemente são necessários.
- Avaliar indicação de assistência ventilatória.
- Instituir analgesia com fentanila em infusão contínua.
- Realizar controle seriado laboratorial e radiológico (intervalo depende da gravidade do quadro, podendo ser necessária até a realização a cada 6 horas).
- Vigilância clínica rigorosa com relação a sinais de perfuração intestinal e deterioração clínica.
- Acompanhamento com cirurgião pediátrico.

CPAP: pressão positiva contínua nas vias aéreas (em inglês, *continuous positive airway pressure*); ECN: enterocolite necrosante; TIG: taxa de infusão de glicose.
Fonte: elaborado pela autora, adaptado de Eaton et al., 2017.[5]

frequência, RN tratados inicialmente com drenagem peritoneal necessitaram posteriormente de laparotomia. Em estudo de acompanhamento foi observado menor comprometimento do neurodesenvolvimento nas crianças submetidas à laparotomia, quando comparadas com as submetidas à drenagem peritoneal.[8]

A drenagem peritoneal pode ser uma alternativa à laparotomia em pacientes com perfuração intestinal, bem como pode servir como tratamento definitivo em alguns pacientes ou como medida inicial naqueles instáveis para estabilização antes da realização da laparotomia. A descompressão aguda por meio da drenagem de um abdome tenso secundário a perfuração pode permitir a estabilização em locais nos quais o suporte cirúrgico não é imediatamente disponível.[8]

PROGNÓSTICO

A mortalidade da ECN varia entre 20 e 30%, sendo maior quanto menores forem o peso e a IG. Os RN que necessitam de intervenção cirúrgica têm pior prognóstico, com mortalidade de cerca de 50%. Vinte e cinco por cento dos que sobrevivem desenvolvem sequelas tardias.[12]

As sequelas intestinais tardias da ECN são: estenose intestinal, fístula enterocutânea, abscesso intra-abdominal, colestase e síndrome do intestino curto. Na estenose intestinal, observam-se sinais de obstrução intestinal subaguda que geralmente ocorrem 3 a 8 semanas após o episódio agudo de ECN, mais frequentemente no cólon. Esse diagnóstico é realizado com clister opaco.

Pacientes com história de ECN com indicação cirúrgica têm risco elevado de alterações no neurodesenvolvimento, incluindo paralisia cerebral, retardo mental e alterações comportamentais, independentemente de outros fatores de risco associados com a prematuridade.[12]

PREVENÇÃO

As práticas assistenciais associadas com redução na incidência de ECN são principalmente aquelas que previnem a disbiose intestinal e estimulam o sistema imunológico. O parto vaginal e o contato pele a pele desde a sala de parto reduzem a disbiose intestinal e a incidência de ECN. A dieta enteral com o leite da própria mãe reduz a incidência de ECN. Quando o leite da própria mãe não está disponível, o leite humano pasteurizado também está associado com redução de ECN quando comparado com a utilização de fórmula (leite humano contém lactoferrina e maiores quantidades de oligossacarídeos do que as fórmulas).

O jejum prolongado está associado com aumento na incidência e na gravidade da doença, portanto, a dieta enteral deve ser iniciada logo após o nascimento. A instituição de protocolos padronizados de alimentação também tem sido associada com a redução de ECN. Embora ainda não esteja definida a velocidade de progressão ideal, estudos demonstram ser seguro o aumento do volume da dieta de até 35 mL/kg/dia.

O uso prolongado de antibióticos empíricos e o uso de antiácidos aumenta o risco de surgimento da doença e deve ser evitado. A utilização de probióticos, por sua vez, ainda é controversa; alguns estudos têm demonstrado redução da ECN, mas ainda não há definição quanto à qualidade e à segurança dos produtos disponíveis.

Anemia e transfusões sanguíneas têm sido relacionadas à ECN, mas há controvérsias com relação a essa associação e às melhores práticas de alimentação enteral durante as transfusões. No Quadro 6 estão descritas as orientações para prevenção da ECN, de acordo com as evidências atuais disponíveis.[13]

Quadro 6 Orientações para prevenção da ECN

- Prevenção da prematuridade e uso de corticosteroide antenatal.
- Quando possível, priorização do parto vaginal.
- Clampeamento tardio do cordão umbilical.
- Estímulo ao contato pele a pele precoce, na sala de parto e na unidade neonatal.
- Evitação do jejum.
- Priorização de dieta com o leite da própria mãe e, se não disponível, preferência para o leite humano pasteurizado em vez de fórmula láctea.
- Utilização de protocolos para administração da dieta.
- Evitação ou minimização do uso de antibióticos empíricos prolongados e do uso de antiácidos.
- A utilização de probióticos, apesar de potencialmente benéfica, ainda não está liberada.

Fonte: adaptado de Patel et al., 2017.[13]

DESAFIOS ATUAIS

Apesar de décadas de pesquisa sobre a ECN, ainda não há uma compreensão completa sobre patogênese, prevenção e tratamento da doença, e a mortalidade associada ainda é elevada. Novas pesquisas em microbiologia, biologia molecular e biologia celular do intestino dos RN com ECN poderão contribuir para a prevenção efetiva, o diagnóstico mais rápido e novas terapias.[5]

Com relação à prevenção, há estudos para o desenvolvimento de uma nova classe de inibidores de TLR4 que poderá prevenir a ativação do TLR4 e inibir a cascata inflamatória na ECN.[5]

Além disso, vários estudos sugerem que abordagens microbianas podem ser úteis na prevenção da ECN. Com base no conhecimento do microbioma intestinal podem ser desenvolvidas técnicas terapêuticas direcionadas, com a utilização de antibióticos altamente específicos, bacteriófagos e probióticos com segurança e eficácia comprovadas. A transfaunação do leite doado com pequenas quantidades do leite da própria mãe pode "personalizar" o leite doado, protegendo o trato intestinal do RN do microbioma ambiental que predispõe à ECN.[7]

São necessários biomarcadores que sejam diagnósticos e preditivos para ECN, que seriam úteis para diagnosticar os RN que apresentam sinais e sintomas sugestivos da doença, mas sem os sinais radiológicos característicos. Biomarcadores mais específicos para o diagnóstico estão sendo desenvolvidos, com destaque para as proteínas das células intestinais que podem ser dosadas no sangue e na urina: claudina-3 e IFAB (do inglês: *intestinal fatty acid binding protein*). Biomarcadores mais preditivos da doença, utilizando plataformas proteômicas, metabolômicas e genômicas, também estão sendo avaliados.[7]

Terapias em investigação, potencialmente promissoras para redução de lesão e regeneração do epitélio intestinal, são a administração de células-tronco do líquido amniótico e de componentes do leite humano (oligossacarídeos e exossomas).[7]

Estudos em andamento procuram definir qual abordagem cirúrgica (drenagem peritoneal ou laparotomia) está associada com melhores desfechos neurológicos.

ORIENTAÇÕES AOS PAIS

A ECN é frequente em RN pré-termo, pode levar ao óbito, à necessidade de cirurgia e ao comprometimento do neurodesenvolvimento. Os RN devem ser acompanhados em ambulatório de acompanhamento de RN de risco. O parto vaginal, o contato pele a pele com a mãe desde a sala de parto, a alimentação precoce com o leite da própria mãe e a realização do método canguru durante a internação na unidade neonatal reduzem significativamente o risco da doença.

✓ CONCLUSÃO

A ECN é uma condição frequentemente encontrada no RN pré-termo que pode ter efeitos devastadores. Os sinais e sintomas são variáveis e inespecíficos e podem ser confundidos com os sintomas de sepse ou outras causas gastrointestinais. O achado radiológico patognomônico é a pneumatose intestinal. O tratamento clínico inclui repouso gastrointestinal, descompressão gástrica, antibióticos intravenosos de amplo espectro e medidas de suporte. A ocorrência de pneumoperitônio indica perfuração intestinal, que requer intervenção cirúrgica. Sequelas em longo prazo incluem síndrome do intestino curto, estenose intestinal e atraso no neurodesenvolvimento. As práticas assistenciais que previnem a disbiose intestinal estão associadas com menor incidência da doença e melhores desfechos em curto e longo prazos.

REFERÊNCIAS BIBLIOGRÁFICAS

1. Battersby C, Santhalingam T, Costeloe K, Modi N. Incidence of neonatal necrotising enterocolitis in high-income countries: a systematic review. Arch Dis Child Fetal Neonatal Ed. 2018;103(2):F182-9.
2. Stoll BJ, Hansen NI, Bell EF, Walsh MC, Carlo WA, Shakaran S, et al. Trends in care practices, morbidity, and mortality of extremely preterm neonates, 1993-2012. JAMA. 2015;314:1039.
3. Rose AT, Patel RM. A critical analysis of risk factors for necrotizing enterocolitis. Semin Fetal Neonatal Med. 2018;23(6):374-9.
4. Berkhout DJC, Klaassen P, Niemarkt HJ, Boode WP, Cossey V, van Goudover JB, et al. Risk factors for necrotizing enterocolitis: a prospective multicenter case-control study. Neonatology. 2018;114:277-84.
5. Eaton S, Rees CM, Hall NJ. Current research on the epidemiology, pathogenesis, and management of necrotizing enterocolitis. Neonatology. 2017;111:423-30.
6. Denning NL, Prince JM. Neonatal intestinal dysbiosis in necrotizing enterocolitis. Mol Med. 2018;24(1):4.

7. Neu J, Pammi M. Necrotizing enterocolitis: the intestinal microbiome, metabolome and inflammatory mediators. Semin Fetal Neonatal Med. 2018;23(6):400-5.
8. Rich BS, Dolgin SE. Necrotizing enterocolitis. Pediatrics Rev. 2017;38(2):552-9.
9. Walsh MC, Kliegman RM. Necrotizing enterocolitis: treatment based on staging criteria. Pediatr Clin North Am. 1986;33:179-201.
10. Epelman M, Daneman A, Navarro OM, Morag I, Moore AM, Kim JH, et al. Necrotizing enterocolitis: review of state-of-art imaging findings with pathologic correlation. Radiographics. 2007;27:285-305.
11. Alvares BR, Martins DL, Roma RL, Minniti I, Pereira R. Aspectos radiológicos relevantes no diagnóstico da enterocolite necrosante e suas complicações. Radiol Bras. 2007;40(2):127-30.
12. Adams-Chapman I. Necrotizing enterocolitis and neurodevelopmental outcome. Clin Perinatol. 2018;45(3):453-66.
13. Patel AL, Panagos PG, Silvestri JM. Reducing incidence of necrotizing enterocolitis. Clin Perinatol. 2017;44:683-700.

18

SÍFILIS CONGÊNITA

Fabio Chaves Cardoso

OBJETIVOS

- ✓ Definir sífilis gestacional e congênita.
- ✓ Listar as maneiras corretas de realizar o diagnóstico e o tratamento adequado da sífilis gestacional.
- ✓ Orientar sobre as abordagens diagnósticas e terapêuticas da sífilis congênita, de acordo com as orientações atuais do Ministério da Saúde.
- ✓ Fazer considerações sobre o acompanhamento ambulatorial da sífilis congênita após a alta da maternidade.

INTRODUÇÃO

A sífilis é uma doença infecciosa, de etiologia bacteriana, com manifestações locais ou sistêmicas. É uma doença de transmissão predominantemente sexual, mas também pode ser transmitida por transfusão sanguínea ou de mãe para filho durante a gestação ou o parto, o que se conhece como transmissão vertical.

A sífilis congênita permanece como um problema de saúde pública no Brasil. Entre as doenças infecciosas que acometem as gestantes, é aquela que apresenta a maior taxa de transmissão vertical.[1] É considerada um evento-sentinela em saúde pública, pois seu diagnóstico e tratamento são simples e de baixo custo. Por conta disso, deveria ser uma doença com baixa prevalência na população.

Para otimizar o controle e mapear os casos, o Ministério da Saúde passou a considerá-la uma doença de notificação compulsória no Brasil desde 1986.[2]

Seu agente etiológico é a bactéria *Treponema pallidum*, um patógeno que infecta exclusivamente humanos. Com formato em espiral, é uma bactéria classificada no grupo das espiroquetas Gram-negativas. Sua visualização não é feita adequadamente com a utilização de métodos convencionais de coloração para microscopia, sendo necessárias técnicas específicas para sua identificação. Técnicas de microscopia em campo escuro ou de imunofluorescência direta são utilizadas nas pesquisas laboratoriais. Essas técnicas não são simples, portanto não estão disponíveis rotineiramente nos laboratórios de análises clínicas.

A transmissão vertical pode ocorrer intraútero, por via placentária ou durante a passagem do feto pelo canal de parto no momento do nascimento, sendo esta a forma menos comum. A contaminação durante a passagem pelo canal de parto ocorre principalmente quando são visualizadas lesões sifilíticas em atividade. Segundo o Protocolo de atenção ao pré-natal de baixo risco do Ministério da Saúde, a contaminação, com consequente infecção fetal, é dependente do estágio da doença na gestante. Quanto mais precoce for a contaminação da gestante na evolução da gravidez, menor será o risco de infecção, visto que a permeabilidade da barreira placentária à passagem bacteriana é menor, se comparada a estágios tardios da gestação. Por outro lado, se essa passagem bacteriana pela barreira placentária ocorre precocemente, sobretudo no 1º trimestre, aumenta a probabilidade de gravidade do quadro fetal. O risco de comprometimento é maior porque o início da gestação é o período de principal desenvolvimento estrutural do feto.

Nas gestantes com sífilis primária e secundária, ocorre altíssimo risco de infecção fetal, chegando a valores que variam de 70 a 100%, respectivamente. Já nas fases latente tardia e terciária, essa probabilidade se reduz significativamente, podendo chegar a 30%. A contaminação do recém-nascido (RN) pelo contato com lesões genitais ou mamárias é rara.[3]

SÍFILIS GESTACIONAL

Diagnóstico e tratamento

O segredo para o correto diagnóstico e tratamento da sífilis congênita está na precisa identificação da sífilis gestacional. O Ministério da Saúde preconiza, por meio dos protocolos da atenção básica de (saúde das mulheres), a realização de investigação sorológica para sífilis gestacional em 3 momentos: 2 vezes no pré-natal e 1 vez durante a internação na maternidade. O rastreamento no pré-natal deve ocorrer na 1ª consulta (que deve acontecer preferencialmente no 1º trimestre de gestação) e em consulta no 3º trimestre de gestação, por volta da 28ª semana de idade gestacional. Outra oportunidade para o diagnóstico acontece na admissão em maternidade, quando a investigação sorológica deve ser repetida. Entende-se que a gestante pode ser admitida na maternidade para parto ou abortamento, e em ambas as situações a investigação para sífilis deve ser realizada. Após o nascimento, o RN não deve ter alta enquanto for desconhecido o estado sorológico de sua mãe no último mês anterior ao nascimento.[4]

A investigação para sífilis pode acontecer com a pesquisa direta da bactéria, que exige técnicas mais sofisticadas, como microscopia de campo escuro, ou por meio da investigação sorológica da gestante. A orientação atual é de que a investigação para sífilis gestacional deva ser realizada, inicialmente, mediante o teste rápido.[5] Esse teste deve ser solicitado se, durante a anamnese, a gestante informar não ter sífilis em seu histórico patológico pregresso ou relatar nunca ter tido a doença. Trata-se de um rastreamento inicial, rápido e treponêmico. Caso o resultado seja negativo, a investigação é encerrada, descartando-se a doença materna; caso positivo, a gestante pode apresentar uma doença prévia ou atual. Nessa situação, além de a história clínica ser valorizada, deve ser solicitado o VDRL (do inglês: *venereal disease research laboratory*) para elucidação diagnóstica. O VDRL é um teste não treponêmico, porém com a vantagem de ser um exame quantitativo, por sua titulação. Quanto maiores forem os títulos, maior é a presença de anticorpos circulantes.[6] Os títulos do VDRL auxiliam no diagnóstico e no controle de cura da doença.

O tratamento da sífilis gestacional deve ser realizado exclusivamente com penicilina benzatina. O número de doses é dependente do estágio da doença. Caso o estágio não possa ser definido (maioria dos casos de sífilis gestacional), deve ser considerado o tratamento como sífilis indeterminada, sendo administradas 3 doses de penicilina benzatina (2.400.000 UI/dose) com intervalo de 1 semana entre cada dose, totalizando 7.200.000 UI ao longo de 3 semanas. Na impossibilidade de utilização da penicilina, outras drogas podem ser utilizadas (como ceftriaxona ou doxiciclina), porém, nesses casos, o tratamento é considerado inadequado.

A adequação do tratamento materno é importante para a definição de diagnóstico e conduta do RN. Devem ser considerados os seguintes itens para definir o tratamento materno como adequado:

1. Tratamento realizado exclusivamente com penicilina.
2. Número de doses de acordo com o estágio da doença.
3. Tratamento iniciado até 1 mês antes do parto.
4. Comprovação do tratamento (preferencialmente anotado no cartão de pré-natal).
5. Controle de cura.
6. Avaliação de fatores de risco (parceria sexual).

O controle de cura deve ser sempre realizado por meio da avaliação dos títulos do VDRL. O sucesso do tratamento é avaliado quando há diminuição da titulação em 2 diluições do VDRL em 3 meses ou em 4 diluições em 6 meses após a conclusão do tratamento.

A avaliação da parceria sexual tem impacto direto no sucesso do tratamento da sífilis gestacional. O assunto deve ser sempre abordado no pré-natal. Sempre que o diagnóstico de sífilis gestacional for confirmado, o parceiro deverá receber 1 dose de penicilina benzatina (2.400.000 UI) caso sua investigação sorológica seja negativa. Caso positiva, o tratamento deverá ocorrer de acordo com a fase da doença diagnosticada. É importante lembrar que o tratamento do parceiro deve ocorrer concomitantemente ao tratamento da gestante a fim de se evitar o risco de reinfecção.

SÍFILIS CONGÊNITA

Diagnóstico

A sífilis congênita foi identificada no século XIV. Naquela época, não se conhecia a origem infecciosa da doença, que era considerada um castigo dos deuses ao comportamento promíscuo dos pais da criança. A partir do final do século XIX, foi identificada a bactéria causadora da doença.[7] Apesar disso, a comprovação da sífilis congênita permanece um diagnóstico complexo até os dias atuais.

Apenas após o diagnóstico de sífilis gestacional inicia-se o protocolo de investigação da sífilis congênita. O diagnóstico no RN é difícil, pois a maioria dos casos é assintomática (mais de 60% dos casos notificados). A conduta perante o RN deve ser baseada em:

- Diagnóstico de sífilis na mãe.
- Adequação do tratamento materno.
- Presença de evidências de sífilis a partir de achados clínicos, laboratoriais ou radiológicos.

A evidência clínica da doença ao nascimento é a principal prova necessária para o início do tratamento. Muitas vezes, os sintomas da sífilis congênita são inespecíficos, podendo ser confundidos com outras doenças, como infecções congênitas (citomegalovirose, toxoplasmose ou outras), colestase neonatal, sepse, entre outras. A sintomatologia é multissistêmica, tendo como principais sinais clínicos: nascimento prematuro, crescimento intrauterino restrito, hidropsia, anemia, hepatoesplenomegalia, rinite serossanguinolenta, lesões cutaneomucosas (pênfigo palmoplantar, exantema maculopapular), lesões renais, microcefalia, meningoencefalite assintomática, adenomegalia generalizada, lesões pulmonares (pneumonia *alba*), lesões ósseas (periostite ou osteocondrite) com restrição por dor (pseudoparalisia de Parrot) e coriorretinite em "sal e pimenta".[8]

Muitos desses sintomas estão presentes ao nascimento ou surgem nos primeiros 2 anos de vida da criança. As manifestações tardias, que aparecem após os 2 anos de idade, são: lesões ósseas, lesões articulares, alterações dentárias, alterações oculares (ceratite intersticial), retardo mental, crânio em torre e surdez. Geralmente, essas manifestações são complicações das lesões existentes precocemente.

Todo RN com histórico de mãe diagnosticada com sífilis durante a gestação, independentemente da adequação do tratamento, deverá ser investigado para sífilis congênita.[9] Esse rastreamento inicial deverá ser feito com a coleta de um teste não treponêmico (preferencialmente o VDRL) de sangue periférico. Não se deve realizar a investigação diagnóstica do RN com teste treponêmico ou com teste não treponêmico colhido de sangue de cordão umbilical. Nessas situações, podem ocorrer resultados falso-positivos pela passagem de anticorpos maternos. A sorologia colhida do RN deverá ser feita simultaneamente à coleta da sorologia materna, preferencialmente utilizando-se o mesmo *kit* de exame.

Quando o título da sorologia do RN for 2 titulações superior ao título materno (p. ex., título do bebê 1:8 e título materno 1:2), há indicação de sífilis congênita. Situações em que o RN é assintomático e sua sorologia é negativa ou menor ou igual a 2 títulos com relação à sorologia materna, a probabilidade da doença é baixa, porém não descartada, sendo obrigatório o acompanhamento ambulatorial do RN após a alta da maternidade.

Além da sorologia não treponêmica do RN, está indicada avaliação complementar com hemograma completo, pesquisa liquórica e radiografia de ossos longos, nas seguintes situações:

A. Sífilis gestacional confirmada com tratamento adequado, porém com o RN sintomático.
B. Sífilis gestacional não tratada/inadequadamente tratada, mesmo com o RN assintomático.
C. RN assintomático cuja mãe tenha sido adequadamente tratada durante a gestação, porém com títulos 2 vezes maiores que a titulação materna.

O hemograma apresenta informações inespecíficas que devem ser analisadas dentro do contexto clínico do bebê. Os achados mais comuns são anemia hemolítica, leucocitose ou leucopenia e trombocitopenia.

Exames para investigação da função hepática devem ser solicitados quando são observadas alterações compatíveis no exame físico. Aumento das transaminases e da bilirrubina direta ocorrem quando são identificadas icterícia precoce, ascite com distensão abdominal ou hepatomegalia no 1º exame físico.

A avaliação liquórica é fundamental para que seja descartada a forma mais grave da doença (neurossífilis). A punção lombar deve sempre ser realizada nos primeiros dias de vida, ainda na maternidade. Muitas vezes, a realização da punção lombar é negligenciada em favor do início precoce da antibioticoterapia; no entanto, independentemente do tempo de uso de antibiótico, mesmo quando iniciado precocemente, a avaliação liquórica do RN com sífilis deve ser realizada. Os títulos de VDRL no líquido cefalorraquidiano, assim como a celularidade total e bioquímica, demoram meses para evoluir para o padrão de normalidade, caso estejam inicialmente alterados. O diagnóstico da neurossífilis deverá ser realizado por meio de:

A. Identificação do aumento da celularidade total (> 25 células/mm^3), independentemente do padrão específico das células.
B. Aumento da proteína liquórica (> 150 mg/dL).
C. Reação positiva do VDRL no líquido cefalorraquidiano (em qualquer titulação).

Caso todos esses parâmetros apresentam valores normais, a neurossífilis está descartada. A positividade de qualquer um desses 3 itens na investigação deve ser considerada como neurossífilis e o tratamento deverá ser imediatamente instituído. A avaliação da glicose no líquido cefalorraquidiano não tem valor diagnóstico para casos de neurossífilis.

A radiografia de ossos longos tornou-se controversa ao longo dos últimos anos. Seu objetivo é avaliar lesões como irregularidades ósseas com sinais de periostite ou osteocondrite, mas as lesões ósseas são mais comuns em casos de infeções fetais precoces na gestação. A maioria dos casos identificados de lesões ósseas apresenta outras manifestações clínicas associadas (ascite, icterícia, hepatoesplenomegalia, lesões cutâneas), o que gera discussão sobre o benefício de submeter a criança à radiação ionizante na ausência de sintomatologia clínica associada. Apesar disso, ainda existe a recomendação de realização do exame pelo protocolo do Ministério da Saúde. Deve ser solicitado em todos os casos de sífilis congênita em investigação.

Tratamento

O tratamento da doença dependerá do resultado da investigação diagnóstica, portanto deverá ser realizado apenas após o término dessa etapa. Algumas unidades de saúde, no entanto, optam por iniciar o tratamento para sífilis congênita precocemente, já no 1º dia de vida, com a terapêutica para neurossífilis e, após o término da investigação diagnóstica, realizar a adequação do tratamento de acordo com os resultados obtidos. Essa estratégia pode ser considerada em virtude da diminuição do tempo médio de internação hospitalar, caso a unidade não consiga conduzir a investigação diagnóstica de maneira célere.

Em criança exposta à sífilis, ou seja, assintomática ao nascimento, com tratamento materno adequado no pré-natal e VDRL não reagente ou reagente com titulação menor, igual ou até 1 diluição maior que o materno, o tratamento para sífilis congênita não deve ser realizado, desde que o acompanhamento ambulatorial posterior à alta seja garantido.[10] Nesses casos, a notificação da doença deve ser realizada na maternidade e o RN deve ser encaminhado para acompanhamento ambulatorial (o acompanhamento deve ser confirmado após a alta). Caso esse acompanhamento não seja garantido, deverá ser administrada dose única de penicilina benzatina, 50.000 UI/kg, por via intramuscular, antes da alta da maternidade.

O tratamento da sífilis congênita com alteração liquórica, ou seja, suspeita de neurossífilis, deverá ser realizado exclusivamente com penicilina cristalina, na dose de 50.000 UI/kg, por via intravenosa, a cada 12 horas, nos primeiros 7 dias de vida. A partir do 8º dia de vida, o intervalo entre as doses passa a ser de 8 horas, independentemente do tempo de início da terapêutica. Essa redução no intervalo das doses é feita em razão da maturação da função renal após a 1ª semana de vida do RN. O tratamento deverá ser realizado por 10 dias. Nas situações em que a punção lombar não é realizada ou em que ocorre acidente em sua realização, o tratamento também deve ser realizado exclusivamente com penicilina cristalina.

Nos casos em que o diagnóstico da sífilis congênita é confirmado, porém o comprometimento neurológico é descartado (não há alterações liquóricas), o tratamento também poderá ser feito com penicilina cristalina (tratamento idêntico ao realizado nos casos de neurossífilis) em paciente internado. Outra opção é o tratamento com a penicilina procaína, na dose de 50.000 UI/kg, por via intramuscular, em dose única diária, por 10 dias. Nesses casos, o RN pode ter alta da maternidade, desde que o tratamento ambulatorial seja garantido, com a aplicação das doses diárias da penicilina durante o período completo do tratamento.[11]

ACOMPANHAMENTO AMBULATORIAL

Nos casos de exposição à sífilis, o acompanhamento ambulatorial deve ser feito exclusivamente na atenção básica. Englobam os casos assintomáticos e com toda a investigação normal na maternidade.

Porém, nos casos confirmados de sífilis congênita, com ou sem comprometimento neurológico, o acompanhamento ambulatorial deverá ser realizado em conjunto com a atenção básica e o serviço especializado pediátrico.

As consultas ambulatoriais deverão ser mensais até o 6º mês de vida e bimensais do 6º ao 12º mês.

O acompanhamento laboratorial deverá ser feito com a dosagem do VDRL com 1, 3, 6, 12 e 18 meses de idade ou após 2 exames consecutivos de VDRL negativos. Quando o tratamento foi adequado, espera-se resultado de VDRL negativo até o 6º mês. Nesses casos, pode-se, ainda, avaliar a realização do exame confirmatório treponêmico para sífilis após os 18 meses de idade, mas esse exame não é obrigatório. Diante de elevação do título sorológico ou de sua não negativação até os 18 meses de idade, recomendam-se reinvestigar o paciente e internar para iniciar novo tratamento.

Caso sejam observados sinais clínicos compatíveis com a sífilis congênita ou diante do não tratamento adequado no período neonatal, também se deve iniciar a investigação e o tratamento conforme esquemas preconizados.

Recomendam-se acompanhamentos oftalmológico, neurológico e audiológico semestral por 2 anos.

Nos casos em que o líquido cefalorraquidiano não foi colhido na maternidade ou teve resultado alterado, deverá ser realizada uma avaliação liquórica a cada 6 meses, até a normalização.[12]

DESAFIOS ATUAIS

Os maiores desafios para tratamento da sífilis gestacional no pré-natal são: definir o protocolo para o correto diagnóstico e tratamento da sífilis gestacional no pré-natal; realizar o diagnóstico precoce e correto da sífilis congênita com o objetivo de evitar o aumento da morbimortalidade da doença e orientar o acompanhamento ambulatorial para que complicações ou falhas de tratamento sejam reavaliadas precocemente, reduzindo o aumento da morbimortalidade da doença.

ORIENTAÇÕES AOS PAIS

A sífilis congênita é uma doença de diagnóstico complexo, mas de tratamento efetivo. Caso não seja conduzida adequadamente, pode levar a sequelas graves e definitivas na vida da criança. É fundamental que seja realizado um pré-natal adequado, com a participação do pai acompanhando a mãe durante as consultas e, se necessário, no tratamento da sífilis. Após o nascimento, bebês com sífilis congênita deverão ter a condução inicial ainda na maternidade, só tendo alta hospitalar após a realização de todos os exames e do tratamento adequado instituído pela equipe de saúde. Após a alta hospitalar o acompanhamento ambulatorial é fundamental, pois é o momento em que se confirmam a ausência de lesões em atividade e a cura definitiva da criança.

✓ CONCLUSÃO

A sífilis congênita é uma doença conhecida há séculos pela humanidade. Desde meados do século XX, seu tratamento tornou-se efetivo. Inicialmente, esperava-se a erradicação dos casos de sífilis gestacional e congênita no início do século XX, porém ocorreu o oposto, com o aumento do número de casos. É fundamental, portanto, a adoção de práticas de proteção durante a atividade sexual e a correta investigação da doença durante a realização do pré-natal.[13]

Os corretos diagnóstico e tratamento da sífilis gestacional reduzem o diagnóstico da sífilis congênita, bem como suas consequentes complicações e sequelas na vida da criança.

REFERÊNCIAS BIBLIOGRÁFICAS

1. Brasil. Ministério da Saúde. Projeto de eliminação da sífilis congênita. 2000. Disponível em: http://bvsms.saude.gov.br/bvs/publicacoes/52projeto_elimina_sifilis.pdf. Acesso em: 16/11/2021.
2. Brasil. Ministério da Saúde. Portaria n. 542, de 22 de dezembro de 1986. Institui a obrigatoriedade da notificação compulsória dos casos de sífilis congênita. Diário Oficial da União, 14 dez. 1986; Seção 1.
3. Brasil. Ministério da Saúde. Protocolos da atenção básica: saúde das mulheres. Instituto Sírio-Libanês de Ensino e Pesquisa. Brasília: Ministério da Saúde; 2016.
4. Saraceni V, Domingues RMSM, Vellozo V, Lauria LM, Dias MAB, Ratto KMN, et al. Vigilância da sífilis na gravidez. Epidemiol Serv Saúde. 2007;16(2):103-11.
5. Brasil. Ministério da Saúde. Protocolo clínico e diretrizes terapêuticas para prevenção da transmissão vertical do HIV, sífilis e hepatites virais. Brasília: Ministério da Saúde; 2019.
6. Barsanti C, Valdetaro F, Diniz EMA, Succi RCM. Diagnóstico de sífilis congênita: comparação entre testes sorológicos na mãe e no recém-nascido. Rev Soc Bras Med Trop. 1999;32(6):605-11.
7. Carrara S. Tributo a vênus: a luta contra a sífilis no Brasil, da passagem do século aos anos 40. Rio de Janeiro: FIOCRUZ; 1996.
8. Centers for Disease Control and Prevention (CDC). Sexually transmitted diseases: treatment guideline, 2015. MMWR Recomm Rep. 2015;64(RR-3):45-9. Disponível em: http://www.cdc.gov/mmwr/pdf/rr/rr6403.pdf. Acesso em: 16/11/2021.
9. Centers for Disease Control and Prevention (CDC). Syphilis. 2015. Disponível em: https://www.cdc.gov/std/tg2015/syphilis.htm. Acesso em: 16/11/2021.
10. Sociedade Brasileira de Pediatria (SBP). Departamento de Neonatologia. Critérios diagnósticos e tratamento da sífilis congênita. 2010. Disponível em: https://www.sbp.com.br/fileadmin/user_upload/2015/02/tratamento_sifilis.pdf. Acesso em: 16/11/2021.
11. Brasil. Ministério da Saúde. Política nacional de atenção básica. Brasília: Ministério da Saúde; 2012.
12. Brasil. Ministério da Saúde. Secretaria de Atenção à Saúde. Departamento de Ações Programáticas Estratégicas. Atenção à saúde do recém-nascido: guia para os profissionais de saúde. 2.ed. Brasília: Ministério da Saúde; 2014.
13. Cardoso FC. Conhecimentos, atitudes e práticas do médico que atua na atenção básica no seguimento ao recém-nascido com sífilis congênita na AP 3.3 do Município do Rio de Janeiro [Dissertação]. Rio de Janeiro: Universidade Estácio de Sá; 2016.

SEÇÃO VI

PROBLEMAS NEUROLÓGICOS NO RECÉM-NASCIDO

19

CONVULSÃO NEONATAL

Marlos Melo Martins
Patrícia de Padua Andrade Campanha

OBJETIVOS

- ✓ Definir a convulsão neonatal.
- ✓ Listar as principais etiologias da convulsão neonatal.
- ✓ Classificar os diferentes tipos de convulsão.
- ✓ Orientar sobre as abordagens diagnósticas e terapêuticas mais adequadas de acordo com as evidências atuais.
- ✓ Fazer considerações sobre o prognóstico da convulsão neonatal de acordo com a etiologia.

INTRODUÇÃO

A convulsão neonatal é definida clinicamente como alterações estereotipadas e paroxísticas na função neurológica (motora, comportamental e/ou autonômica), que ocorrem nos primeiros 28 dias de vida em recém-nascidos (RN) a termo ou até 44 semanas de idade gestacional (IG) corrigida nos RN pré-termo.[1,2] O reconhecimento das crises convulsivas no período neonatal, por vezes, pode ser um desafio para a equipe de saúde, pois suas manifestações clínicas podem ser discretas ou ausentes. A monitorização por eletroencefalograma (EEG) é recomendada em todos os casos suspeitos ou com risco. O conceito atual mais preciso de convulsão neonatal é definido por anormalidades no EEG, com ou sem manifestações clínicas.[1]

ASPECTOS EPIDEMIOLÓGICOS

A incidência de convulsão no RN a termo é de 0,1 a 0,3%[3] e no pré-termo é de 1 a 6%,[4] mas varia de acordo com a presença de fatores de risco como baixo peso ao nascimento, prematuridade, condições médicas maternas, complicações obstétricas perinatais e qualidade da assistência obstétrica e neonatal, bem como de acordo com o critério diagnóstico utilizado (clínico ou eletroencefalográfico).

A maioria das convulsões neonatais é causada por eventos perinatais agudos. Os insultos neurológicos que causam as convulsões neonatais podem ocorrer no período pré-natal, intraparto ou pós-natal. A determinação da etiologia da convulsão é importante para orientar o tratamento específico.[1]

As causas das convulsões neonatais estão descritas no Quadro 1, por ordem decrescente de frequência.[3,4]

Quadro 1 Etiologia da convulsão neonatal

- Encefalopatia hipóxico-isquêmica (causa mais comum).
- Hemorragia intracraniana e acidente vascular encefálico perinatal (hemorragia peri-intraventricular, hemorragia subaracnóidea, hemorragia subdural).
- Malformação cerebral: holoprosencefalia, esquizencefalia, lisencefalia, polimicrogiria.
- Infecção: meningite bacteriana (*Escherichia coli*, estreptococo beta-hemolítico do grupo B, *Listeria*), encefalite herpética, infecções congênitas, abscesso cerebral.
- Distúrbios metabólicos: hipoglicemia (prematuridade, baixo peso, diabetes materna, hiperinsulinismo, sepse, asfixia, erros inatos do metabolismo que cursam com hipoglicemia), hipocalcemia (asfixia, hipoparatireoidismo transitório neonatal, síndrome de DiGeorge), hipomagnesemia, hiponatremia, hipernatremia.
- Síndrome de abstinência decorrente de exposição intrauterina a drogas ilícitas.
- Erros inatos do metabolismo: dependência de piridoxina, galactosemia, leucinose, hiperglicinemia não cetótica, distúrbios do ciclo da ureia (com hiperamonemia), distúrbios no metabolismo dos carboidratos (com hipoglicemia), adrenoleucodistrofia, síndrome de Zellweger, distúrbio no transporte de glicose na barreira hematoencefálica (com hipoglicorraquia), deficiência de biotinidase e ácido folínico.
- Síndromes epilépticas: epilepsia neonatal familiar autolimitada, encefalopatia epiléptica infantil precoce (síndrome de Ohtahara) e encefalopatia mioclônica epiléptica precoce.
- Síndromes neurocutâneas (de Sturge-Weber, neurofibromatose, esclerose tuberosa).
- Desconhecida.

Fonte: elaborado pelos autores, adaptado de Soul, 2018;[3] Pisani, 2018.[4]

FISIOPATOLOGIA

A convulsão que ocorre no período neonatal difere consideravelmente das observadas em crianças maiores e adultos, assim como também difere entre RN a termo e pré-termo. A maioria dos episódios de convulsão que ocorrem no período neonatal é focal ou multifocal, muito raramente se estendendo para o hemisfério cerebral contralateral. Tanto alterações anatômicas como fisiológicas contribuem para essas diferenças.[1,3-5]

O cérebro em desenvolvimento do RN é mais suscetível a apresentar convulsões por conta do excesso de sinapses excitatórias em comparação com as inibitórias, do aumento dos receptores para neurotransmissores excitatórios (glutamato e aspartato) e do desenvolvimento incompleto do sistema neural, que utiliza o ácido gama-aminobutírico (GABA), principal neurotransmissor inibitório, além da maior suscetibilidade à falência das bombas de sódio e potássio na membrana neuronal. Os padrões eletroencefalográficos e a expressão motora das crises convulsivas neonatais refletem essas diferenças anatômicas e fisiológicas neuronais presentes no RN.[1,3-5]

QUADRO CLÍNICO

As manifestações das convulsões costumam ser de difícil reconhecimento. A crise clínica pode ou não se correlacionar com alterações eletroencefalográficas, bem como podem ocorrer alterações no EEG sem repercussão clínica.[1,6] As crises epilépticas no período neonatal, ao contrário das que ocorrem em crianças mais velhas, não são bem organizadas, raramente são tônico-clônicas generalizadas e, na maioria das vezes, o EEG reflete um processo de descargas elétricas multifocais.[1,6]

A classificação clínica das convulsões neonatais está descrita no Quadro 2.[1,6]

Quadro 2 Classificação clínica das convulsões neonatais

Sutis: formas mais comuns; ocorrem no RN a termo e pré-termo. Apresentam fenômenos oculares (desvio conjugado dos olhos, olhos abertos com olhar fixo, movimentos repetitivos de piscar ou tremulação das pálpebras, nistagmo); movimentos mastigatórios, de sucção e bocejar; movimentos das extremidades (nadar, pedalar); alterações vasomotoras; apneia (geralmente precedida por outras manifestações clínicas e não associada à bradicardia). São mais comuns em RN pré-termo e apresentam pouca correlação eletroencefalográfica.
Tônicas: mais frequentes no RN pré-termo. Podem ser focais ou generalizadas. Caracterizam-se pela rigidez de um grupo muscular com duração variável a que se segue um relaxamento. Podem envolver os membros, face, pescoço e tronco. O envolvimento dos músculos do dorso origina uma postura em opistótono. A forma generalizada ocorre com extensão tônica de todos os membros, mimetizando descerebração.
Clônicas: definidas como movimentos rítmicos de contração rápida de um grupo muscular, seguidos por relaxamento mais lento. Têm grande correlação eletroencefalográfica. Podem ser focais, multifocais ou generalizadas, sendo estas últimas muito raras no período neonatal. As crises clônicas focais caracterizam-se por abalos dos membros ou da face com frequência de 1 a 3 ciclos por segundo. O RN tipicamente está consciente durante o episódio. As convulsões multifocais são mais frequentes no RN a termo. Iniciam-se com movimentos clônicos de 1 ou mais membros do corpo, migrando para outros de forma desordenada.

(Continua)

Quadro 2 Classificação clínica das convulsões neonatais (*continuação*)

Mioclônicas: podem ser focais, multifocais ou generalizadas. Caracterizam-se por abalos mais rápidos do que os movimentos clônicos, com predileção pelos músculos flexores. A forma generalizada é a que se associa mais frequentemente a alterações paroxísticas no EEG. Diagnóstico diferencial com a mioclonia benigna do sono.
Crises eletroencefalográficas: também denominadas subclínicas ou ocultas. Vários estudos atuais demonstram que esse tipo de crise pode representar entre 80 e 90% das crises no período neonatal. O monitoramento eletroencefalográfico é indicado em todos os RN com crises clínicas, pois, mesmo após a resolução das manifestações clínicas com medicamentos anticonvulsivantes, as crises eletroencefalográficas podem persistir (dissociação eletromecânica).

EEG: eletroencefalograma; RN: recém-nascido.
Fonte: elaborado pelos autores, adaptado de Volpe, 2018;[1] Pressler et al., 2018.[6]

É importante o diagnóstico diferencial com fenômenos paroxísticos não epilépticos (Quadro 3).[1,7]

Quadro 3 Fenômenos paroxísticos não epilépticos

Hiperexcitabilidade ou *jitteriness*: caracterizada por tremores e movimentos clônicos, geralmente associados a encefalopatia hipóxico-isquêmica, hipoglicemia, hipocalcemia e síndrome de abstinência. Cinco características a diferenciam das crises convulsivas: 1. Os movimentos não são acompanhados por fenômenos oculares (olhar fixo ou desvio ocular). 2. São desencadeados por estímulos sensitivos. 3. O tremor é o principal movimento observado (nas crises, há predomínio de movimentos clônicos). 4. Os movimentos podem ser controlados com a contenção gentil dos membros. 5. Não são acompanhados por sintomas autonômicos (taquicardia, aumento da pressão arterial, apneia, fenômenos vasomotores, mudanças pupilares e salivação).
Mioclonia benigna do sono: as mioclonias ocorrem somente durante o sono, principalmente em bebês a termo, com movimentos repetitivos e bilaterais, podendo acometer todos os membros, mas não a face. Tem início nos primeiros dias de vida, com resolução por volta dos 4 meses. Exame neurológico e EEG normais.
Hiperecplexia: desordem genética (autossômica dominante) rara, caracterizada por respostas exageradas (espasmos tônicos sustentados e reações de sobressalto) a estímulos visuais, auditivos e táteis, sem natureza epiléptica.
Apneia não epiléptica.

EEG: eletroencefalograma.
Fonte: elaborado pelos autores, adaptado de Volpe, 2018;[1] Cross, 2013.[7]

PROPEDÊUTICA

O diagnóstico de crise epiléptica é muitas vezes difícil, em virtude da ocorrência frequente de dissociação eletromecânica. A abordagem diagnóstica da convulsão neonatal está descrita no Quadro 4.[8]

Quadro 4 Abordagem diagnóstica da convulsão neonatal

Anamnese

- História materna/gestacional: história materna ou familiar de epilepsia e doenças neurológicas, perdas fetais, consanguinidade, diabetes, infecções, uso de drogas ilícitas, doenças tromboembólicas, doenças metabólicas, crescimento intrauterino restrito, qualidade dos movimentos fetais.
- História do parto/nascimento: evolução do trabalho de parto, atividade fetal, tipo de parto, condições do nascimento, intercorrências, IG, necessidade de reanimação, índice de Apgar.
- Dados do RN e outras doenças associadas.
- Caracterização das convulsões: idade de início, frequência e duração das crises, relação com estímulos, descrição das crises.

Exame físico: exame físico completo, com atenção especial para pressão arterial, perímetro cefálico, fontanela, dismorfismos, lesões cutâneas, nível de consciência, tônus muscular, reflexos, força muscular/simetria, exame de nervos cranianos, postura, fundo de olho.

Exames complementares

A. Laboratório:

1. Para todos os bebês: glicemia, eletrólitos séricos (sódio, potássio, cloro, cálcio, magnésio, fósforo), gasometria arterial, hemograma completo com contagem de plaquetas, proteína C reativa, avaliação de função hepática e renal, triagem metabólica neonatal (teste do pezinho)
2. Quando houver fator de risco ou quadro clínico de infecção: hemocultura, exame do LCR (celularidade, glicose, proteína, cultura).
3. Outros exames, de acordo com a história clínica e o exame físico: coagulograma, sorologias para infecções congênitas, amônia, lactato, cálculo do *anion gap*, cariótipo, perfil lipídico, pesquisa de corpos cetônicos na urina, triagem metabólica em plasma, urina e LCR na suspeita de erro inato do metabolismo.

B. EEG:

Sempre indicado por 3 principais motivos:

1. As crises eletroencefalográficas são as mais comuns no período neonatal.
2. Possibilidade de dissociação eletromecânica.
3. Poupar a exposição neonatal a medicamentos anticonvulsivantes naqueles RN com eventos não epilépticos.[8,9]

Exceção para a indicação do exame: casos de convulsão por distúrbio metabólico ou infecção, controlada após o tratamento

O EEG convencional é o exame de referência. Trata-se de um sistema de multicanais que requer a aplicação de 9 a 40 eletrodos na calota craniana e na face. Tem limitações pelo fato de não estar disponível continuamente e de depender do especialista para interpretação. As alterações do EEG podem ser úteis para determinar a etiologia da convulsão.

Uma nova tecnologia na monitorização cerebral, com maior acessibilidade e fácil interpretação, é o EEG de amplitude integrada (aEEG). O aEEG permite o uso simultâneo de vídeo, utiliza menos canais (apenas 3 a 5 eletrodos no couro cabeludo) e é utilizado continuamente à beira do leito, fornecendo informações em tempo real para o neonatologista, com avaliação da crise e da resposta ao tratamento. O uso de técnicas com videomonitorização eletroencefalográfica prolongada permite avaliar simultaneamente a atividade elétrica cerebral e as manifestações clínicas durante as crises epilépticas neonatais. Bebês com fatores de risco para convulsão devem ser monitorizados com aEEG pelo menos nas primeiras 72 horas após o parto ou, na presença de crise, até 24 horas após seu controle.

(Continua)

Quadro 4 Abordagem diagnóstica da convulsão neonatal (*continuação*)

C. USTF: Por ser um exame não invasivo e acessível, a USTF deve ser realizada na avaliação inicial de todos os RN com convulsão, especialmente em prematuros. D. TC de crânio: Auxilia no diagnóstico e no prognóstico, quando não houver disponibilidade de RM. Pode ser utilizada para avaliação de calcificações intracranianas (infecções congênitas), hemorragias subdurais e subaracnóideas, edema cerebral, leucomalácia periventricular e encefalomalácia. E. RM de crânio (técnicas complementares: difusão, angiorressonância, espectroscopia, de acordo com a suspeita diagnóstica): Exame com melhor resolução para avaliar malformações cerebrais, alterações na substância branca, hemorragia intracraniana e insultos isquêmicos do parênquima cerebral, de utilidade para diagnóstico e prognóstico. Por ser de alto custo e difícil aquisição, geralmente é solicitada quando a TC de crânio não esclarece o diagnóstico ou quando há suspeita de malformações cerebrais. F. *Spect* cerebral (TC de emissão de fótons): Exame funcional, que demonstra a perfusão encefálica. Indicado em casos de síndrome hipóxico-isquêmica, para detecção de áreas de hipoperfusão cerebral. G. ECG e ECO: se houver suspeita de lesão isquêmica.

ECO: ecocardiograma; ECG: eletrocardiograma; EEG: eletroencefalograma; IG: idade gestacional; LCR: líquido cefalorraquidiano; RM: ressonância magnética; RN: recém-nascido; TC: tomografia computadorizada; USTF: ultrassonografia transfontanela.
Fonte: elaborado pelos autores, adaptado de Sivaswamy, 2012.[8]

TRATAMENTO

O esclarecimento da etiologia das crises é importante para a abordagem terapêutica. A determinação da etiologia vai orientar o tratamento adequado das crises e prevenir sequelas neurológicas que poderão ocorrer caso a causa subjacente não seja tratada.[1]

Não há evidências científicas que esclareçam as seguintes questões: se todas as convulsões (clínicas e subclínicas) devem ser tratadas, tratamento mais apropriado, quais medicamentos anticonvulsivantes devem ser utilizados, duração do tratamento, se a terapia deve ser agressiva, efetividade e segurança dos medicamentos disponíveis. Não está comprovado que o uso de anticonvulsivantes diminui a mortalidade e/ou a morbidade, podendo, ainda, estar associado a efeitos neurológicos adversos. Assim, idealmente, a decisão de tratar as crises epilépticas neonatais com medicamentos anticonvulsivantes deveria exigir a comprovação por meio do EEG. Medicamentos de 1ª geração como o fenobarbital e a fenitoína são ainda a escolha inicial em virtude da extensa experiência clínica, apesar de efetividade clínica limitada e de potencial neurotoxicidade.[1,10]

A duração do tratamento anticonvulsivante deve ser a mais curta possível, a depender do diagnóstico, da etiologia e da probabilidade de recorrência das crises. A terapia de manutenção pode não ser necessária. Bebês com crises prolongadas, de difícil controle e com alteração no EEG necessitam de manutenção do anticonvulsivante (controlar o nível sérico). Em RN com exame neurológico e EEG normais, deve-se considerar a interrupção do anticonvulsivantes após 72 horas sem crises. Em RN que necessitaram utilizar vários anticonvulsivantes, os medicamentos devem ser interrompidos um a um, e o último a ser retirado deverá ser o fenobarbital.[1,10]

A abordagem terapêutica da convulsão neonatal está descrita no Quadro 5.[1,3,4,10]

Quadro 5 Abordagem terapêutica da convulsão neonatal

1. **Medidas gerais de suporte:** assegurar vias aéreas pérvias. Obter acesso vascular. Monitorização cardiorrespiratória. Assistência ventilatória e suporte hemodinâmico quando indicados. Manter zona térmica neutra. Passar sonda gástrica. Manter equilíbrio hidroeletrolítico e glicêmico.

2. **Avaliar e tratar distúrbios metabólicos:**
- Hipoglicemia (glicemia < 40 mg/dL: *flush* de glicose de 200 mg/kg com SG a 10%, 2 mL/kg, IV).
- Hipocalcemia (cálcio sérico total < 7 mg/dL: gluconato de cálcio, 100 mg/kg (equivalente a 1 ml/kg do gluconato de cálcio a 10%) em 10 minutos, IV).
- Hipomagnesemia (magnésio sérico < 1,5 mg/dL: sulfato de magnésio 1 mg/kg (equivalente 0,25 ml/kg do sulfato de magnésio a 50%), IM).

3. **Medicamentos anticonvulsivantes:**

A. Fenobarbital: 1ª escolha
Dose de ataque: 20 mg/kg, IV, em 20 minutos. Se não houver controle da crise, podem ser utilizadas doses adicionais de 5 mg/kg até máximo de 40 mg/kg (evitar em RN asfíxico). Dose de manutenção: 3 a 5 mg/kg/dia.
Estudos limitados sobre eficácia. Longo histórico de uso no período neonatal, boa absorção enteral, além de uma meia-vida longa, são algumas características que corroboram para que seja ainda a 1ª escolha no período neonatal. Taxa de resposta com ataque de 20 mg/kg de 30 a 40% e com dose total de 40 mg/kg, de 77%. Pode ocorrer diminuição na eficácia em vigência de hipotermia. Efeitos colaterais: depressão do SNC, depressão respiratória.

B. Fenitoína: se as crises persistirem após dose máxima do fenobarbital
Dose de ataque: 20 mg/kg, IV, em 30 minutos. Dose de manutenção: 4 a 8 mg/kg/dia, IV. Eficácia semelhante à do fenobarbital, porém com risco de reações adversas locais e efeitos arritmogênicos. Dificuldade de manter o nível terapêutico por causa de sua farmacocinética e de uma ineficiente absorção enteral no período neonatal, o que justifica a preferência pela utilização do fenobarbital como 1º medicamento anticonvulsivante no período neonatal.

C. Midazolam: quando não é obtido o controle da convulsão com fenobarbital + fenitoína
Início rápido de ação e rápido metabolismo hepático. Risco de hipotensão.
Dose de ataque: 0,15 mg/kg, IV. Dose de manutenção: 0,15 a 0,5 mg/kg/h, IV, em infusão contínua.

D. Levetiracetam: estudos em andamento para comprovação de eficácia e segurança no período neonatal. Alguns algoritmos atuais no tratamento de crise convulsiva neonatal têm sugerido o uso do levetiracetam como medicamento de 2ª linha, após a utilização de fenobarbital e fenitoína. Dose: 20 a 60 mg/kg/dia.

E. Lidocaína: melhor controle das crises em comparação com o midazolam, porém tem uso limitado em virtude de seus efeitos cardiotóxicos.

F. Medicamentos de 2ª geração (eficácia e segurança ainda não estabelecidas em RN): carbamazepina, topiramato, bumetanida, lacosamida, vigabatrina.

4. **Nas crises refratárias considerar prova terapêutica com piridoxina, IV, 100 mg.**

IM: via intramuscular; IV: via intravenosa; RN: recém-nascidos; SG: soro glicosado; SNC: sistema nervoso central.
Fonte: elaborado pelos autores, adaptado de Volpe, 2018;[1] Soul, 2018;[3] Pisani e Spagnoli, 2018;[4] van Rooij et al., 2013.[10]

PROGNÓSTICO

A convulsão neonatal está associada com incidência elevada de morte precoce (20 a 30%). Os avanços recentes no cuidado neonatal têm reduzido as taxas de mortalidade neonatal associadas a crises convulsivas, porém tem-se observado um aumento na morbidade associada. O risco de sequelas neurológicas é considerável nos sobreviventes. Observam-se: epilepsia (20 a 30%), déficits motores (42 a 59%), atraso no desenvolvimento (55%), deficiência intelectual (20 a 40%). Entre os casos identificados, apenas 22 a 35% evoluem sem nenhuma anormalidade neurológica. Nos prematuros, ainda há risco para microcefalia, além de déficits auditivos e visuais. Todos os RN que apresentaram convulsão devem ser acompanhados por equipe multidisciplinar para reconhecer e tratar precocemente possíveis desenvolvimentos anormais.[1,5,9]

O principal determinante do prognóstico neurológico é a etiologia da convulsão. Outros fatores prognósticos são: resposta ao tratamento, características das crises, IG, exame neurológico e resultados do EEG e da ressonância magnética (RM) de crânio.[1,5,9]

- Fatores associados com prognóstico adverso: sexo masculino, gemelaridade, prematuridade, pequeno para a idade gestacional (IG), encefalopatia hipóxico-isquêmica, disgenesia cerebral, infecção do sistema nervoso central, hemorragia intraventricular grave, atividade interictal do EEG com alterações graves (padrão isoelétrico, paroxismo, surto-supressão e baixa voltagem), além da má resposta à utilização de medicamentos antiepilépticos.[1,5,9]
- Fatores associados com prognóstico favorável: infarto focal, distúrbios metabólicos transitórios, atividade interictal normal no EEG, exame neurológico inicial normal, convulsão clínica sem correlação eletroencefalográfica, hemorragia subaracnóidea, convulsão idiopática, convulsão familial benigna. Menos significativos: neuroimagem normal, início tardio das convulsões (> 5 dias), convulsões clônicas focais.[1,5,9]

DESAFIOS ATUAIS

Os principais desafios no tratamento da convulsão neonatal são: aprofundar os estudos na fisiopatologia das crises convulsivas, especialmente naquelas relacionadas a encefalopatia hipóxico-isquêmica, para identificação futura de novos agentes terapêuticos; desenvolver novos ensaios clínicos randomizados estudando a eficácia e a segurança no período neonatal dos medicamentos antiepilépticos, tanto os atualmente disponíveis no mercado quanto os que estão em desenvolvimento; estudar se a etiologia e/ou a IG podem ser determinantes na escolha dos medicamentos anticonvulsivantes no período neonatal.

ORIENTAÇÕES AOS PAIS

O cuidado pré, peri e pós-natal é essencial à prevenção de crises convulsivas neonatais, já que entre as principais causas desses eventos existem situações clínicas que podem ser prevenidas com um bom e completo acompanhamento pré-natal, com cuidados adequados no momento do parto e com a vigilância eficiente no período pós-natal imediato.

✓ CONCLUSÃO

Convulsão é a manifestação mais comum de desordens neurológicas no período neonatal, podendo refletir uma disfunção grave do sistema nervoso central. Trata-se de um desafio diagnóstico e terapêutico para o neonatologista e representa uma emergência, em virtude do risco de sequelas neurológicas. O diagnóstico e a monitorização eletroencefalográficos são importantes por causa da dissociação eletromecânica. A definição etiológica é importante para a orientação do tratamento mais adequado e a avaliação do prognóstico.

REFERÊNCIAS BIBLIOGRÁFICAS

1. Volpe JJ. Neonatal seizures. In: Volpe JJ, Inder T, Darras B, de Vries LS, du Plessis A, Neil J, et al. Volpe's neurology of the newborn. 6.ed. Philadelphia: Saunders Elsevier; 2018. p.203-44.
2. Shellhaas RA, Glass HC, Chang T. Neonatal seizure. In: Swaiman KF, Ashwal S, Ferriero DM, Gropman AL, Schor N, Finkel RS, et al. Swaiman's pediatric neurology e-book: principles and practices. 6.ed. Philadelphia: Saunders Elsevier; 2017. p.e318-330.
3. Soul JS. Acute symptomatic seizures in term neonates: etiologies and treatments. Semin Fetal Neonatal Med. 2018;23(3):183-90.
4. Pisani F, Spagnoli C. Acute symptomatic neonatal seizures in preterm neonates: etiologies and treatments. Semin Fetal Neonatal Med. 2018;23(3):191-6.
5. Spagnoli C, Falsaperla R, Deolmi M, Corsello G, Pisani F. Symptomatic seizures in preterm newborns: a review on clinical features and prognosis. Ital J Pediatr. 2018;44:115.
6. Pressler RM, Cilio MR, Mizrahi EM, Nunes ML, Plouin P, Vanhatalo S, et al. The ILAE classification of seizures and the epilepsies: modification for seizures in the neonate. Proposal from the ILAE Task Force on Neonatal Seizures. 2018. Disponível em: www.ilae.org/files/dmfile/NeonatalSeizureClassification-ProofForWeb.pdf. Acesso em: 16/11/2021.
7. Cross JH. Differential diagnosis of epileptic seizures in infancy including the neonatal period. Semin Fetal Neonatal Med. 2013;18(4):192-5.
8. Sivaswamy L. Approach to neonatal seizures. Clin Pediatr. 2012;51(5):415-25.
9. Uria-Avellanal C, Marlow N, Rennie JM. Outcome following neonatal seizures. Semin Fetal Neonatal Med. 2013;18(4):224-32.
10. van Rooij LGM, van den Broek MPH, Rademaker CMA, de Vries LS. Clinical management of seizures in newborns. Pedriatr Drugs. 2013;15(1):9-18.

20

HIPOTERMIA TERAPÊUTICA

Laura de Fátima Afonso Dias
Lucia Helena Wagner
Sheila Mariah de Sá Finni Prado Chaves

OBJETIVOS

- ✓ Descrever os mecanismos de lesão cerebral na encefalopatia hipóxico-isquêmica.
- ✓ Descrever os mecanismos de ação da hipotermia terapêutica.
- ✓ Descrever os critérios de indicação e exclusão para a hipotermia terapêutica.
- ✓ Orientar sobre a abordagem clínica, eletroencefalográfica e laboratorial durante a implantação do protocolo de hipotermia terapêutica e o acompanhamento dos pacientes.

INTRODUÇÃO E ASPECTOS EPIDEMIOLÓGICOS

A encefalopatia hipóxico-isquêmica (EHI) moderada a grave ocorre em aproximadamente 1 a 3:1.000 nascidos vivos em países desenvolvidos.[1] A mortalidade neonatal precoce associada à asfixia perinatal em recém-nascidos (RN) de baixo risco, ou seja, com peso ao nascer maior ou igual a 2.500 g e sem malformações congênitas, é elevada no Brasil.[2,3] No ano de 2018, estima-se que tenham ocorrido 3.629 óbitos por asfixia perinatal (10 óbitos por dia), correspondendo a 20% dos óbitos neonatais.

As intervenções para reduzir a morbimortalidade neonatal associada à asfixia perinatal incluem:

A. Medidas de prevenção primária, como melhora da saúde materna, reconhecimento de situações de risco no pré-natal e disponibilização de recursos humanos capacitados para atender ao parto e reconhecer complicações obstétricas, entre outras.

B. Tratamento do evento, que consiste na reanimação neonatal imediata.
C. Tratamento das complicações do processo asfíxico, compreendendo o reconhecimento da asfixia e suas complicações, com terapia dirigida à falência de múltiplos órgãos.[4,5]

A complicação mais devastadora nos sobreviventes da asfixia perinatal é a paralisia cerebral, ocasionando perda de potencial produtivo para a sociedade. Aproximadamente 15% dos casos de paralisia cerebral estão associados à injúria aguda hipóxico-isquêmica (encefalopatia) em RN a termo. O Comitê Internacional de Ressuscitação (ILCOR)[6] recomenda a hipotermia terapêutica com protocolos utilizados em grandes ensaios clínicos.[7] A hipotermia terapêutica deve ser oferecida aos RN com idade gestacional (IG) maior ou igual a 35 semanas e peso de nascimento maior ou igual a 1.800 g que apresentam sinais clínicos de encefalopatia moderada a grave, assim como evidência clínica de asfixia.[8-10]

Ensaios clínicos de boa qualidade sugerem que a hipotermia terapêutica reduz o dano neurológico, melhorando o prognóstico após um insulto hipóxico-isquêmico.[11-15] Os melhores resultados de prognóstico estão relacionados à injúria moderada, enquanto os benefícios estão sendo questionados para RN com encefalopatia grave.

A hipotermia terapêutica deve ser conduzida em unidade de terapia intensiva neonatal (UTIN) com equipe multidisciplinar e com controle rigoroso da temperatura corporal durante o período de arrefecimento e reaquecimento.[8]

FISIOPATOLOGIA

Mecanismo de ação da hipotermia terapêutica

A lesão de reperfusão após isquemia no sistema nervoso central ativa a cascata do sistema pró-inflamatório (com produção de TNF-alfa, IL-1-beta, IL-6 e fator de ativação plaquetária), com expressão da adesão molecular no endotélio celular e nos astrócitos, influxo de leucócitos, ativação microglial e síntese de óxido nítrico-sintetase, que promovem os efeitos neurotóxicos.[15-18] Parte do efeito neuroprotetor da hipotermia está no bloqueio dessa via.[15-18] A extensão da lesão cerebral que ocorre após um insulto hipóxico-isquêmico depende, resumidamente, do equilíbrio entre os mecanismos causadores de lesão, como necrose neuronal e inflamação persistente, e os fatores de proteção endógena. A estratégia de neuroproteção da hipotermia terapêutica envolve a modulação de alguns mecanismos de injúria, como a inibição da cascata inflamatória, reduzindo a produção de radicais livres e o metabolismo basal, com diminuição do consumo de oxigênio e da produção de gás carbônico.[15-18]

Janela terapêutica

O insulto hipóxico-isquêmico envolve um processo continuado de lesão cuja gravidade depende de sua duração e extensão. O papel da hipotermia terapêutica na neuroproteção envolve a interrupção ou a redução desse mecanismo de injúria. Esse mecanismo é dividido em uma fase aguda ou primária, quando as células neuronais morrem e outras se recuperam, pelo menos parcialmente; uma fase latente, com o mecanismo oxidativo parcialmente recuperado, mesmo com atividade eletroencefalográfica suprimida; e por último, a fase secundária, que ocorre após a lesão moderada a grave. Esta fase é iniciada horas mais tarde (em média, 6 a 15 horas) e se manifesta clinicamente pela presença de convulsões, edema citotóxico, acúmulo de aminoácidos excitatórios e falência de atividade oxidativa mitocondrial, que é o principal fator associado à morte neuronal. É importante agir antes da fase secundária, na janela de oportunidade terapêutica, na qual os neurônios apoptóticos estão aptos à recuperação.[15-18]

O grau de falha energética determina o tipo de dano neuronal durante a fase de recuperação da EHI. Embora ainda não esteja estabelecido a partir de quando a lesão é irreversível, dados consistentes indicam que a fase de latência, também conhecida como fase de recuperação da restauração transitória do metabolismo oxidativo cerebral, antes do início da fase secundária de falha energética, representa a melhor janela para a intervenção terapêutica.[12] Como esse processo é contínuo, essas fases são próximas e, por isso, a transição até o momento irreversível de morte celular é quase imperceptível.[12,15] Recente ensaio clínico realizado em 22 centros nos EUA demonstrou benefícios mesmo quando a hipotermia foi iniciada após as primeiras 6 horas de vida.[19]

HIPOTERMIA TERAPÊUTICA

Essa intervenção deverá ser oferecida a RN que desenvolverem EHI moderada a grave dentro das primeiras 6 horas de vida em UTIN bem estruturadas, com centros de hipotermia que devem ser capacitados para oferecer: ventilação mecânica, monitorização de sinais vitais, equipamento de resfriamento e reaquecimento servo-controlado (preferencial), neuroimagem (incluindo ressonância magnética), detecção de convulsões (monitorização com eletroencefalograma – EEG, eletroencefalograma de amplitude integrada – aEEG), neurologia pediátrica e acompanhamento em longo prazo dessas crianças.

Técnicas

O aparelho ideal deve permitir uma rápida indução do arrefecimento até a faixa de temperatura desejada, a manutenção da temperatura central sem oscilações durante o tempo necessário e o reaquecimento de forma lenta e controlada.[20]

Princípios fisiopatológicos

A lesão cerebral na asfixia neonatal ocorre em 2 fases: a fase aguda da isquemia, caracterizada por necrose neuronal por hipóxia, e a fase tardia, que ocorre após o período de reperfusão tecidual. Essa fase tardia é caracterizada por apoptose neuronal, que pode durar vários dias. Antes do início da fase tardia, após o início da reperfusão, existe um período de latência de cerca de 6 horas, que é considerado uma janela de oportunidade terapêutica. A hipotermia induzida iniciada no período de latência reduz a lesão da fase tardia da encefalopatia hipóxico-isquêmica, melhorando o prognóstico neurológico.[12,15]

Efeitos sistêmicos e complicações

A hipotermia induz alterações fisiológicas que levam a uma diminuição generalizada do metabolismo, portanto, são esperadas nos RN em tratamento: diminuição do ritmo cardíaco, tendência para hipoglicemia, alteração dos tempos de coagulação e trombocitopenia. Todas essas alterações são reversíveis e passíveis de tratamento. Além disso, a própria asfixia, como disfunção multiorgânica que é, pode apresentar um envolvimento multissistêmico com afecção renal, cardiovascular, pulmonar, hepática, digestiva, entre outras.[21] A hipotermia lentifica o nó sinusal auricular e a condução intracardíaca, dando origem a uma bradicardia sinusal fisiológica benigna. O intervalo QT pode ser prolongado e pode ocorrer hipotensão durante o tratamento.[22] Com relação às alterações hematológicas induzidas pela hipotermia, são relatadas disfunções plaquetárias, aumento da atividade fibrinolítica e inibição das reações enzimáticas da cascata de coagulação, originando aumento do tempo de protrombina e tromboplastina parcial, bem como trombocitopenia.[22] A homeostasia dos eletrólitos e da glicose também é afetada pela hipotermia. A diminuição da temperatura corporal causa um desvio do potássio para dentro da célula com tendência a hipopotassemia, e outras alterações laboratoriais frequentemente encontradas são hipocalcemia, hipomagnesemia e hipoglicemia.[23]

As complicações do arrefecimento exagerado foram descritas há mais de 50 anos.[24] Os efeitos da chamada *cold-injury syndrome* incluem: escleroma, eritema cutâneo e acrocianose; insuficiência renal; hemorragia pulmonar; hiperviscosidade sanguínea; coagulação intravascular disseminada; distúrbios eletrolíticos e ácido-básicos; risco aumentado de infecções e distúrbios cardiovasculares significativos. A ocorrência dessas complicações é proporcional ao grau de arrefecimento, ocorrendo em situações de controle inadequado da temperatura.[25] A necrose gordurosa também é uma complicação descrita em alguns RN após tratamento com hipotermia terapêutica.[25] A necrose costuma ter seu curso autolimitado, mas pode complicar-se com hipercalcemia.

Indicações

Os critérios de inclusão e exclusão para a hipotermia terapêutica estão descritos no Quadro 1 e as indicações para o procedimento, no Quadro 2. No Quadro 3, é apresentado o escore de Thompson para a classificação da encefalopatia.

Quadro 1 Critérios para hipotermia terapêutica

Critérios de inclusão	Critérios de exclusão
▪ Índice de Apgar ≤ 5 no 10° minuto de vida. ▪ Necessidade de reanimação com VPP por TOT ou máscara aos 10 minutos de vida. ▪ Acidose na 1ª hora de vida, com pH < 7 ou excesso de base ≤ –16. ▪ Acidose com pH entre 7 e 7,15 ou excesso de base entre –10 e –15 + ventilação com pressão positiva por 10 minutos e/ou Apgar ≤ 5 no 10° minuto de vida.	▪ Idade gestacional < 35 semanas. ▪ Peso de nascimento < 1.800 g. ▪ RN com mais de 6 horas de vida antes do início da hipotermia. ▪ Malformações congênitas incompatíveis com a vida.

IG: idade gestacional; RN: recém-nascidos; TOT: tubo orotraqueal; VPP: ventilação por pressão positiva.
Fonte: adaptado de Sociedade Portuguesa de Pediatria, 2012.[26]

Quadro 2 Critérios para indicação de hipotermia terapêutica

1. Critérios necessários, ao menos 1 critério de inclusão.
2. Encefalopatia definida por escore de Thompson ≥ 8 (Tabela 1).[27]
3. Ausência de critérios de exclusão.

OU, alternativamente, obedecer ao seguinte parâmetro:

Alterações neurofisiológicas moderadas a graves documentadas mediante monitorização com EEG de amplitude integrada (aEEG) pelo menos durante 30 minutos, na ausência de critérios de exclusão.

aEEG: eletroencefalograma de amplitude integrada; EEG: eletroencefalograma.
Fonte: adaptado de Sociedade Portuguesa de Pediatria, 2012.[26]

Quadro 3 Escore de Thompson

	0	1	2	3
Tônus	Normal	Aumentado	Diminuído	Flacidez
Consciência	Normal	Hiperalerta/olhar fixo	Letárgico	Coma
Convulsões	Normal	1-2 por dia	> 2 por dia	
Postura	Normal	Boxagem/pedalagem	Decorticação	Descerebração
Reflexo de Moro	Normal	Parcial	Ausente	
Preensão	Normal	Fraco	Ausente	
Sucção	Normal	Fraco	Ausente	
Respiração	Normal	Hiperventilação	Apneias breves	VPP invasiva
Fontanela	Normal	Cheia	Tensa	

VPP: ventilação com pressão positiva.
Fonte: adaptado de Thompson et al., 1997.[27]

Monitorização eletroencefalográfica

A monitorização deve ser iniciada assim que possível no centro de tratamento, após ter sido considerado o diagnóstico de EHI; no entanto, o início da monitorização não deve atrasar o início da hipotermia induzida.

A presença de 1 das seguintes alterações no aEEG sugere encefalopatia moderada a grave com indicação para o tratamento com hipotermia: ciclo sono-vigília, com atividade epiléptica sobre um traçado de base normal (traçado normal: margem superior > 10 mcV e margem inferior > 5 mcV); traçado moderadamente anormal (margem superior > 10 mcV e margem inferior < 5 mcV); traçado de supressão (margem superior < 10 mcV e margem inferior < 5V); ou atividade epilética contínua.

A monitorização com aEEG deve ser mantida durante a hipotermia induzida e durante a fase de reaquecimento, pois permite não só avaliar a gravidade da encefalopatia, mas também o registro de crises subclínicas e a resposta aos medicamentos anticonvulsivantes. Deve-se manter a monitorização com aEEG até atingir a normotermia e/ou após 24 horas do controle das convulsões.

É importante destacar que a hipotermia induz alterações fisiológicas que refletem a diminuição do metabolismo. Assim, esperam-se diminuição no ritmo cardíaco, hipoglicemia, alterações do tempo de coagulação e trombocitopenia. Essas alterações são reversíveis com a normalização da temperatura e passíveis de tratamento.

No Quadro 4, estão descritos os procedimentos e intervenções sugeridos para a implantação de um protocolo de hipotermia terapêutica em um centro de referência. No Quadro 5, é apresentado o acompanhamento dos pacientes submetidos à hipotermia terapêutica.

Quadro 4 Procedimentos e intervenções sugeridos na hipotermia terapêutica

Coleta e registro de dados
Detalhar o registro sistemático de informações acerca da gravidez, trabalho de parto, parto e transporte para a unidade, evolução clínica, laboratorial e eletrofisiológica, durante o tratamento, é muito importante. Essa avaliação pode sugerir diagnósticos alternativos e permite uma avaliação dos resultados obtidos. Sempre que possível, enviar a placenta para exame.
Sala de parto/UTIN
Proceder à reanimação conforme o programa de reanimação neonatal da Sociedade Brasileira de Pediatria. Na presença de asfixia perinatal, colher a gasometria do sangue do cordão umbilical ou sangue arterial da 1ª hora de vida, encaminhar o RN para a UTIN e avaliar a indicação da hipotermia terapêutica conforme os critérios de inclusão. Deve-se realizar o exame neurológico na UTIN quando o RN estiver sem estímulos externos e em normotermia.
Acessos vasculares
Realizar cateterismo umbilical venoso e arterial. O cateter venoso deverá ser preferencialmente de duplo lúmen, dado que esses pacientes exigem monitorização laboratorial muito frequente e múltiplas perfusões.
Manutenção da temperatura
Internar o RN em UCR. Resfriar o RN até temperatura (alvo) central de 33,5 °C ± 0,5 °C durante 72 horas e controlar por meio de termômetro central por via retal ou esofágica.
Posicionamento
Mudar o decúbito a cada 4 a 6 horas (supino, lateral direito ou lateral esquerdo), mantendo o nariz à linha média do corpo, para evitar a obstrução da drenagem venosa da cabeça.
Reaquecimento
Iniciar o reaquecimento após 72 horas de hipotermia, aumentando a temperatura central em 0,2 °C a cada 30 minutos até atingir 36,5 °C. ▪ Caso convulsões subclínicas e/ou hipotensão ocorram durante o reaquecimento: Interromper o reaquecimento por 2 horas e retomá-lo após o controle desses eventos de forma mais lenta, a 0,2 °C/h, até a temperatura-alvo de 36,5 °C. ▪ Manter a monitorização da temperatura central (retal) contínua nas 24 horas seguintes para prevenir a hipertermia de rebote (temperatura retal > 37,5 °C) ▪ Manter a neuromonitorização até o término do reaquecimento e após 24 horas do controle das convulsões

RN: recém-nascido; UCR: unidade de calor radiante; UTIN: unidade de terapia intensiva neonatal.
Fonte: adaptado de Sociedade Portuguesa de Pediatria, 2012.[26]

Quadro 5 Acompanhamento dos pacientes submetidos à hipotermia terapêutica

- Exame neurológico diário utilizando o escore de Thompson até o 7º dia.
- Ecografia transfontanela com Doppler em 7 dias, idealmente no 1º dia.
- Ressonância magnética de crânio entre o 5º e o 14º dias de vida.
- Avaliação auditiva e oftalmológica pré-alta.
- Garantia de acompanhamento multidisciplinar pós-alta.

Fonte: elaborado pelas autoras, adaptado de Sociedade Portuguesa de Pediatria, 2012.[26]

DESAFIOS ATUAIS

Os principais desafios para a implantação da hipotermia terapêutica como tratamento da encefalopatia hipóxico-isquêmica são:

- Estabelecer um protocolo de assistência desses pacientes e treinar a equipe multiprofissional nas unidades materno-infantis, formando uma rede organizada com médicos, enfermagem, parteiras e todos os profissionais que atuam na assistência ao nascimento. É importante desenvolver um sistema de coordenação do centro de referência para os hospitais de uma mesma região, utilizando os critérios de elegibilidade dentro das 6 horas do nascimento. O maior desafio, nesse sentido, é o reconhecimento precoce dos pacientes para que sejam incluídos no protocolo dentro da janela de oportunidade terapêutica das primeiras 6 horas de vida. É importante criar um *checklist* de identificação com base nos critérios de inclusão e avaliação neurológica utilizando os critérios do escore neurológico de Thompson. Um vídeo educativo para uniformizar o exame neurológico pode ser muito útil para treinamento e educação dos profissionais a fim de explicar os critérios de inclusão e exclusão. A implantação da hipotermia terapêutica deve incluir as melhores práticas clínicas e a segurança do paciente. A identificação do paciente com encefalopatia neonatal decorrente do insulto hipóxico-isquêmico requer um sistema de comunicação com o centro de referência e um time de transporte capaz de iniciar a hipotermia durante o transporte, que deve ser monitorizada com termômetro central, retal ou esofágico.
  Um protocolo deve ser desenvolvido para a monitorização e o manejo dos pacientes em hipotermia terapêutica e durante o reaquecimento. Também é importante a educação permanente do corpo clínico assistencial. É necessário criar um protocolo para implementação da monitorização com o aEEG e o EEG em conjunto com a equipe de neurologia e neurofisiologia. A combinação do exame neurológico com a avaliação do aEEG/EEG aumenta o valor preditivo da identificação de paciente elegível para hipotermia terapêutica. Deve ser estabelecido, ainda, um protocolo para realização de ressonância magnética nos primeiros 14 dias de vida. Dentro dessa rede regional, deve ser estabelecida uma estrutura de acompanhamento e estimulação desses pacientes no nível ambulatorial.
- Organizar o processo de transferência dos RN candidatos ao resfriamento para centros de referência. O centro de referência habilitado para receber esses pacientes deve ser capaz de: oferecer cuidados intensivos neonatais, realizar ressonância magnética entre 5 e 14 dias de vida ou antes da alta hos-

pitalar, interpretar aEEG e EEG, oferecer acompanhamento em longo prazo desses RN por uma equipe multidisciplinar.
Todas as unidades neonatais devem ser aptas a realizar os procedimentos iniciais de estabilização e organizar a transferência desses pacientes para o centro de referência.

- Manter o resfriamento durante o transporte. A maioria dos RN nasce fora do centro de referência, em uma variedade de cenários. O resfriamento deve ser iniciado no local de nascimento, desde que esse local tenha condições de monitorar a temperatura central, para que se evitem as oscilações de temperatura fora da faixa terapêutica. Dessa forma se minimiza o atraso no início do tratamento até a chegada da remoção e durante esse processo. O time que vai realizar o transporte deve ser treinado para conduzir crianças em estado grave e controle rigoroso de temperatura.

ORIENTAÇÕES AOS PAIS

O esclarecimento à família sobre a gravidade do quadro do RN deve ocorrer logo após o nascimento e o estabelecimento do diagnóstico. É necessário que a equipe que realiza o atendimento esclareça quanto aos procedimentos de transferência e os motivos pelos quais esse bebê deverá ser afastado de sua mãe e submetido ao transporte. A urgência e a gravidade da situação exigem, na grande maioria das vezes, a atuação da equipe multidisciplinar no apoio emocional e na logística da transferência. O time de transporte também é importante para o esclarecimento aos familiares sobre a transferência para um centro de referência e o objetivo do tratamento. O envolvimento e o esclarecimento dos familiares são muito importantes para o acompanhamento desses RN durante a internação. Os centros de referência devem ter uma cartilha de orientação aos pais com explicações claras sobre o diagnóstico do RN, sobre os procedimentos realizados durante a internação e a necessidade do acompanhamento após a alta hospitalar.

✓ CONCLUSÃO

A encefalopatia hipóxico-isquêmica ainda tem incidência elevada no Brasil, com morbimortalidade significativa. A hipotermia terapêutica indicada com critérios definidos e utilizando protocolos baseados em evidências científicas, em centros de referência, está associada com melhora nos desfechos neurológicos dos pacientes.

REFERÊNCIAS BIBLIOGRÁFICAS

1. Kurinczuk JJ, White-Koning M, Badawi N. Epidemiology of neonatal encephalopathy and hypoxic-ischaemic encephalopathy. Early Hum Dev. 2010;86:329-38.
2. Almeida MFB, Kawakami MD, Moreira LMO, Santos RMV, Anchieta LM, Guinsburg R. Early neonatal deaths associated with perinatal asphyxia in infants ≥ 2500g in Brazil. J Pediatr (Rio J). 2017;93(6):576-84.
3. Brasil. Painel de monitoramento da mortalidade infantil e fetal. Atualizado em agosto de 2021. Disponível em: http://svs.aids.gov.br/dantps/centrais-de-conteudos/paineis-de-monitoramento/mortalidade/infantil-e-fetal. Acesso em: 16/11/2021.
4. Lawn JE, Lee AC, Kinney M, Sibley L, Carlo WA, Paul VK, et al. Two million intrapartum-related stillbirths and neonatal deaths: where, why, and what can be done? Int J Gynaecol Obstet. 2009;107(Suppl 1):S5-19.
5. Darmstadt GL, Shiffman J, Lawn JE. Advancing the newborn and stillbirth global agenda: priorities for the next decade. Arch Dis Child. 2015;100 (Suppl 1):S13-8.
6. Wyllie J, Perlman JM, Kattwinkel J, Wyckoff MH, Aziz K, Guinsburg R, et al.; Neonatal Resuscitation Chapter Collaborators. Part 7: Neonatal resuscitation – 2015 International consensus on cardiopulmonary resuscitation and emergency cardiovascular care science with treatment recommendations. Resuscitation. 2015;95:e169-201.
7. Jacobs SE, Berg M, Hunt R, Tarnow-Mordi WO, Inder TE, Davis PG. Cooling for newborns with hypoxic ischaemic encephalopathy. Cochrane Database Syst Rev. 2013;(1):CD003311.
8. Strohm B, Azzopardi D; UK TOBY Cooling Register Study Group. Temperature control during therapeutic moderate whole-body hypothermia for neonatal encephalopathy. Arch Dis Child Fetal Neonatal Ed. 2010;95(5):F373-5.
9. Montaldo P, Pauliah SS, Lally PJ, Olson L, Thayyil S. Cooling in a low-resource environment: lost in translation. Semin Fetal Neonatal Med. 2015;20(2):72-9.
10. Saliba E, Fakhri N, Debillon T. Establishing a hypothermia service for infants with suspected hypoxic-ischemic encephalopathy. Semin Fetal Neonatal Med. 2015;20(2):80-6.
11. Tagin MA, Woolcott CG, Vincer MJ, Whyte RK, Stinson DA. Hypothermia for neonatal hypoxic ischemic encephalopathy: an updated systematic review and meta-analysis. Arch Pediatr Adolesc Med. 2012;166(6):558-66.
12. Shankaran S, Laptook AR, Tyson JE, Ehrenkranz RA, Bann CM, Das A, et al. Evolution of encephalopathy during whole body hypothermia for neonatal hypoxic-ischemic encephalopathy. J Pediatr. 2012;160(4):567-72.e3.
13. Thoresen M, Whitelaw A. Therapeutic hypothermia for hypoxic-ischaemic encephalopathy in the newborn infant. Curr Opin Neurol. 2005;18(2):111-6.
14. Edwards AD, Brocklehurst P, Gunn AJ, Halliday H, Juszczak E, Levene M, et al. Neurological outcomes at 18 months of age after moderate hypothermia for perinatal hypoxic ischaemic encephalopathy: synthesis and meta-analysis of trial data. BMJ. 2010;340:c363.
15. Yuan J, Yankner BA. Apoptosis in the nervous system. Nature. 2000;407:802-9.
16. Northington FJ, Graham EM, Martin LJ. Apoptosis in perinatal hypoxic-ischemic brain injury: how important is it and should it be inhibited? Brain Res Brain Res Rev. 2005;50(2):244-57.
17. Wassink G, Gunn ER, Drury PP, Bennet L, Gunn AJ. The mechanisms and treatment of asphyxial encephalopathy. Front Neurosci. 2014;8:40.
18. Drury PP, Bennet L, Gunn AJ. Mechanisms of hypothermic neuroprotection. Semin Fetal Neonatal Med. 2010;15(5):287-92.

19. Laptook AR, Shankaran S, Tyson JE, Munoz B, Bell EF, Goldberg RN, et al. Effect of therapeutic hypothermia initiated after 6 hours of age on death or disability among newborns with hypoxic-ischemic encephalopathy: a randomized clinical trial. JAMA. 2017;318(16):1550-60.
20. Zhu C, Kang W, Xu F, Cheng X, Zhang Z, Jia L, et al. Erythropoietin improved neurologic outcomes in newborns with hypoxic-ischemic encephalopathy. Pediatrics. 2009;124(2):e218-26.
21. Perlman JM, Tack ED, Martin T, Shackelford G, Amon E. Acute systemic organ injury in term infants after asphyxia. Am J Dis Child. 1989;143(5):617-20.
22. Sarkar S, Barks JD. Systemic complications and hypothermia. Semin Fetal Neonatal Med. 2010;15(5):270-5.
23. Shah PS. Hypothermia: a systematic review and meta-analysis of clinical trials. Semin Fetal Neonatal Med. 2010;15(5):238-46.
24. Elliot RI, Mann TP. Neonatal cold injury due to accidental exposure to cold. Lancet. 1957;272(6952):229-34.
25. Laptook AR, Corbett RJ. The effects of temperature on hypoxic-ischemic brain injury. Clin Perinatol. 2002;29(4):623-49.
26. Sociedade Portuguesa de Pediatria. Secção de Neonatologia. Hipotermia induzida no tratamento da encefalopatia hipóxico-isquêmica neonatal. Consenso Nacional. 2012. Disponível em: https://www.spneonatologia.pt/wp-content/uploads/2016/11/2012-Hipotermia.pdf. Acesso em: 16/11/2021.
27. Thompson CM, Puterman AS, Linley LL, Hann FM, van der Elst CW, Molteno CD, et al. The value of a scoring system for hypoxic ischaemic encephalopathy in predicting neurodevelopmental outcome. Acta Paediatr. 1997;86(7):757-61.

21

PREVENÇÃO, AVALIAÇÃO E TRATAMENTO DA DOR E DO ESTRESSE NO RECÉM-NASCIDO

Patrícia de Padua Andrade Campanha

OBJETIVOS

- ✓ Discutir conceitos relacionados à dor e ao estresse no recém-nascido.
- ✓ Apresentar estratégias de avaliação da dor nas unidades neonatais.
- ✓ Sugerir medidas capazes de prevenir, controlar e tratar o estresse e a dor nos recém-nascidos internados em unidades neonatais.

INTRODUÇÃO

A dor é definida como "um estímulo somático ou visceral desagradável, associado com lesão tecidual real ou potencial", e o estresse como "um distúrbio do equilíbrio dinâmico entre o indivíduo e seu ambiente, que resulta em uma resposta fisiológica".[1]

Os recém-nascidos (RN) admitidos em unidade de terapia intensiva neonatal (UTIN) são submetidos a numerosos procedimentos dolorosos por dia, a maioria deles sem medidas preventivas efetivas com relação à dor.[2] A prevenção e o controle da dor no RN foram negligenciados por décadas. A dificuldade de uma adequada avaliação da dor pelos profissionais contribuiu significativamente para a negação da importância da dor neonatal e para seu tratamento inadequado. Apenas após muitos anos de cuidados intensivos neonatais surgiram evidências de que o sistema de dor é intacto e funcional em RN e que eles, em especial os prematuros, são mais sensíveis a estímulos dolorosos do que crianças mais velhas e adultos.[3,4]

Além de os RN serem capazes de manifestar respostas aos estímulos dolorosos e estressantes, a exposição repetida à dor nesse período fundamental para o desenvolvimento do sistema nervoso pode ser responsável por desfechos neurológicos adversos em curto e longo prazos e por maior morbimortalidade neonatal.[3,4]

É direito básico de qualquer indivíduo ter alívio da dor, mas, apesar de vasta literatura disponível, a utilização de medidas efetivas para controle da dor no RN ainda é limitada. Embora existam lacunas no conhecimento com relação às medidas mais efetivas para prevenir e aliviar a dor neonatal, medidas comprovadas e seguras estão disponíveis e são subutilizadas. Em todos os serviços de neonatologia, deve ser implantado um programa efetivo para avaliação, prevenção e tratamento da dor.[5]

FISIOLOGIA DA DOR NO RECÉM-NASCIDO

Segundo a Associação Internacional para o Estudo da Dor (IASP), dor pode ser definida como uma experiência sensorial e emocional desagradável associada a uma lesão tecidual real, potencial ou descrita nos termos dessa lesão.[6]

A habilidade de sentir dor é causada pela estimulação de um nociceptor, que é o receptor de dor em órgãos somáticos e viscerais, capaz de detectar alterações mecânicas, térmicas ou químicas acima de determinado limiar.[6] Ao ser estimulado, um nociceptor transmite um sinal ao longo da medula espinhal para o cérebro. A nocicepção desencadeia uma variedade de respostas autonômicas e pode resultar em uma experiência subjetiva de dor que compreende 4 estágios: transdução, transmissão, modulação e percepção.[3,7]

As vias neurais para nocicepção estão desenvolvidas no RN. O estímulo nociceptivo pode ser percebido pelos receptores sensoriais cutâneos que estão presentes na área perioral do feto humano desde a 7ª semana de gestação, e, já em torno da 20ª semana de gestação, toda a superfície cutânea e mucosa está completamente inervada. O desenvolvimento das células do corno dorsal da medula espinhal se inicia antes de 13 semanas de gestação e está completo por volta de 30 semanas.[3,7] Os aferentes primários de nociceptores localizados na pele, mucosas, vísceras, articulações e nos tecidos conjuntivo, vascular e outros nociceptores de tecidos profundos penetram na medula espinhal, fazem conexões no corno dorsal da medula espinhal e, posteriormente, com neurônios de projeção que levam o estímulo doloroso às áreas supramedulares de processamento da dor no tronco encefálico, no tálamo e em diversas áreas do córtex.[3,7]

No período neonatal, o crescimento cerebral é intenso. O desenvolvimento do córtex inicia-se na 8ª semana de gestação e na 20ª semana essa estrutura está repleta de neurônios que sofrem arborização e estabelecem sinapses com as fibras eferentes do tálamo e conexões intracorticais. A conexão entre as fibras talamocorticais e as células corticais é fundamental para a percepção do estímulo sensorial. Entre a 24ª e a 26ª semanas de gestação, os axônios originados dos neurônios de projeção talâmica atingem o córtex somatossensorial.[3,4,7]

Até algumas décadas atrás, pensava-se que o RN era incapaz de sentir dor em razão de uma possível ausência de mielinização das fibras nervosas nessa fase do desenvolvimento; entretanto, estudos demonstraram que os tratos nervosos nociceptivos da medula espinhal e do sistema nervoso central sofrem mielinização completa durante o 2º e o 3º trimestres de gestação. As vias dolorosas originadas no cérebro e no tálamo, na verdade, estão completamente mielinizadas em torno de 30 semanas.[3,7] As estruturas do sistema límbico e do diencéfalo, especificamente hipocampo, amígdala, núcleo talâmico e núcleos mamilares, já possuem integridade funcional no período neonatal. Assim, no sistema nervoso do RN pré-termo já se encontram desenvolvidos os componentes anatômicos e funcionais necessários para a percepção dolorosa.[3,7]

As vias descendentes inibitórias passam pelo tronco cerebral e trafegam no funículo dorsolateral da medula espinhal, com terminações no corno posterior da medula. Há um retardo na maturação dos neurônios dessas vias e expressão tardia de seus neurotransmissores. A falta de inibição do estímulo nociceptivo aferente pelas vias corticais descendentes desencadeia respostas exageradas, generalizadas e desorganizadas à dor, especialmente em RN pré-termo. Apesar de o RN, inclusive o pré-termo, apresentar o sistema para percepção da dor bem desenvolvido, há imaturidade das fibras inibitórias descendentes, o que leva, consequentemente, a maior suscetibilidade ao estímulo doloroso.[3,4,7]

A imaturidade das vias neurais inibitórias descendentes, com desequilíbrio nos mecanismos de modulação excitatória e inibitória e com dificuldade de localização e discriminação do estímulo sensorial, leva à sensibilização.[7] A exposição a estímulos dolorosos relacionados a procedimentos resulta em excitabilidade aumentada de neurônios nociceptivos do corno dorsal da medula espinhal e acentua a sensibilidade do bebê a estímulos sensoriais subsequentes, dolorosos ou não.[8,9]

CONSEQUÊNCIAS DA DOR NO RECÉM-NASCIDO EM CURTO E LONGO PRAZOS

A dor está associada com alterações fisiológicas, metabólicas, hormonais e imunológicas.[10] Os RN submetidos a procedimentos dolorosos agudos podem apresentar taquicardia, bradicardia, hipertensão arterial, vasoconstrição, hipoxemia, hipercapnia, aumento na pressão intracraniana, hiperglicemia, desconforto respiratório, apneia, acidose metabólica, sudorese palmar, aumento do catabolismo, redução na motilidade gástrica, hipercoagulabilidade, bloqueio da resposta imune e resposta exacerbada ao estresse. Ocorre aumento dos níveis de epinefrina, norepinefrina, cortisol, hormônio do crescimento, glucagon, aldosterona e na atividade de renina plasmática, bem como supressão da secreção de insulina. Essas manifestações causam piora das condições clínicas neonatais, com aumento na morbimortalidade. Pode, ainda, desencadear ou agravar lesões neurológicas, como hemorragia peri-intraventricular e leucomalácia periventricular.[10]

Os RN expostos à dor aguda por período curto desenvolvem graus significativos de hiperalgesia após lesão tecidual, o que inclui as áreas em que ocorreram as lesões (hiperalgesia primária), assim como áreas adjacentes ou remotas à lesão original (hiperalgesia secundária). Se a dor for prolongada ou repetida, o sistema nervoso em desenvolvimento será permanentemente modificado, com alteração do processamento nos níveis medular e supramedular. O dano tecidual no período neonatal precoce causa ramificações dendríticas profundas e duradouras nas terminações nervosas sensitivas, resultando em hiperinervação, que pode prosseguir para a infância e a adolescência.[11]

As experiências dolorosas podem levar a alterações duradouras ou permanentes no desenvolvimento cerebral, manifestadas em diferentes estágios do desenvolvimento. A experiência de dor durante o período neonatal está associada com respostas de estresse acentuadas e persistentes, déficits de aprendizado e atenção, alterações visuais, dificuldade de socialização e alterações comportamentais. Além disso, a interferência crônica no sono está associada à diminuição do tamanho do córtex cerebral.[11]

EXPOSIÇÃO DO RECÉM-NASCIDO A FATORES DE ESTRESSE E EXPERIÊNCIAS DOLOROSAS

Os RN admitidos em uma unidade neonatal frequentemente estão expostos a dor aguda ou prolongada de diversas origens. A dor aguda ocorre em decorrência dos procedimentos com quebra de barreira cutânea ou lesão tecidual causada por intervenções diagnósticas ou terapêuticas, como punção de calcanhar, punção venosa, aspiração traqueal, inserção de sonda gástrica, exame oftalmológico, punção lombar, inserção e remoção de dreno torácico, intubação traqueal, inserção de cateter vascular profundo, imunização, injeção intramuscular, lesões causadas por sensores transcutâneos e exames de imagem. A dor já instalada, por sua vez, ocorre em virtude de cirurgias, condições inflamatórias localizadas e tocotraumatismo. Cuidados de rotina na unidade neonatal, como exame físico, avaliações frequentes de sinais vitais, troca de fraldas, troca de roupas, pesagem diária, banho, remoção de fitas adesivas, manuseio excessivo e a exposição a iluminação e ruídos excessivos, mostraram-se causas significativas de estresse em RN prematuros ou criticamente doentes. Tratam-se de estímulos nociceptivos de baixo grau e causam excitação de fundo do "sistema de dor". A ventilação mecânica também pode causar desconforto e dor nos RN.[2,12]

Embora não haja definição para dor crônica em RN, entre os quadros clínicos associados à dor constante prolongada estão enterocolite necrosante, osteomielite, artrite séptica, meningite, síndrome da pele escaldada, epidermólise bolhosa e isquemia tecidual. A identificação da dor crônica é importante, porque interfere no crescimento do RN, prolonga a hospitalização, altera a percepção subsequente de dor e prejudica o desenvolvimento cognitivo e comportamental.[12]

AVALIAÇÃO DA DOR NO RECÉM-NASCIDO

Não existe um indicador ideal para avaliação da dor no período neonatal; no entanto, essa deve ser uma preocupação constante por conta das consequências da dor nos desfechos neonatais. A avaliação da dor deve ser realizada rotineiramente em RN internados, como um sinal vital, pois é fundamental para o controle efetivo. Essa avaliação pode ser realizada a partir da observação de indicadores comportamentais e fisiológicos, que são exibidos pelos bebês em resposta a estímulos dolorosos.[5,13]

Nos Quadros 1 e 2 estãos descritos os indicadores comportamentais e os parâmetros fisiológicos que podem ser utilizados para a avaliação da dor no RN.[13]

Quadro 1 Indicadores comportamentais de dor no RN

- Expressões faciais (contração da fronte com abaixamento das sobrancelhas, estreitamento das pálpebras ou fechamento dos olhos, nariz franzido, bochechas levantadas, boca entreaberta, lábios esticados, tremor do queixo, língua tensa ou protrusa).
- Movimentos corporais e das mãos (rigidez e arqueamento do tórax, movimentos de flexão e extensão das extremidades, membros fixos em extensão, hipertonia, mãos espalmadas ou punhos cerrados, atitude antálgica, motricidade pobre com movimentos pouco amplos).
- Tônus muscular.
- Padrões do choro.
- Alterações no estado comportamental (sono agitado com despertar frequente, irritabilidade, consolabilidade difícil, agitação ao contato, diminuição de interação, indiferença à estimulação, sucção contínua e exacerbada).

RN: recém-nascido.
Fonte: adaptado de Cong et al., 2013.[13]

Quadro 2 Parâmetros fisiológicos para avaliação da dor no RN

- Frequência cardíaca
- Frequência respiratória
- Pressão arterial
- Variabilidade na frequência cardíaca
- Padrão respiratório
- Saturação de oxigênio
- Pressão transcutânea de oxigênio e dióxido de carbono
- Pressão intracraniana
- Sudorese palmar
- Coloração cutânea
- Tamanho pupilar
- Hormônios de estresse e suas ações metabólicas

RN: recém-nascido.
Fonte: adaptado de Cong, McGrath e Cusson, 2013.[13]

Os indicadores fisiológicos e hormonais não são específicos e podem ser alterados por estímulos não dolorosos. As medidas de hormônios de estresse requerem coleta de amostra para dosagem hormonal, mas o resultado não é disponibilizado em tempo hábil para decisão efetiva com relação ao tratamento da dor.[5]

Respostas à dor são influenciadas por fatores como idade gestacional (IG), tipo de estímulo, estado de sono-vigília, gravidade da doença, uso de agentes farmacológicos (quantidade e tipo) e pelo tempo de exposição à dor. A avaliação da dor é dificultada em RN neurologicamente comprometidos, quimicamente paralisados, não responsivos, muito doentes e pré-termo extremos. Se a dor for prolongada ou repetitiva, as respostas fisiológicas e comportamentais podem estar reduzidas, transitórias ou ausentes. Os RN, em especial os pré-termo, têm pouca reserva energética e não podem manter uma resposta à dor por período prolongado.[5,13]

A utilização de métodos qualitativos e subjetivos, em vez de dados quantificáveis para a avaliação da dor neonatal, resulta em inconsistências e variabilidade no tratamento da dor. A avaliação confiável da dor no RN é necessária para facilitar o diagnóstico preciso e para selecionar o tratamento mais efetivo. A aplicação de um método objetivo para avaliação da dor melhora a qualidade de sua abordagem, evitando a ocorrência de dor sem tratamento ou a analgesia excessiva. A documentação da dor também é fundamental, porque pode haver variação em sua percepção por cuidadores diferentes.[5,13]

As escalas disponíveis para avaliação da dor neonatal podem ser unidimensionais (1 parâmetro) ou multidimensionais (parâmetros fisiológicos, comportamentais e outros). Várias escalas de avaliação multidimensionais, validadas, confiáveis e com utilidade clínica, são aplicadas atualmente. A seleção de um instrumento apropriado e confiável para avaliação da dor neonatal é essencial para sua abordagem. Muitos métodos para medição da intensidade da dor aguda em RN foram validados, mas alguns aspectos da experiência dolorosa (p. ex., caráter, localização, ritmo e duração da dor) ainda não são rotineiramente avaliados no período neonatal. Como resultado, até o momento, nenhuma escala de dor pode ser considerada padrão-ouro para avaliação da dor neonatal em todas as idades gestacionais e contextos clínicos. Além disso, a maioria das escalas foi desenvolvida para avaliar a dor aguda, enquanto métodos para avaliação da dor persistente ou prolongada não foram desenvolvidos ou validados.

Durante episódios de dor persistente, os bebês exibem um estado passivo, com expressões faciais e movimentos corporais limitados ou ausentes, bem como redução na variabilidade fisiológica e no consumo de oxigênio. Mais pesquisas devem ser realizadas para avaliar a intensidade da dor aguda e crônica à beira do leito, para diferenciar sinais e sintomas de dor daqueles atribuídos a outras causas e para compreender a importância das situações nas quais não há resposta perceptível à dor.[5,13]

É pouco provável que uma única escala possa ser satisfatória para avaliar a dor neonatal em todas as situações; entretanto, é importante escolher a escala mais apropriada para o tipo de dor avaliada (aguda, prolongada e pós-operatória) e treinar a equipe para utilizar de forma rotineira essa escala.[5] A instituição de um programa para abordagem da dor aumenta a consciência da equipe de que a dor ocorre rotineiramente na unidade neonatal e que seu controle deve ser um dos principais objetivos da assistência. O uso efetivo das ferramentas para avaliação clínica da dor requer treinamento obrigatório de toda a equipe, para melhorar a confiabilidade interobservador e para educar a equipe com relação às limitações da escala selecionada.[5,13]

Uma sugestão é a avaliação da dor junto com os sinais vitais, utilizando, por exemplo, a escala de avaliação de dor no RN (em inglês, *neonatal infant pain scale* - escala NIPS)[14] pela equipe de enfermagem após cada intervenção dolorosa ou analgésica. Podem ser utilizados o perfil de dor no RN pré-termo (em inglês, *premature infant pain profile* - escala PIPP)[15] para avaliação da dor aguda ou pós-operatória, em qualquer IG, e a escala de dor, sedação e agitação neonatal (em inglês, *neonatal pain, agitation and sedation scale* - escala N-PASS)[16] para avaliação da dor prolongada em pacientes sob sedação ou analgesia.[14-16]

A escala NIPS é utilizada antes, durante e após procedimentos potencialmente dolorosos, em RN a termo e pré-termo. Em RN intubados, dobra-se a pontuação da mímica facial, sem avaliar o choro. Considera-se dor quando a pontuação é maior do que 4 (Quadro 3).[14]

A escala PIPP é um instrumento válido, sensível e específico para avaliação da dor após procedimentos agudos em bebês pré-termo. Escore menor ou igual a 6 indica ausência de dor ou dor mínima; escore maior do que 12 indica dor moderada a intensa. A IG é um item avaliado, conferindo-se pontuação maior para IG menores (Quadro 4).[15]

A escala N-PASS avalia o grau de sedação ou a presença de dor e agitação em crianças saudáveis, em ventilação mecânica, submetidas a procedimentos dolorosos e no pós-operatório. É também utilizada em RN a termo e prematuros, sem perder sua validade. Deve ser apliclada antes, durante e após o procedimento. A pontuação da sedação varia de 0 a –10. Escore de –10 a –5 indica sedação profunda e escore de –5 a –2 indica sedação leve. A pontuação da dor varia de 0 a 10. Tratamento ou intervenções para analgesia são indicados com pontuação maior ou igual a 3. Pontos são adicionados com base na IG para compensar a capacidade limitada de expressão comportamental da dor (Quadro 5).[16]

Quadro 3 Escala NIPS

	0 ponto	1 ponto	2 pontos
Expressão facial	Relaxada	Contraída	–
Choro	Ausente	"Resmungos"	Vigoroso
Respiração	Relaxada	Diferente da basal	–
Braços	Relaxados	Flexão ou extensão	–
Pernas	Relaxadas	Flexão ou extensão	–
Estado de alerta	Dormindo ou calmo	Desconfortável	–

NIPS: escala de avaliação de dor no recém-nascido (em inglês, *neonatal infant pain scale)*.
Fonte: adaptado de Lawrence et al., 1993.[14]

Quadro 4 Escala PIPP

		0 ponto	1 ponto	2 pontos	3 pontos
	IG	≥ 36 semanas	32-35 semanas	28-31 semanas	< 28 semanas
Observar o RN por 15 segundos (anotar FC e $SatO_2$ basais)	Estado de alerta	▪ Ativo ▪ Acordado ▪ Olho aberto ▪ MF presente	▪ Quieto ▪ Acordado ▪ Olho aberto ▪ MF ausente	▪ Ativo ▪ Dormindo ▪ Olho fechado ▪ MF presente	▪ Quieto ▪ Dormindo ▪ Olho fechado ▪ MF ausente
	FC máxima	Aumento 0 a 4 bpm	Aumento 5 a 14 bpm	Aumento 15 a 24 bpm	Aumento ≥ 25 bpm
Observar o RN por 30 segundos	$SatO_2$ mínima	Redução < 2,5%	Redução 2,5 a 4,9%	Redução 5 a 7,4 %	Redução ≥ 7,5%
	Testa franzida	Ausente	Mínimo	Moderado	Máximo
	Olho espremido	Ausente	Mínimo	Moderado	Máximo
	Sulco nasolabial	Ausente	Mínimo	Moderado	Máximo

PIPP: perfil de dor no recém-nascido pré-termo (em inglês, *premature infant pain profile*); RN: recém-nascido; FC: frequência cardíaca; $SatO_2$: saturação de oxigênio; IG: idade gestacional; MF: movimento facial.
Fonte: adaptado de Jonsdottir e Kristjansdottir, 2005.[15]

Novas tecnologias para medida das respostas à dor têm sido investigadas, como espectroscopia de infravermelho próximo (em inglês *near infrared spectroscopy* – NIRS), eletroencefalograma de amplitude integrada, ressonância magnética funcional, condutância cutânea e avaliação da variabilidade da frequência cardíaca. Essas inovações são promissoras para o desenvolvimento de métodos com base neurofisiológica a fim de se avaliar a dor processada ao nível cortical, mesmo em bebês sedados ou anestesiados. Se essas medidas neurofisiológicas forem comprovadamente confiáveis e quantificáveis, elas poderão ser utilizadas no futuro para se correlacionar com as escalas para avaliação fisiológica e comportamental, a fim de se determinar as escalas mais úteis.[5]

Quadro 5 Escala N-PASS

Critérios de avaliação	Sedação		Normal		Dor /agitação
	-2	-1	0	1	2
Irritabilidade/ choro	Ausência de choro com estímulo doloroso	Gemência ou choro mínimo com estímulo doloroso	▪ Choro normal ▪ Não está irritado	▪ Irritabilidade ou choro intermitente ▪ Consolável	▪ Choro alto ou silencioso e contínuo ▪ Inconsolável
Estado comportamental	Ausência de resposta a qualquer estímulo	Reação mínima a estímulos. Poucos movimentos espontâneos	Adequado à IG	▪ Inquieto, se contorce ▪ Desperta com frequência	▪ Chuta ou se hiperestende ▪ Constantemente acordado ou com dificuldade de despertar, ausência de movimentos (sem sedação)
Expressão facial	▪ Boca relaxada ▪ Ausência de expressão	Expressão mínima com estímulos	▪ Relaxada ▪ Adequada	Qualquer expressão de dor intermitente	Qualquer expressão de dor contínua
Tônus dos membros	▪ Ausência do reflexo da pega ▪ Tônus flácido	▪ Reflexo de pega fraco ▪ Tônus muscular diminuído	▪ Mãos e pés relaxados ▪ Tônus normal	▪ Mãos cerradas ou espalmadas de forma intermitente ▪ Ausência de tensão corporal	▪ Mãos cerradas ou espalmadas de forma contínua ▪ Tensão corporal
Sinais vitais FC, FR, PA, $SatO_2$	▪ Ausência de variação com estímulos ▪ Hiperventilação ou apneia	Variação < 10% nos sinais vitais basais com o estímulo	Dentro dos valores basais ou normais para a IG	▪ Aumento de 10-20% nos sinais vitais iniciais ▪ $SatO_2$ de 76-85%, aumento rápido com estímulo	▪ Aumento > 20% nos sinais vitais iniciais ▪ $SatO_2$ ≤ 75%, aumento lento com estímulo ▪ Ventilação assincrônica/ briga com o respirador

N-PASS: escala de dor, sedação e agitação neonatal (em inglês, *neonatal pain, agitation and sedation scale)*; FC: frequência cardíaca; FR: frequência respiratória; PA: pressão arterial; IG: idade gestacional; $SatO_2$: saturação de oxigênio.
Avaliação de dor no prematuro: acrescentar pontos à escala de acordo com a IG corrigida: < 28 semanas + 3 pontos; 28-31 semanas – +2 pontos; 32-35 semanas – +1 ponto.
Fonte: adaptado de Hummel et al., 2010.[16]

ABORDAGEM DA DOR EM RECÉM-NASCIDOS

Em 2006, a Academia Americana de Pediatria (AAP) e a Sociedade Canadense de Pediatria (CPS) publicaram diretrizes recomendando que cada unidade de saúde implantasse um programa de controle da dor neonatal. Essas recomendações incluíram: realizar avaliação de rotina para detectar a dor, reduzir o número de procedimentos dolorosos, prevenir/reduzir a dor aguda causada por procedimentos invasivos realizados à beira do leito, antecipar e tratar a dor pós-operatória e evitar dor/estresse crônicos durante o cuidado intensivo.[17]

Uma abordagem ética na UTIN deve incluir medidas baseadas em evidência e efetivas para reduzir, controlar e prevenir a dor em RN. Essas medidas incluem: analgesia preventiva para qualquer procedimento doloroso previsto, eliminação de estímulos nocivos ou de procedimentos dolorosos desnecessários, envolver ativamente os pais para auxiliar seu bebê a lidar com o procedimento e uma combinação de intervenções não farmacológicas e agentes farmacológicos para prevenir e reduzir a dor neonatal.[17]

Analgesia para procedimentos específicos

A analgesia preventiva antes e durante procedimentos dolorosos eletivos deve ser fornecida para todos os RN. Em geral, inclui uma combinação de técnicas não farmacológicas e farmacológicas. Pode-se utilizar uma combinação de medidas, de forma sequencial, para os procedimentos neonatais realizados com frequência, com aumento da analgesia à medida que aumenta a intensidade da dor antecipada. Os passos sequenciais são:

1. Controle ambiental.
2. Medidas não farmacológicas.
3. Anestésicos tópicos.
4. Administração de paracetamol.
5. Infusão contínua de opioides.
6. Infiltração subcutânea de lidocaína ou bloqueio neural.
7. Anestesia geral.

A aplicação desses passos para procedimentos invasivos à beira de leito depende das diretrizes de cada local, da escolha da equipe e do tipo de procedimento.[17-20]

O Quadro 6 descreve a analgesia sugerida para os procedimentos mais comuns.

Quadro 6 Abordagem da dor de acordo com o procedimento

Procedimento	Intervenções
Punção de calcanhar	▪ Sempre que possível, preferir a punção venosa à punção de calcanhar, porque é menos dolorosa ▪ Preferir utilizar lanceta automática a agulha ▪ Estimulação sensorial ▪ Enrolamento ▪ Envolver a mãe sempre que possível, utilizando o contato pele a pele ou a amamentação ▪ Glicose ou leite humano associado à sucção não nutritiva 2 minutos antes
Punção venosa, punção arterial, inserção de PICC	▪ Escolher o menor calibre de agulha possível ▪ Estimulação sensorial, posição canguru e enrolamento ▪ Glicose ou leite humano associado à sucção não nutritiva ▪ Se for possível planejar o procedimento, pode ser aplicada Emla® no local da inserção, 60 minutos antes do procedimento ▪ O uso de analgesia sistêmica com opioides antes do procedimento pode ser recomendado em algumas situações, como em RN intubados e ventilados
Injeção intramuscular ou subcutânea	▪ Dar preferência a medicamentos intravenosos sempre que possível ▪ Escolher a menor agulha possível ▪ Estimulação sensorial, posição canguru e enrolamento ▪ Glicose ou leite humano associado à sucção não nutritiva ▪ Se for possível planejar o procedimento, pode ser aplicada Emla® no local da inserção 60 minutos antes do procedimento
Dissecção venosa	▪ Utilizar glicose ou leite humano associado à sucção não nutritiva sempre que possível ▪ Realizar infiltração subcutânea de lidocaína a 1% ▪ Administrar fentanila, 0,5-1 mcg/kg (monitorizar o paciente)
Intubação traqueal eletiva	▪ Uma grande variedade de medicamentos pode ser usada como pré-medicação para intubação eletiva. Analgesia apropriada facilita o procedimento (menos tentativas em menor tempo) e reduz as flutuações fisiológicas que são potencialmente prejudiciais ▪ Uma sugestão é utilizar a seguinte sequência rápida de intubação: 1) pré-medicação (vagolítica) com atropina na dose de 0,02 mg/kg (mínimo: 0,1 mg), IV; 2) analgesia/sedação com fentanila na dose de 2 mcg/kg, IV, lento; 3) bloqueio neuromuscular com succinilcolina na dose de 1-2 mg/kg, IV, lento (ação ultracurta). Início de ação: 30-60 segundos; duração de 4-6 minutos

(Continua)

Quadro 6 Abordagem da dor de acordo com o procedimento (*continuação*)

Procedimento	Intervenções
Punção lombar	▪ Evitar flexão excessiva do pescoço e joelhos sobre o tórax, porque pode causar hipoxemia significativa e há risco de fratura vertebral ▪ É aconselhável realizar a punção com agulha apropriada ▪ Usar glicose ou leite humano associado à sucção não nutritiva ▪ Aplicar Emla® no sítio de punção 60 minutos antes do procedimento. O uso de outros anestésicos locais, como infiltração subcutânea de lidocaína, não é recomendado ▪ O uso de analgesia sistêmica e sedação, com um *bolus* IV lento de opioide, pode ser recomendado em alguns casos, se o bebê está intubado ▪ Se um RN a termo não está intubado, mas muito agitado, pode ser sugerido um *bolus* de midazolam, com monitorização dos sinais vitais ▪ Após o procedimento, manter o RN em posição supina ▪ Considerar utilizar paracetamol para tratamento de cefaleia após punção
Inserção de dreno torácico	▪ Aplicar medidas comportamentais apropriadas para o controle da dor ▪ Realizar infiltração subcutânea de lidocaína a 1% no local da inserção ▪ Em RN intubados e ventilados, administrar um *bolus* IV de opioides ▪ Em RN não intubados, considerar um *bolus* de quetamina, exceto se RN com muito baixo peso, mas ficar atento para a necessidade de intubação e ventilação ▪ Após o procedimento, manter infusão venosa contínua de opioides, com monitorização da escala de dor
Remoção de dreno torácico	▪ Medidas comportamentais para controle de dor ▪ Aplicar Emla® no sítio de inserção ▪ Considerar um *bolus* lento IV de opioide
Exame de fundo de olho	▪ Evitar o uso de blefarostato (causa dor) ▪ Realizar o exame fora do horário da dieta ▪ Utilizar medidas comportamentais apropriadas para o controle da dor ▪ Glicose ou leite humano com sucção não nutritiva ▪ Em alguns casos considerar anestesia local com colírio de oxibuprocaína ou tetracaína, 30 segundos antes do exame
Punção suprapúbica	▪ Medidas não farmacológicas ▪ Anestésico tópico no local da punção ▪ Infiltração de lidocaína ▪ Considerar fentanila, IV, na dose de 0,5-1 mcg/kg

(*Continua*)

Quadro 6 Abordagem da dor de acordo com o procedimento (*continuação*)

Procedimento	Intervenções
Inserção de sonda gástrica	▪ Inserir rapidamente e usar lubrificante ▪ Medidas não farmacológicas ▪ Considerar gel anestésico
Remoção de cateter venoso	▪ Usar soluções emolientes para retirada do curativo ▪ Medidas não farmacológicas
Tratamento de feridas	▪ Medidas não farmacológicas ▪ Anestésicos tópicos ▪ Considerar doses baixas de opioides
Cateterismo umbilical	▪ Medidas não farmacológicas ▪ Não realizar sutura na pele
Extubação traqueal	▪ Usar soluções emolientes para retirada da fixação do tubo ▪ Medidas não farmacológicas
Aspiração traqueal	▪ Medidas não farmacológicas ▪ Glicose associada à sucção não nutritiva
Laserterapia para tratamento de retinopatia da prematuridade	▪ Durante a preparação para o procedimento, adotar medidas comportamentais para o controle da dor ▪ Utilizar combinação de anestésico local com anestesia geral, administrando *bolus* IV lento de opioides em associação com um relaxante muscular antes da intubação, ou combinação de anestesia local e sedação usando doses baixas de opioides, associado midazolam ou quetamina, com suporte ventilatório. Prongas nasais ou máscara laríngea são uma alternativa válida pra o suporte ventilatório se o RN ainda não foi intubado. Ao final do procedimento, manter analgesia pós-operatória por 24-48 horas
Analgesia pós-operatória	▪ Realizar uma combinação de abordagens não farmacológicas e tratamento com opioides. A associação com paracetamol pode reduzir a dose dos opioides

Emla®: mistura eutética de anestésicos locais – pomada anestésica com associação de lidocaína e prilocaína; IV: intravenoso; PICC: cateter central de inserção periférica (em inglês, *perypherally inserted central catheter*); RN: recém-nascido.
Fonte: elaborado pela autora com base em Lago et al., 2009.[18]

Redução de eventos dolorosos

O método mais efetivo para reduzir a dor e o desconto neonatal é reduzir o número de procedimentos realizados e o manuseio do RN. As unidades neonatais devem estabelecer metas e desenvolver estratégias que minimizem o manuseio e os procedimentos, sem comprometer o cuidado. Com o planejamento e a realização de cuidados agrupados, a meta poderá ser atingida.[17]

As estratégias para redução dos eventos dolorosos são: diminuir o número de manipulações realizando intervenções de rotina no mesmo momento que outros cuidados; evitar coleta de sangue desnecessária; planejar para colher todos os exames laboratoriais indicados em 1 única punção; em bebês que necessitem de coleta frequente de amostras sanguíneas para exames, avaliar a inserção de cateter central; e utilizar, sempre que possível, monitorização não invasiva, a fim de reduzir as punções para coleta de sangue.[17]

Intervenções não farmacológicas para controle da dor

A dor em RN pode ser tratada com intervenções farmacológicas e não farmacológicas. O uso de analgésicos para aliviar procedimentos dolorosos de curta duração é questionável, em virtude da baixa efetividade desses agentes e dos potenciais efeitos colaterais. Estratégias para alívio não farmacológico da dor são convenientes, baratas, podem ser utilizadas sem prescrição e são bem toleradas pelos bebês. Há evidências de que diferentes intervenções não farmacológicas podem ser utilizadas em RN pré-termo e a termo para prevenir e reduzir a dor relacionada a procedimentos agudos. As medidas não farmacológicas geralmente são mais efetivas quando utilizadas em combinação do que qualquer uma delas de forma isolada. Podem, também, ser associadas técnicas não farmacológicas com o tratamento farmacológico, com efeito adicional (sinergismo). Essas combinações podem reduzir a dose ou a frequência dos analgésicos, diminuindo os efeitos colaterais.[21,22]

Estratégias não farmacológicas para abordagem da dor, como enrolamento, posicionamento, contenção facilitada (segurar o bebê em posição fletida, com os braços fechados no tronco), sucção não nutritiva, massagem, balanceio e posição canguru, têm mostrado efetividade na redução da dor e/ou estresse relacionados a intervenções estressantes ou dolorosas leves a moderadas (como punção de calcanhar e punção venosa), em RN pré-termo e a termo.[21,22] A amamentação durante punção do calcanhar, punção venosa ou imunização está associada com redução significativa das respostas à dor em neonatos a termo. A sucção não nutritiva promove analgesia por causa da liberação de serotonina no sistema nervoso central durante os movimentos ritmados de sucção.[23] O contato pele a pele e a posição canguru estimulam os sistemas táteis e proprioceptivos e melhoram a autorregulação, com redução do estresse e das respostas à dor.[24,25] A massagem parece aumentar a atividade vagal, com redução nos níveis de cortisol e epinefrina e modulação da insulina, melhorando o controle da dor.[21,22] Soluções adocicadas são efetivas e seguras para reduzir a dor relacionada a procedimentos únicos e de curta duração; no entanto, estudos demonstraram que o leite humano é tão efetivo quanto a sacarose ou a glicose para alívio da dor em RN a termo.[26]

A estimulação sensorial (ou saturação sensorial), um método de estimulação simultânea gentil dos sistemas tátil, gustativo, auditivo, olfatório e visual, tem mostrado efetividade na redução da dor durante procedimentos menores, como punção do calcanhar. A estimulação sensorial pode ser obtida por olhar e conversar gentilmente com o bebê, enquanto massageia a face ou dorso e fornece solução de glicose oral durante o procedimento doloroso. A estimulação sensorial é mais efetiva para a redução da dor que a administração de glicose oral isolada.[27]

O controle ambiental, com redução do ruído e da estimulação visual, minimiza a resposta ao estresse do RN e proporciona condições de sono mais adequadas, com melhora do neurodesenvolvimento. Os RN calmos precisam de menos oxigênio (e de menos alterações na ventilação mecânica), gastam menos energia, toleram melhor a alimentação e têm menor tempo de hospitalização. Os procedimentos devem ser agrupados e os cuidados, individualizados, permitindo períodos de descanso. A participação da família também é fundamental. Os profissionais de saúde e familiares devem responder ao comportamento do RN de forma individualizada a fim de alterar ou adequar seu ambiente antes, durante e após o tratamento, a depender das necessidades de cada bebê.[21,22]

As soluções adocicadas orais, como sacarose ou glicose, têm sido amplamente utilizadas para reduzir a dor neonatal. Vários estudos demonstraram efetividade e segurança em sua utilização para reduzir a dor relacionada a procedimentos únicos e de curta duração. Procedimentos com duração mais longa, como exame oftalmológico, podem necessitar de múltiplas doses para fornecer efeito analgésico contínuo. Há, ainda, muitas lacunas no conhecimento, incluindo a dose apropriada, o mecanismo de ação, comparação de efeito calmante *versus* analgésico e consequências em longo prazo. Não foi determinada a segurança com relação ao uso prolongado e de múltiplas doses das soluções adocicadas. O mecanismo do efeito analgésico parece estar associado à liberação de opioides endógenos no tronco cerebral, mas ainda não está esclarecido. O pico do efeito ocorre 2 minutos após a administração e persiste por cerca de 4 minutos. O efeito depende do contato com a língua, por isso o método não funciona se a administração for por sonda gástrica. O uso de soluções adocicadas não é efetivo para alívio da dor já instalada (p. ex., pós-operatório), e o efeito analgésico também parece ser menos efetivo após idade corrigida de 46 semanas.

As soluções adocicadas estão indicadas para procedimentos menores, como punção do calcanhar, inserção de sonda gástrica, punção venosa, punção arterial, cateterismo vesical, injeções subcutâneas ou intramusculares, exame oftalmológico, troca de roupa e remoção de curativos. Podem ser combinadas com outros agentes analgésicos para procedimentos moderadamente dolorosos, como nos casos de punção lombar, circuncisão, inserção e remoção de dreno torácico e colocação de cateter central de inserção periférica (em inglês, *perypherally inserted cental catheter* – PICC).[5,26]

No Brasil, são mais utilizadas as soluções de glicose. A dose adequada ainda não foi estabelecida. Pesquisas são necessárias para identificar a dose mais precisa para diferentes IG. Uma sugestão é a utilização de solução de glicose a 25%, na dose de 0,2 a 0,5 mL/kg. Deve ser prescrita como uma medicação. A técnica para administração de glicose é a seguinte: deve-se utilizar uma seringa de 1 mL, administrar o volume recomendado lentamente na porção anterior da língua e aguardar 2 minutos para realizar a intervenção dolorosa. A dose pode ser repetida durante o procedimento, mas não devem ser utilizadas mais de 3 doses. As contrandicações para a administração de glicose são: risco para enterocolite, atresia de esôfago ou fístula traqueoesofágica, bebês sedados com risco de aspiração e hipertensão pulmonar.

Estratégias ambientais, comportamentais e não farmacológicas para controle da dor e estresse no RN estão listadas no Quadro 7.

Quadro 7 Estratégias ambientais, comportamentais e não farmacológicas para controle da dor e estresse no RN

- Reduzir o número, a intensidade e a duração de procedimentos dolorosos
- Evitar coleta de sangue desnecessária
- Evitar cuidados de rotina próximos a procedimentos dolorosos
- Cuidados ambientais (controlar/reduzir a iluminação e os ruídos)
- Cuidados individualizados (limitar estímulos ambientais, respeitar o ritmo circadiano, observar as pistas comportamentais do bebê)
- Soluções adocicadas (sacarose ou glicose) ou leite humano ordenhado por via oral
- Amamentação
- Sucção não nutritiva
- Contenção facilitada (segurar os braços e pernas em posição fletida)
- Enrolamento
- Toque materno
- Posição canguru e contato pele a pele
- Posicionamento (utilizar rolinhos de suporte)
- Estímulos olfatórios (p. ex., aroma de baunilha)
- Estimulação sensorial múltipla (orogustativa, auditiva, olfatória, tátil, visual)
- Massagem
- Musicoterapia (música com sons intrauterinos ou música instrumental)
- Presença dos pais durante os procedimentos
- Após procedimentos dolorosos, o bebê deve ser segurado e confortado até que qualquer sinal de dor tenha desaparecido

Fonte: elaborado pela autora, adaptado de Pillai Riddell et al., 2015.[22]

Tratamento farmacológico

Muitas classes de medicamentos têm sido avaliadas para prevenção e tratamento da dor e estresse neonatais, incluindo analgésicos opioides, anestésicos locais, anestésicos gerais, sedativos, hipnóticos e anti-inflamatórios não esteroides. Embora muita pesquisa tenha sido realizada com esses agentes, diversas questões permanecem sem resposta, impedindo sua utilização adequada na prática clínica.[5,28,29]

Anestésicos locais

Analgésicos locais, como os anestésicos tópicos e a lidocaína injetável, podem reduzir a dor relacionada a procedimentos e são amplamente utilizados. A anestesia tópica pode fornecer alívio da dor durante alguns procedimentos. Os agentes tópicos mais comumente estudados e utilizados são a mistura eutética de anestésicos locais (Emla®), uma mistura de lidocaína a 2,5% e prilocaína a 2,5%, e o gel de lidocaína. Esses agentes podem reduzir a dor associada a punção venosa, inserção de cateter percutâneo e punção arterial.[28]

A Emla® pode ser útil em procedimentos eletivos, como punção lombar, circuncisão, punções venosas e arteriais e PICC, principalmente se associada à glicose oral, caso a realização do procedimento possa ser adiada para aguardar o efeito analgésico. Não tem efeito, no entanto, na dor associada à punção do calcanhar e ainda pode prolongar o procedimento em virtude da vasoconstrição. Uma desvantagem é o tempo prolongado para o início de ação. Para se obter o efeito analgésico adequado, recomenda-se a aplicação de 0,5 g até uma dose máxima de 1 g e cobertura com um curativo oclusivo por 45 a 60 minutos. O efeito colateral mais comum é a irritação cutânea leve e transitória. A metaemoglobinemia é um efeito colateral grave, porém raro (mais provável de ocorrer em pacientes com deficiência de glicose-6-fosfato-desidrogenase [G6PD] ou com doses excessivas). O RN pré-termo é mais suscetível a complicações porque sua epiderme é mais fina, apresenta permeabilidade cutânea aumentada e tem limitações à circulação de antioxidantes.[30]

A infiltração subcutânea de lidocaína pode reduzir a dor associada com punção venosa ou arterial, inserção de cateter venoso profundo, punção lombar e circuncisão, por cerca de 60 a 90 minutos. Geralmente, é administrada como solução de 0,5 a 1% (5 a 10 mg/mL), com dose máxima de 3 a 5 mg/kg. Em RN, deve ser evitada a combinação de lidocaína com epinefrina a fim de se minimizar o risco de necrose tecidual e arritmias.[5,28]

O gel de lidocaína é utilizado para analgesia no cateterismo vesical.

Analgesia sistêmica

Os agentes farmacológicos sistêmicos que têm sido utilizados em RN para reduzir a dor e o estresse incluem: analgésicos opioides, analgésicos não opioides, anti-inflamatórios não esteroides e sedativos.[5,28,29]

Analgésicos e sedativos são moduladores potentes de várias vias de sinalização de receptores do cérebro em desenvolvimento, o que implica regulação crítica da proliferação tecidual, sobrevivência e diferenciação dos neurônios. Estudos da dose adequada e dos efeitos em longo prazo desses analgésicos são inexistentes ou conflitantes. Essa ausência de analgesia adequada para o controle da dor neonatal é crítica, porque as experiências dolorosas no RN estão associadas com efeitos adversos em longo prazo. A dor moderada a grave deve sempre receber tratamento farmacológico.[5,28,29]

A analgesia durante ventilação mecânica permanece controversa. Uma revisão sistemática recente relatou efeito favorável limitado com o uso seletivo de opioides, em comparação com o uso de rotina, nos pacientes em ventilação mecânica. Há crescente preocupação com desfechos no neurodesenvolvimento em curto e longo prazos relacionado ao uso de infusões de morfina em RN pré-termo, mas estudos mostraram que a infusão de morfina em baixas doses não afeta a cognição ou o comportamento e pode ter um efeito positivo nas funções executivas. Uma revisão sistemática da Cochrane não encontrou evidências suficientes para recomendar o uso de rotina de opioides em bebês ventilados. Embora contribuam para a redução da dor, não há benefícios em longo prazo favorecendo o grupo de tratamento.[31]

Os opioides são o tratamento mais efetivo para a dor moderada a grave em pacientes de todas as idades. Têm efeito de analgesia e sedação, uma janela terapêutica ampla e também atenuam as respostas fisiológicas ao estresse. Os agentes farmacológicos mais utilizados para alívio da dor em RN são os opioides, principalmente fentanila e morfina, em especial para a dor persistente. A remifentanila, um derivado da fentanila de ação curta, pode ser uma alternativa para procedimentos curtos e cirurgias. Efeitos adversos dos opioides são a depressão respiratória (com aumento da duração da ventilação mecânica), o desenvolvimento de dependência e tolerância, rigidez torácica e efeitos fisiológicos. Os efeitos adversos fisiológicos em curto prazo incluem hipotensão, constipação e retenção urinária, para a morfina, e rigidez torácica e bradicardia, para a fentanila. Em longo prazo, os opioides podem estar associados a comprometimento do neurodesenvolvimento.[28,29,32-34]

A morfina é o opioide mais comumente usado para analgesia. É útil para dor aguda moderada a grave associada a procedimentos invasivos, para sedação pré-operatória, durante a anestesia e no pós-operatório de grandes cirurgias. É administrada, geralmente, para alívio da dor perioperatória, em infusão contínua de 10 a 30 mcg/kg/h, em pacientes ventilados. Os RN, especialmente pré-termo, são mais sensíveis à morfina e têm risco de apneia, hipotensão, retenção urinária, maior duração da ventilação mecânica e maior tempo para tolerar dieta enteral plena. Pesquisas são necessárias para avaliar se a morfina é um analgésico efetivo e seguro em RN, principalmente com relação aos efeitos em longo prazo no neurodesenvolvimento.[32-34]

A fentanila é um opioide sintético que é 50 a 100 vezes mais potente que a morfina. Em RN, é usada em virtude de sua capacidade de fornecer analgesia rápida com mínimos efeitos hemodinâmicos. Está indicada para controle da dor pós-operatória, para pacientes com hipertensão pulmonar e em procedimentos dolorosos moderadamente invasivos, como drenagem de tórax. Os principais efeitos colaterais são apneia, bradicardia e rigidez torácica. Em comparação com a morfina, a fentanila está associada com menos efeitos adversos (hipotensão, retenção urinária e alterações na motilidade intestinal), porém maior tolerância e abstinência.[28,29] A dose para analgesia em procedimentos é de 0,5 a 1,0 mcg/kg, e a dose para infusão contínua intravenosa, de 1 a 2 mcg/kg/h.

O paracetamol, por sua vez, é frequentemente prescrito para tratar a dor leve a moderada relacionada a procedimentos ou pós-operatória. Seu uso isolado, no entanto, não é efetivo na redução da dor. Dados sugerem que pode ser útil em combinação com outros agentes analgésicos, podendo ser utilizados, por exemplo, para redução da dose dos opioides. Não é recomendado o uso de paracetamol como agente único para prevenir ou tratar a dor aguda em RN submetidos a procedimentos dolorosos. A dose oral é de 15 mg/kg/dose e a retal, de 20 a 25 mg/kg/dose, com intervalos de 6 a 8 horas. Apresentações injetáveis não estão disponíveis no Brasil.[35]

A quetamina é um anestésico dissociativo que, em doses baixas, fornece analgesia, amnésia e sedação. É amplamente utilizada para analgesia e sedação em pacientes submetidos a procedimentos, cirurgias e no pós-operatório. É o único analgésico que produz sedação intensa e amnésia, sem causar depressão respiratória ou alterações hemodinâmicas significativas, produzindo broncodilatação e melhora na função hemodinâmica, com leve aumento na frequência cardíaca e na pressão arterial. São necessárias, ainda, mais pesquisas para se estabelecer a segurança do seu uso em RN, em virtude de sua possível neurotoxicidade.[28,29,36]

Os anti-inflamatórios não esteroides são extensivamente usados em crianças mais velhas e em adultos, mas há relutância com relação a seu uso em RN por conta de efeitos adversos como sangramento gastrointestinal, disfunção plaquetária, diminuição da taxa de filtração glomerular e desenvolvimento de hipertensão pulmonar, além de provável redução de efeito analgésico (por redução da expressão de receptor ciclo-oxigenase-1 na medula espinhal de RN). Em geral, não são utilizados para analgesia, porque agentes mais efetivos e seguros estão disponíveis. O uso de anti-inflamatórios não esteroides em RN está restrito ao fechamento farmacológico do canal arterial.[28,29]

Os sedativos fornecem sedação, efeito ansiolítico, relaxamento muscular e amnésia; entretanto, não têm efeito analgésico e ainda podem mascarar os sinais clínicos de dor em alguns RN.[28,29]

Os benzodiazepínicos inibem os receptores GABA e são comumente usados em RN, mas não têm efeito analgésico. Esses medicamentos fornecem sedação e relaxamento muscular, e são úteis para procedimentos com estudos de imagem e como adjuvantes para o controle de movimentos nos procedimentos invasivos. Seus efeitos adversos incluem abalos mioclônicos, sedação excessiva, depressão respiratória e hipotensão ocasional. O midazolam é um benzodiazepínico de curta ação, mas pode causar efeitos sedativos prolongados em RN pré-termo doentes. Alguns estudos demonstraram piores desfechos neurológicos em prematuros que receberam essa substância. O uso de midazolam não é recomedado em RN pré-termo.[28,29]

O propofol tem sido usado para sedação em procedimentos curtos, em virtude seu início de ação e eliminação rápidos. A farmacocinética tem variabilidade significativa em RN. Sabe-se que pode causar bradicardia e hipoxemia.[28,29,36]

A dexmedetomidina é um agonista seletivo alfa-2-adrenérgico com efeito sedativo potente e algum efeito analgésico. Ao contrário da maioria dos outros sedativos, causa mínima depressão respiratória. Foi aprovada para sedação em pacientes antes ou durante cirurgias e outros procedimentos. A experiência neonatal com esse medicamento, entretanto, é limitada. Pesquisas para avaliar a segurança, doses e eficácia nessa população estão sendo conduzidas. O uso de rotina da dexmedetomidina em RN não é recomendado até que dados demonstrem seu benefício e segurança. Há relatos de convulsões e bradicardia com o uso desse medicamento em RN.[37]

DESAFIOS ATUAIS

O principal desafio para os neonatologistas é a implantação de um programa para avaliação rotineira da dor e realização de tratamento efetivo, sem causar danos ao RN.

ORIENTAÇÕES AOS PAIS

Os pais devem ser estimulados a participar da avaliação e da prevenção da dor, ajudando a reconhecer os sinais de dor e fornecendo conforto antes, durante e após procedimentos. A presença contínua dos pais junto ao seu bebê é uma peça fundamental no controle da dor neonatal.

✓ CONCLUSÃO

Há lacunas significativas em relação a avaliação, abordagem e desfechos da dor neonatal e uma necessidade contínua de estudos que avaliem os efeitos da dor neonatal e das estratégias para prevenção da dor no neurodesenvolvimento.

O uso de tratamentos farmacológicos para controle da dor em RN ainda é dificultado pela pobreza de dados com relação à segurança e à eficácia desses agentes em curto e longo prazos. Ao mesmo tempo, a exposição repetitiva e prolongada à dor na UTIN tem sido associada com desfechos neurológicos adversos, o que corrobora a necessidade de mais pesquisas para resolver essa lacuna no conhecimento.

Mesmo com dados insuficientes, os profissionais de saúde que assistem ao RN devem estar rotineiramente preocupados com relação a avaliação, prevenção e tratamento da dor, durante toda a internação neonatal.

Mais pesquisas devem ser conduzidas sobre ferramentas para avaliação da dor, estratégias farmacológicas e não farmacológicas para controle da dor e farmacocinética e farmacodinâmica de novos medicamentos analgésicos, com o intuito de melhorar os desfechos e reduzir as complicações na população neonatal.

No Quadro 8, estão descritas considerações gerais sobre a abordagem da dor e do estresse no RN.

Quadro 8 Considerações gerais sobre a dor em RN

- Os componentes anatômicos e os sistemas neuroendócrinos estão suficientemente desenvolvidos para permitir a transmissão de estímulos no RN.
- A dor neonatal frequentemente não é reconhecida e não é tratada, mas neonatos sentem dor. A analgesia deve ser prescrita, quando indicada, durante os cuidados médicos.
- Se um procedimento é doloroso em adultos, também deve ser considerado doloroso em RN, mesmo que sejam prematuros. Em comparação com outras faixas etárias, os RN apresentam maior sensibilidade à dor e são mais suscetíveis a efeitos em longo prazo da estimulação dolorosa
- Prevenção e tratamento adequados da dor podem estar associados com redução nas complicações clínicas e mortalidade.
- Os pais devem ser estimulados a participar da avaliação e da prevenção da dor, ajudando a reconhecer os sinais de dor e fornecendo conforto antes, durante e após procedimentos.
- A dor e o estresse devem ser monitorizados como um sinal vital durante os procedimentos invasivos e a analgesia, com escalas validadas para facilitar o ajuste fino das medidas analgésicas e melhorar a consciência de como o RN sente.
- Apesar de desafios significativos para avaliar a dor na população neonatal, há instrumentos para avaliação disponíveis e validados que devem ser rotineiramente utilizados antes, durante e pós-procedimentos dolorosos, a fim de monitorar a efetividade das intervenções para alívio da dor.

(Continua)

Quadro 8 Considerações gerais sobre a dor em RN (*continuação*)

- A necessidade de prevenção e tratamento da dor deve ser avaliada continuamente durante a internação dos RN.
- Ao final de procedimentos, a monitorização dos parâmetros fisiológicos deve permanecer até o retorno ao estado basal.
- A ausência de respostas comportamentais (como choro e movimentos) não necessariamente indica ausência de dor.
- Procedimentos planejados devem ser realizados no estado basal ótimo (alerta/calmo) e em ambiente calmo e relaxante, com redução de iluminação e ruídos, sempre que possível. O sono não deve ser interrompido. O procedimento deve ser planejado para fora do horário da dieta e longe de outros procedimentos invasivos a fim de permitir a recuperação. Nenhum outro procedimento invasivo deve ser planejado por pelo menos 2 horas após um procedimento.
- Durante procedimentos potencialmente dolorosos, o bebê deve estar preferencialmente contido e aquecido, e deve ser acompanhado durante e após o procedimento.
- A prevenção e o tratamento da dor e do estresse devem incluir intervenções ambientais, comportamentais, não farmacológicas e farmacológicas, nessa sequência
- Medidas de conforto ambientais, comportamentais e não farmacológicas são recomendadas para todos os procedimentos. As opções farmacológicas utilizadas em combinação com essas medidas podem ter efeitos adicionais ou sinérgicos no controle da dor.
- Profissionais de saúde que cuidam de RN devem pesar entre os benefícios e as complicações do tratamento farmacológico, com base em evidências científicas. Deve-se ter cuidado ao considerar o uso de medicações pouco estudadas em RN.
- A sedação não fornece alívio da dor e pode mascarar a resposta do RN.
- Os profissionais de saúde têm responsabilidade por uma abordagem sistemática da avaliação, prevenção e tratamento da dor em neonatos, e o controle da dor deve ser o objetivo de todos os que assistem ao RN.
- Todas as unidades neonatais devem ter um programa de controle da dor baseado em evidências científicas, que enfatize os seguintes pontos: fornecer avaliação de rotina para detecção da dor neonatal; reduzir o número de procedimentos dolorosos; prevenir e tratar a dor aguda causada pelos procedimentos invasivos à beira do leito; antecipar e tratar a dor após cirurgias; e evitar dor e estresse prolongados ou repetitivos durante os cuidados intensivos neonatais.
- É responsabilidade dos gestores a educação continuada e a validação da competência dos profissionais na avaliação e na abordagem da dor, bem como a manutenção de um ambiente propício para o bem-estar do bebê e da família.

RN: recém-nascido.
Fonte: adaptado de American Academy of Pediatrics, 2016.[5]

REFERÊNCIAS BIBLIOGRÁFICAS

1. Anand KJ, Aranda JV, Berde CB, Buckman S, Capparelli EV, Carlo W, et al. Summary proceedings from the neonatal pain-control group. Pediatrics. 2006;117(3 Pt2):S9-S22.
2. Carbajal R, Rousset A, Danan C, Coquery S, Nolent P, Ducrocq S, et al. Epidemiology and treatment of painful procedures in neonates in intensive care units. JAMA. 2008;300(1):60-70.
3. Anand KJ. The neuroanatomy, neurophysiology, and neurochemistry of pain, stress, and analgesia in newborns and children. Pediatr Clin North Am. 1989;36(4):795-822.

4. Anand KJ. Clinical importance of pain and stress in preterm neonates. Biol Neonate. 1998;73(1):1-9.
5. American Academy of Pediatrics (AAP). Committee on Fetus and Newborn and Section on Anesthesiology and Pain Medicine. Prevention and management of procedural pain in the neonate. An update. Pediatrics. 2016;137(2):e20154271.
6. Loeser JD, Treede RD. The Kyoto protocol of IASP basic pain terminology. Pain. 2008;137(3):473-7.
7. Fitzgerald M. The development of nociceptive circuits. Nat Rev Neurosci. 2005;6(7):507-20.
8. Schmelzle-Lubiecki BM, Campbell KA, Howard RH, Franck L, Fitzgerald M. Long-term consequences of early infant injury and trauma upon somatosensory processing. Eur J Pain. 2007;11(7):799-809.
9. Vinall J, Grunau RE. Impact of repeated procedural pain-related stress in infants born very preterm. Pediatr Res. 2014;75(5):584-7.
10. Anand KJ, Hickey PR. Pain and its effects in the human neonate and fetus. N Engl J Med. 1987;317:1321.
11. Hatfield LA. Neonatal pain: what's age got to do with it? Surg Neurol Int. 2014;5(Suppl 13):S479-89.
12. Simons SHP, van Dijk M, Anand KS, Roofthooft D, van Lingen RA, Tibboel D. Do we still hurt newborn babies? A prospective study of procedural pain and analgesia in neonates. Arch Pediatr Adolesc Med. 2003;157:1058.
13. Cong X, McGrath JM, Cusson RM. Pain assessment and measurement in neonates: an updated review. Adv Neonatal Care. 2013;13(6):379-95.
14. Lawrence J, Alcock D, McGrath P, Kay J, MacMurray SB, Dulberg C. The development of a tool to assess neonatal pain. Neonatal Netw. 1993;12:59.
15. Jonsdottir RB, Kristjansdottir G. The sensitivity of the premature infant pain profile – PIPP to measure pain in hospitalized neonates. J Eval Clin Pract. 2005;11(6):598-605.
16. Hummel P, Lawlor-Klean P, Weiss MG. Validity and reliability of the N-PASS assessment tool with acute pain. J Perinatol. 2010;30(7):474-8.
17. Sharek PJ, Powers R, Koehn A, Anand KJ. Evaluation and development of potentially better practices to improve pain management of neonates. Pediatrics. 2006;118(Suppl 2):S78.
18. Lago P, Garetti E, Merazzi D, Pieragostini L, Ancora G, Pirelli A, et al. Guidelines for procedural pain in the newborn: review article. Acta Pædiatrica. 2009;(98):932-9.
19. Krishnan L. Pain relief in neonates. J Neonat Surg. 2013;2(2):19.
20. Hall RW, Anand KJS. Pain management in newborns. Clin Perinatol. 2014;41(4):895-924.
21. Cignacco E, Hamers JP, Stoffel L, van Lingen RA, Gessler P, McDougall J, et al. The efficacy of non-pharmacological interventions in the management of procedural pain in preterm and term neonates: a systematic literature review. Eur J Pain. 2007;11:139.
22. Pillai Riddell RR, Racine NM, Turcotte K, Uman LS, Horton RE, Din Osmun L, et al. Non-pharmacological management of infant and young child procedural pain. Cochrane Database Syst Rev. 2015;(12):CD006275.
23. Shah PS, Herbozo C, Aliwalas LL, Shah VS. Breastfeeding or breast milk for procedural pain in neonates. Cochrane Database Syst Rev. 2012; (12):CD004950.
24. American Academy of Pediatrics (AAP). Committee on Fetus and Newborn. Skin-to-skin care for term and preterm infants in neonates ICU. Pediatrics. 2015;136(3):596-9.
25. Johnston C, Campbell-Yeo M, Fernandes A, Inglis D, Streiner D, Zee R. Skin-to-skin care for procedural pain in neonates. Cochrane Database Syst Rev. 2014;(1):CD008435.

26. Stevens B, Yamada J, Lee GY, Ohlsson A. Sucrose for analgesia in newborn infants undergoing painful procedures. Cochrane Database Syst Rev. 2013;(1):CD001069.
27. Bellieni CV, Tei M, Coccina F, Buonocore G. Sensorial saturation for infants' pain. J Matern Fetal Neonatal Med. 2012;25(Suppl 1):79-81.
28. Anand KJ, Hall RW. Pharmacological therapy for analgesia and sedation in the newborn. Arch Dis Child Fetal Neonatal Ed. 2006;91:F448.
29. Hall RW, Shbarou RM. Drugs of choice for sedation and analgesia in the neonatal ICU. Clin Perinatol. 2009;36:215.
30. Biran V, Gourrier E, Cimerman P, Walter-Nicolet E, Mitanchez D, Carbajal R. Analgesic effects of EMLA cream and oral sucrose during venipuncture in preterm infants. Pediatrics. 2011;128(1):e63-70.
31. Bellù R, de Waal K, Zanini R. Opioids for neonates receiving mechanical ventilation: a systematic review and meta-analysis. Arch Dis Child Fetal Neonatal Ed. 2010;95:F241.
32. Anand KJ. Pain panacea for opiophobia in infants? JAMA. 2013;309:183.
33. Anand KJ, Willson DF, Berger J, Harrison R, Meert KL, Zimmerman J, et al. Tolerance and withdrawal from prolonged opioid use in critically ill children. Pediatrics. 2010;125(5):e1208-25.
34. Steinhorn R, McPherson C, Anderson PJ, Neil J, Doyle LW, Inder T. Neonatal morphine exposure in very preterm infants-cerebral development and outcomes. J Pediatr. 2015;166(5):1200-1207.
35. Ohlsson A, Shah PS. Paracetamol (acetaminophen) for prevention or treatment of pain in newborns. Cochrane Database Syst Rev. 2015;(6):CD011219.
36. Rappaport B, Mellon RD, Simone A, Woodcock J. Defining safe use of anesthesia in children. N Engl J Med. 2011;364:1387.
37. Chrysostomou C, Schulman SR, Herrera Castellanos M, Cofer BE, Mitra S, da Rocha MG, et al. A phase II/III, multicenter, safety, efficacy, and pharmacokinetic study of dexmedetomidine in preterm and term neonates. J Pediatr. 2014;164(2):276-82.

SEÇÃO VII

PROBLEMAS HEMATOLÓGICOS NO RECÉM-NASCIDO

22

ANEMIA NO RECÉM-NASCIDO

Jaqueline Serra Brand
João Henrique Carvalho Leme de Almeida (in memoriam)

OBJETIVOS

- ✓ Definir e conceituar a anemia.
- ✓ Caracterizar os principais tipos de anemia e reconhecer as principais causas de distúrbios hematológicos no período neonatal.
- ✓ Realizar a abordagem diagnóstica da anemia.
- ✓ Definir a abordagem terapêutica das anemias e indicações de transfusões de hemocomponentes no recém-nascido.
- ✓ Conhecer as principais recomendações da Agência Nacional de Vigilância Sanitária com relação às características dos hemocomponentes a serem transfundidos em recém-nascidos.
- ✓ Identificar as formas de prevenção da anemia neonatal, principalmente a espoliação sanguínea no recém-nascido.

INTRODUÇÃO

Anemia pode ser definida como uma redução do número de hemácias ou da concentração de hemoglobina.[1] Na prática, costuma ser caracterizada por redução do hematócrito e/ou da hemoglobina sérica. Os valores normais do hematócrito e da hemoglobina variam conforme idade, raça e sexo.[2] A definição de anemia é a ocorrência de valores de hematócrito e hemoglobina abaixo de 2 desvios-padrão da média para a população avaliada.[2]

ETIOLOGIA, PREVALÊNCIA E INCIDÊNCIA

As causas de anemia no recém-nascido (RN) variam, principalmente, de acordo com a idade de surgimento do quadro, sexo, raça e etnia.[3] No período neonatal, a causa mais comum de anemia é a chamada "anemia fisiológica" devido à queda da eritropoiese após o nascimento, como resultado do aumento da oxigenação tecidual e da redução da produção de eritropoietina. Quando ocorre a associação de outros fatores e a anemia é acompanhada de sintomas de hipóxia tecidual, configura-se uma situação anormal, denominada anemia "não fisiológica" ou "patológica".[1,3]

Entre as "anemias patológicas", as mais comuns no RN são: espoliação ou perda sanguínea, doença hemolítica (isoimunização Rh, ABO ou por subgrupos), infecções congênitas (grupo TORCHS), infecções bacterianas ou virais, transfusão feto-fetal, transfusão fetoplacentária e anemia hemolítica congênita (esferocitose hereditária, deficiência de glicose-6-fosfato-desidrogenase – G6PD).[3-5]

Nos RN pré-termo, as taxas de hematócrito e hemoglobina são menores desde o nascimento, a meia-vida das hemácias é mais curta e a produção de eritropoietina se encontra prejudicada pela imaturidade hepática, levando à chamada "anemia da prematuridade".[1-4]

Com relação ao sexo, algumas causas hereditárias de anemia ocorrem mais comumente no sexo masculino por serem ligadas ao X, como a deficiência de G6PD e a anemia sideroblástica ligada ao X.[3]

No Quadro 1, encontram-se as principais causas de anemia no período neonatal.

Quadro 1 Causas de anemia no RN

- "Anemia fisiológica"
- Anemia da prematuridade
- Isoimunização Rh, ABO ou subgrupos
- Infecções congênitas (grupo TORCHS)
- Infecções virais e bacterianas
- Transfusão feto-fetal e fetoplacentária
- Esferocitose hereditária
- Deficiência de G6PD
- Anemia falciforme
- Talassemias
- Anemia sideroblástica ligada ao X

G6PD: glicose-6-fosfato-desidrogenase; RN: recém-nascido; TORCHS: toxoplasmose, outras, rubéola, citomegalovirose, herpes simples, sífilis.
Fonte: Gallagher, 2015.[3]

FISIOPATOLOGIA

A eritropoiese fetal inicia-se na 2ª semana de gestação, quando são produzidas células eritrocitárias macrocíticas e nucleadas a partir do saco vitelínico. A partir de 6 a 8 semanas de gestação, ocorre no fígado e no baço. Já no 2º trimestre, reduz-se a produção hematopoiética hepática e a medula óssea passa a ser responsável por essa função. No período intrauterino, a eritropoiese acompanha o padrão de crescimento fetal, aumentando o volume sanguíneo, que se traduz por meio do hematócrito, atingindo 40% com 28 semanas de gestação e 50% ao termo.[1,3,4]

O grande regulador da hematopoiese fetal é a eritropoietina, que não atravessa a placenta e aumenta sua produção ao longo da gestação em função das necessidades de oxigenação do feto. O órgão responsável por sua produção no período intrauterino é o fígado, passando, posteriormente, ao rim. Após o nascimento, quando se atinge o nível crítico de oxigenação, são estimulados os sensores de oxigênio no rim que induzem à produção e à secreção de eritropoietina para a circulação, a qual irá se ligar aos receptores de superfície de células progenitoras de eritroides, ativando sua proliferação e estimulação. Em virtude das mudanças ocorridas na oxigenação, a produção de hemoglobina fetal (HbF) passa a ser substituída pela hemoglobina do tipo adulto (HbA), que tem menor afinidade pelo oxigênio, ou seja, maior capacidade de liberação para os tecidos. Assim, para que ocorra estímulo à eritropoiese, é necessária menor concentração de hemoglobina, de forma diferente do que ocorre quando a hemoglobina fetal é predominante. À medida que a concentração de hemoglobina reduz, atinge-se uma pressão parcial de oxigênio (PaO_2) crítica, e, nesse ponto, a oferta de oxigênio aos tecidos torna-se inadequada, ocorrendo uma estimulação medular para maior atividade hematopoiética. Quando são atingidos valores hematológicos muito reduzidos, pode-se passar de uma situação fisiológica para uma não fisiológica.[3]

Os RN a termo têm capacidade de responder à anemia a partir da 1ª semana de vida, enquanto os RN pré-termo o fazem a partir de 35 a 36 semanas de gestação. Um dos fatores determinantes para essa resposta é o tipo de hemoglobina predominante. Em RN a termo, descreve-se resposta medular quando o hematócrito atinge valores < 30%, enquanto nos pré-termo esse limite seria inferior a 20%.[1,4]

DIAGNÓSTICO CLÍNICO

Os instrumentos diagnósticos iniciais de maior valor são a história familiar e pessoal e o exame físico do RN.[6] O exame físico deve ser cuidadoso, com foco na pele, olhos, mucosa, tórax e abdome.[7] As manifestações clínicas da anemia ajudam a elucidar a gravidade e a cronicidade da doença, além da presença de hemólise ou de sangramentos. Os sintomas mais comuns incluem letargia, taquicardia e palidez. Também se podem observar no RN irritabilidade e ganho ponderal inadequado. Em razão dos mecanismos compensatórios do organismo, pacientes com anemia crônica podem ser assintomáticos ou com poucos sintomas, comparados com aqueles que apresentam anemia na forma aguda. A presença de icterícia e hepatoesplenomegalia, resultante do aumento da destruição de hemácias, pode indicar processo hemolítico.[6]

DIAGNÓSTICO LABORATORIAL

A avaliação laboratorial inicial inclui hemograma, análise dos índices hematimétricos, hematoscopia e contagem de reticulócitos. O hemograma avalia as 3 linhagens celulares (hemácias, leucócitos e plaquetas) e traz dados significativos para o diagnóstico. A contagem de reticulócitos traduz o número de hemácias jovens, que representa um aumento na produção de células eritroides. A hematoscopia analisa a morfologia das hemácias.[8] Se há suspeita de anemia hemolítica, a avaliação deve incluir: teste de Coombs direto, bilirrubina indireta, lactato-desidrogenase, haptoglobina, dosagem de G6PD, fragilidade osmótica e eletroforese de hemoglobina.[6] A Figura 1 mostra um algoritmo para abordagem diagnóstica da anemia no RN.

TRATAMENTO

O objetivo do tratamento da anemia no RN é a correção dos índices de hemoglobina, em especial quando os pacientes se encontram sintomáticos. A anemia sintomática ocorre quando a massa dos glóbulos vermelhos não atende adequadamente à demanda de oxigênio para os tecidos.[9]

Transfusão de concentrado de hemácias

A transfusão de concentrado de hemácias fornece aumento imediato de oxigênio para os tecidos e é considerada uma intervenção efetiva no tratamento da anemia aguda; todavia, apresenta desvantagens como a associação com infecção, doença do enxerto-hospedeiro, lesão pulmonar aguda relacionada à transfusão (TRALI) e sobrecarga circulatória.[10] Também há relatos de que as transfusões de concentrado de hemácias estão associadas com risco aumentado de morte, enterocolite necrosante, hemorragia intraventricular e retinopatia da prematuridade.[11,12] Ainda faltam evidências de alta qualidade, no entanto, para se estabelecer uma relação causal com qualquer um desses eventos adversos. Essas possíveis complicações graves alertam para a importância de se avaliar de forma criteriosa a real necessidade de um procedimento potencialmente perigoso como a transfusão no RN.[12-17]

As indicações para transfusão de concentrado de hemácias no RN estão descritas no Quadro 2.[13]

Segundo a Agência Nacional de Vigilância Sanitária (ANVISA), deve-se utilizar concentrado de hemácias irradiado para transfusões em RN com peso inferior a 1.200 g para a realização de transfusão intrauterina, exsanguineotransfusão ou quando o receptor for parente em 1º grau do doador (Quadro 3). Outra norma da ANVISA determina que, em RN com peso inferior a 1.200 g, o concentrado de hemácias deve passar por filtro de leucócitos, com retirada de mais de 99,9% dos leucócitos originalmente presentes no hemocomponente (Quadro 3).[18]

Recomenda-se a infusão de 15 a 20 mL/kg de concentrado de hemácias. O tempo de infusão deve ser lento, entre 2 e 4 horas, não devendo ultrapassar 4 horas.[13]

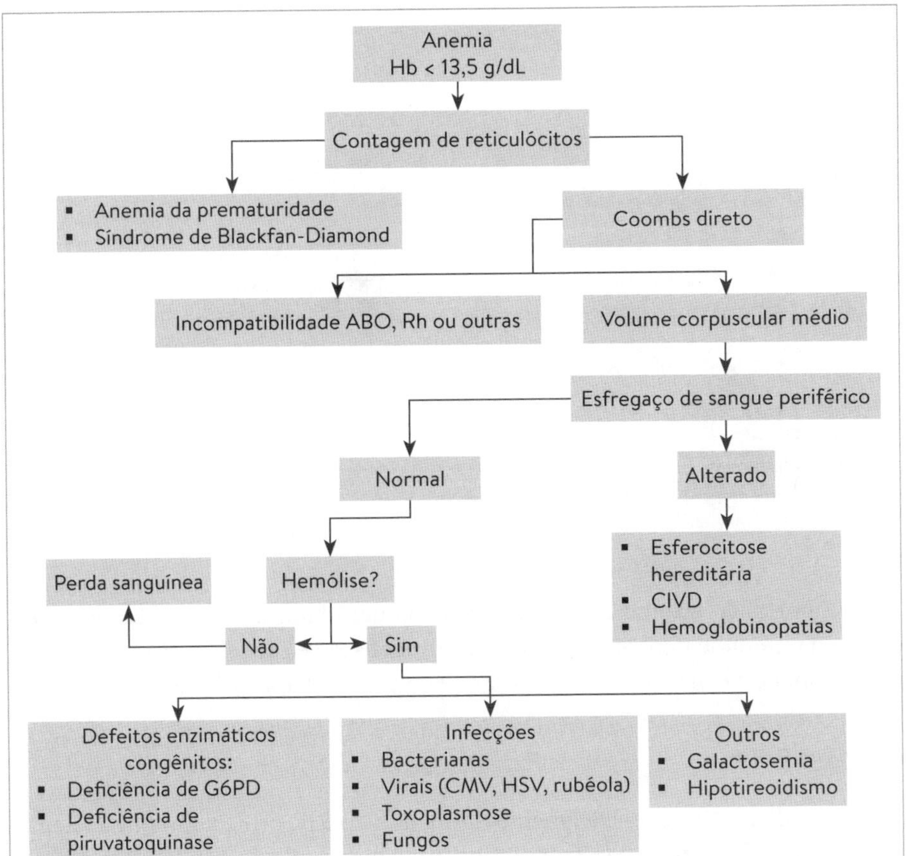

Figura 1 Abordagem diagnóstica da anemia no recém-nascido.
CMV: citomegalovírus; G6PD: glicose 6-fosfato-desidrogenase; Hb: hemoglobina; CIVD: coagulação intravascular disseminada; HSV: herpes-vírus simples.
Fonte: Brugnara et al., 2015.[6]

Quadro 2 Indicações para transfusão de concentrado de hemácias no RN

Ht < 40% ou Hb < 13 g/dL	Ht < 35% ou Hb < 12 g/dL	Ht < 30% ou Hb < 10 g/dL	Ht < 25% ou Hb < 8 g/dL	Ht < 20% ou Hb < 7 g/dL
▪ Cardiopatia congênita cianótica ▪ Choque hipovolêmico refratário à expansão volêmica ▪ ICC refratária a drogas	▪ VM com MAP > 8 cmH_2O ▪ ICC ou choque ▪ Cirurgias de grande porte	▪ VM com MAP ≤ 8 cmH_2O ▪ CPAP com FiO_2 > 0,35 ▪ Cirurgias de pequeno e médio portes.	▪ CPAP com FiO_2 < 0,35 ▪ > 6 episódios de apneia em 12 horas ou 2 em 24 horas com necessidade de ventilação com balão e máscara, sem causa aparente ▪ FC > 180 bpm ou FR > 80 irpm por 24 horas sem causa aparente ▪ Ganho de peso < 10 g/dia por 4 dias, com oferta calórica > 100 kcal/dia	▪ Assintomático com reticulócitos < 2%

CPAP: pressão positiva contínua nas vias aéreas (em inglês, *continuous positive airway pressure*); FC: frequência cardíaca; FR: frequência respiratória; ICC: insuficiência cardíaca congestiva; MAP: pressão média das vias aéreas; VM: ventilação mecânica.
Fonte: American Association of Blood Banks, 2012.[13]

Quadro 3 Escolha do concentrado de hemácias para transfusão

Hemácias irradiadas	Diminui o risco de reação enxerto-hospedeiro e aumenta risco de hiperpotassemia. Recomenda-se infusão em até 4 horas a fim de se reduzir a hiperpotassemia.
Hemácias desleucocitadas	Reduz o risco de infecção por citomegalovírus.
Hemácias lavadas	Elimina o excesso de plasma e potássio. Indicada para transfusão de grandes volumes e história de reação alérgica a transfusão anterior.

Fonte: ANVISA, 2010.[18]

É importante ressaltar que é proibida qualquer manipulação de hemocomponentes na unidade neonatal. Todo procedimento deve ser realizado apenas pelo profissional especializado em hemoterapia e em local apropriado.[13]

Eritropoietina

Outra alternativa para tratamento da anemia no RN, principalmente a anemia da prematuridade, seria a eritropoietina, uma glicoproteína produzida pelo rim cuja produção é estimulada pela hipóxia. Muito utilizada no passado recente, atualmente sua administração não é recomendada rotineiramente em RN pré-termo, já que é uma intervenção dispendiosa e as evidências disponíveis sugerem benefício clínico limitado. Pode ser administrada por via intravenosa ou subcutânea, com frequência de 3 vezes por semana. Caso seja usada a via intravenosa, é necessária a diluição com solução de albumina a 5%. A dose de eritropoietina está descrita no Quadro 4. Seu uso em prematuros é considerado seguro. As complicações mais comuns nesse grupo de pacientes são a neutropenia transitória, que se resolve com a interrupção da terapia; e a deficiência de ferro, caso a suplementação seja inadequada.[19-21]

Quadro 4 Dose de eritropoietina

Intravenosa		Subcutânea
200 UI/kg/dose – infusão em 4 horas	300 UI/kg – infusão contínua em 24 horas	400 UI/kg/dose

Apresentação 2.000 UI/mL.
Fonte: Vamvakas e Strauss, 2001.[19]

Suplementação de ferro

A quantidade de ferro ao nascer é menor em RN prematuros, e seu estoque é frequentemente esgotado entre 2 e 3 meses de idade. A suplementação profilática é demonstrada em estudos como suficiente para elevar a concentração de hemoglobina e os estoques de ferro, contribuindo, assim, para a redução do risco de anemia.[22]

Para os lactentes nascidos pré-termo ou com muito baixo peso ao nascer (menor que 1.500 g), a recomendação é de suplementação com 2 mg/kg/dia, a partir do 30º dia até os 12 meses de idade. Para os prematuros com muito baixo peso (entre 1.000 g e 1.500 g), a recomendação de suplementação é de 3 mg/kg/dia até os 12 meses; e, para RN com menos de 1.000 g, a dose preconizada é de 4 mg/kg/dia.[23]

PREVENÇÃO E PROGNÓSTICO

O planejamento da assistência ao RN desde o nascimento ajuda a prevenir a anemia e a diminuir a necessidade de transfusões de concentrado de hemácias, principalmente nos grupos de alto risco.[24] A medida mais efetiva para diminuir a necessidade de transfusões é reduzir a espoliação sanguínea.[24,25] No Quadro 5, estão descritas ações para a prevenção de anemia.[24]

Quadro 5 Ações para prevenção de anemia no recém-nascido

- Clampeamento tardio do coto umbilical.
- Uso de oxímetro de pulso para monitorização não invasiva.
- Indicação criteriosa para coleta de exames laboratoriais.
- Uso de microtécnicas para análise laboratorial.
- Hemostasia adequada após punção vascular (3 minutos ou mais).
- Fluxo adequado entre a unidade neonatal e o laboratório, evitando o extravio de amostras.

Fonte: WHO, 2017.[24]

DESAFIOS ATUAIS

Atualmente, um dos grandes desafios na neonatologia é saber a indicação correta e o melhor momento para a transfusão de hemocomponentes, sempre ponderando-se os riscos-benefícios, em especial nos RN prematuros. O assunto ainda é controverso e causa preocupação em decorrência de suas complicações.[26] A transfusão possui suas vantagens e é uma intervenção efetiva no tratamento da anemia aguda; contudo, suas desvantagens fizeram com que se argumentasse contra o seu uso ao longo do tempo e a tendência, atualmente, é utilizá-la quando estritamente necessária.

ORIENTAÇÕES AOS PAIS

Os pais dos RN com quadro de anemia de qualquer natureza necessitam de informações permanentes e adequadas. Deve-se sempre lembrar da possível dificuldade da família para entender e interpretar linguagem técnica e rebuscada com relação a todo o aparato necessário para o tratamento do RN. Deve-se perseguir a meta de uma ótima comunicação, pois sabe-se que, com essa técnica, pode-se minimizar sofrimentos desnecessários.

✓ CONCLUSÃO

A medida mais importante para o controle da anemia no RN é a redução da espoliação sanguínea. Uma abordagem eficaz para reduzir o número de exposições de RN prematuros a doadores é uma combinação de 3 ações: limitação da quantidade de sangue extraída, utilização de critérios restritivos para indicar a transfusão de concentrado de hemácias e emprego de bolsas-satélite que permitam transfusões repetidas do mesmo doador.

Não existem indicações estabelecidas para a transfusão de concentrado de hemácias, com base em estudos randomizados e controlados. Assim, cada serviço deve elaborar um protocolo de transfusões com base na experiência local e nos estudos existentes.

As indicações de transfusões existentes atualmente podem sofrer modificações em função de novos estudos científicos e de evidências clínicas, por isso também é necessária uma revisão constante e dinâmica da literatura para manter as recomendações atualizadas.

REFERÊNCIAS BIBLIOGRÁFICAS

1. Ozyurek E, Setentas S, Ceylan T, Ogus E, Haberal A, Gurakan B, et al. Complete blood count parameters for healthy, small-for-gestational-age, full-term newborns. Clin Lab Haematol. 2006;28(2):97-104.
2. Christensen RD, Jopling J, Henry E, Wiedmeier SE. The erytrocyte indice of neonates, defined using data from over 12.000 patients in a multihospital health care system. J Perinatol. 2008;28(1):24-8.
3. Gallagher PG. The neonatal erythrocyte and its disorders. In: Orkin SH, Fisher DE, Look T, Lux SE, Ginsburg D, Nathan DG (eds.). Nathan and Oski's hematology and oncology of infancy and childhood. 8.ed. Philadelphia: WB Saunders, 2015. p.52-75.
4. Means RT, Glader B. Anemia: general considerations. In: Greer JP, Foerster J, Rodgers GM, Paraskevas F, Glader B, Arber DA, et al. (eds.). Wintrobe's clinical hematology, v.1. 12.ed. Philadelphia: Lippincott Williams and Wilkins; 2009. p.784.
5. Smits-Wintjens VE, Wather FJ, Lopriore E. Rhesus haemolitic disease of the newborn: postnatal management, associated morbidity and long-term outcome. Semin Fetal Neonatal Med. 2008;13(4):265-71.
6. Brugnara C, Oski FA, Nathan DG. Diagnostic approach to the anemic patient. In: Orkin SH, Fisher DE, Look T, Lux SE, Ginsburg D, Nathan DG (eds.). Nathan and Oski's hematology and oncology of infancy and childhood. 8.ed. Philadelphia: WB Saunders; 2015. p.293-307.
7. Hung OL, Kwon NS, Cole AE, Dacpano GR, Wu T, Chiang WK, et al. Evaluation of the physician's ability to recognize the presence or absence of anemia, fever, and jaundice. Acad Emerg Med. 2000;7(2):146-56.
8. Walters MC, Abelson HT. Interpretation of the complete blood count. Pediatr Clin North Am. 1996;43(3):599-622.
9. Calhoun DA, Christensen RD, Edstrom CS, Juul SE, Ohls RK, Schibler KR, et al. Consistent approaches to procedures and practices in neonatal hematology. Clin Perinatol. 2000;27(3):733-53.
10. Von Lindern JS, Brand A. The use of blood products in perinatal medicine. Semin Fetal Neonatal Med. 2008;13(4):272-81.
11. Santos AM, Guinsburg R, Procianoy RS, Sadeck LS, Netto AA, Rugolo LM, et al.; Brazilian Network on Neonatal Research. Variability on red blood cell transfusion practices among Brazilian neonatal intensive care units. Transfusion. 2010;50(1):150-9.
12. Mohamed A, Shah PS. Transfusion associated necrotizing enterocolitis: a meta-analysis of observational data. Pediatrics. 2012;129(3):529-40.
13. Carson JL, Grossman BJ, Kleinman S, Tinmouth AT, Marques MB, Fung MK, et al. Red blood cell transfusion: a clinical practice guideline from the AABB. Ann Intern Med. 2012;157(1):49-58.
14. Zagol K, Lake DE, Vergales B, Moorman ME, Paget-Brown A, Lee H, et al. Anemia, apnea of prematurity, and blood transfusions. J Pediatr. 2012;161(3):417-21.

15. Miyashiro AM, Santos N, Guinsburg R, Kopelman BI, Peres CA, Taga MF, et al. Strict red blood cell transfusion guideline reduces the need for transfusion in very low birthweight infants in the first four weeks of life: a multicenter trial. Vox Sang. 2005;88(2):107-13.
16. Mimica AF, Santos AM, Cunha DH, Guinsburg R, Bordin JO, Chiba A, et al. A very strict guideline reduces the number of erythrocyte transfusions in preterm infants. Vox Sang. 2008;95(2):106-11.
17. Bell EF. When to transfuse preterm babies. Arch Dis Child Fetal Neonatal Ed. 2008; 93(6):F469-73.
18. Agência Nacional de Vigilância Sanitária (ANVISA). Resolução n. 57, de 16 de dezembro de 2010. Determina o regulamento sanitário para serviços que desenvolvem atividades relacionadas ao ciclo produtivo do sangue humano e componentes e procedimentos transfusionais. Disponível em: http://redsang.ial.sp.gov.br/site/docs_leis/rs/rs1.pdf. Acesso em: 16/11/2021.
19. Vamvakas EC, Strauss RG. Meta-analysis of controlled clinical trials studying the efficacy of recombinant human erythtopoietin in reducing blood transfusions in the anemia of prematurity. Transfusion. 2001;41(3):406-15.
20. Ohlsson A, Aher SM. Early erythropoietin for preventing red blood cell transfusion in preterm and/or low birth weight infants. Cochrane Database Syst Rev. 2006;(3):CD004863.
21. Strauss RG. Controversies in the management of anemia of prematurity using single-donor red blood cell transfusions and/or recombinant human erythropoietin. Transf Med Rev. 2006;20(1):34-44.
22. Pasricha S-R, Hayes E, Kalumba K, Biggs BA. Effect of daily iron supplementation on health in children aged 4-23 months: a systematic review and meta-analysis of randomised controlled trials. Lancet Glob Health. 2013;1(2):e77-86.
23. Sociedade Brasileira de Pediatria (SBP). Departamento Científico de Nutrologia. Anemia ferropriva em lactentes: revisão com foco na prevenção. 2012. Disponível em: https://www.sbp.com.br/fileadmin/user_upload/2015/02/Documento_def_ferro200412.pdf. Acesso em: 16/11/2021.
24. World Health Organization (WHO). Nutritional anaemias: tools for effective prevention and control. Geneva: World Health Organization; 2017.
25. Whyte RK, Kirpalani H, Asztalos EV, Andersen C, Blajchman M, Heddle N, et al. Neurodevelopmental outcome of extremely low birth weight infants randomly assigned to restrictive or liberal hemoglobin thresholds for blood transfusion. Pediatrics. 2009;123(1):207-13.
26. Nopoulos PC, Conrad AL, Bell EF, Strauss RG, Widness JA, Magnotta VA, et al. Long-term outcome of brain structure in premature infants: effects of liberal vs restricted red blood cell transfusions. Arch Pediatr Adolesc Med. 2011;165(5):443-50.

23

POLICITEMIA NEONATAL

Jaqueline Serra Brand
João Henrique Carvalho Leme de Almeida (in memoriam)

OBJETIVOS

- ✓ Definir policitemia e hiperviscosidade.
- ✓ Conhecer os fatores que afetam a viscosidade sanguínea.
- ✓ Identificar os recém-nascidos de risco para o desenvolvimento de policitemia e de hiperviscosidade.
- ✓ Reconhecer os sinais e sintomas que podem estar associados à ocorrência de policitemia.
- ✓ Estabelecer as medidas adequadas para a assistência ao recém-nascido com o diagnóstico de policitemia e de hiperviscosidade.

INTRODUÇÃO

A policitemia neonatal é caracterizada por um hematócrito venoso que excede os valores normais para a idade gestacional (IG) e pós-natal. Os recém-nascidos (RN) a termo têm um aumento dos glóbulos vermelhos decorrente da resposta fetal de aumento da produção de hemoglobina pelo ambiente intrauterino hipoxêmico. Embora muitos dos RN afetados sejam assintomáticos, acredita-se que os aspectos clínicos característicos surjam da hiperviscosidade.[1]

A policitemia é definida como valores de hematócrito ou hemoglobina acima de 2 desvios-padrão dos valores normais para a IG e pós-natal, ou seja, quando em uma amostra venosa periférica o hematócrito se encontra > 65% e/ou a hemoglobina > 22 g/dL.[2]

A hiperviscosidade ocorre quando o valor da viscosidade sanguínea é maior do que 2 desvios-padrão da normalidade, medido com microviscosímetro.[3]

A viscosidade sanguínea e o hematócrito têm uma relação linear quando o hematócrito é < 60%. Quando o hematócrito é superior a 65%, essa relação passa a ser exponencial, de forma que um pequeno aumento no hematócrito está associado a um grande aumento na viscosidade.[3]

EPIDEMIOLOGIA

A policitemia afeta aproximadamente 1 a 5% dos RN.[1]

A hiperviscosidade, medida em amostras venosas, ocorre somente em 3 a 5% dos RN policitêmicos. Em amostras de sangue do cordão, a hiperviscosidade ocorre em aproximadamente metade dos RN com policitemia.[4,5]

No Quadro 1, encontram-se os principais fatores que influenciam o valor do hematócrito no 1º dia de vida.[4-7]

Quadro 1 Fatores que influenciam o hematócrito no 1º dia de vida

Fator	Alteração no hematócrito
Local de coleta da amostra sanguínea	O valor do hematócrito varia de acordo com o local da amostra sanguínea obtida (alto em amostra capilar, intermediário em amostra venosa periférica e baixo em sangue da veia umbilical).
Tempo para clampeamento do cordão	Quanto maior o tempo, maior a transfusão placentária e maior o hematócrito.
Tempo de vida no momento da coleta sanguínea	O hematócrito aumenta após o nascimento, atinge um valor máximo com 2 horas de vida e, então, diminui somente a partir de 18 horas de vida.

Fonte: adaptado de Wiswell et al., 1986;[4] McDonald e Middleton, 2008;[5] Ramamurthy e Berlanga, 1987;[6] Mentzer e Glader, 2005.[7]

ETIOLOGIA

A policitemia tem etiologia multifatorial, mas as causas se devem principalmente a 2 mecanismos: passivo (transfusão de hemácias) e ativo (aumento da eritropoiese intrauterina).[7]

- Transfusão de hemácias: a causa mais comum de policitemia nos RN a termo é a demora para o clampeamento do cordão umbilical (> 3 minutos), o que leva a um aumento da passagem do sangue placentário para o RN (aumento de 30% do volume sanguíneo).[8,9] Outras associações incluem a transfusão feto-fetal (ocorre em 10 a 15% dos gemelares monocoriônicos) e a asfixia perinatal com consequente desvio do sangue placentário para o compartimento fetal, que é também promovido pela vasodilatação fetal consequente à hipóxia.[7]

- Aumento da eritropoiese intrauterina: geralmente ocorre em decorrência da insuficiência placentária e da hipóxia intrauterina crônica. Observa-se em RN pequenos para a idade gestacional (PIG), cujas mães apresentam pré-eclâmpsia ou outras vasculopatias. Também pode ocorrer em gestações complicadas por hipoxemia materna crônica em decorrência das doenças cardíacas e pulmonares, do uso de medicamentos (propranolol), do tabagismo, da alta altitude e de parto pós-termo; em RN filhos de mães diabéticas (insulino-dependentes ou com diabetes gestacional); em RN grandes para a idade gestacional (GIG), como na síndrome de Beckwith-Wiedemann; hiperplasia adrenal congênita e anomalias cromossomiais (trissomias dos cromossomas 13, 18 e 21).[9-13]

QUADRO CLÍNICO

A maioria dos RN com policitemia é assintomática, e aqueles que permanecem sem sintomas por 48 a 72 horas de vida provavelmente permanecerão assintomáticos. Quando presentes, os sinais e sintomas iniciam a partir da 2ª hora de vida (pico do hematócrito) e estão relacionados à redução da perfusão tecidual.[10-13] Os sinais e sintomas da policitemia estão descritos no Quadro 2.[10]

Quadro 2 Sinais e sintomas da policitemia

Gastrointestinais	Vômitos (17%).
Metabólicos	Hipoglicemia (12 a 40%): aumento do consumo de glicose em decorrência do aumento da circulação de glóbulos vermelhos.
Cardiorrespiratórios	Taquicardia, cianose (< 15%). Taquipneia, aumento da resistência vascular pulmonar.
Hematológicos	Hiperbilirrubinemia indireta: decorrente da quebra do maior número de hemácias circulantes.
Neurológicos	Hipotonia, irritabilidade, letargia.
Renais	Hematúria, trombose de veia renal.
Outros	Cálculos biliares, priapismo, pletora, trombocitopenia.

Fonte: Sarkar e Rosenkrantz, 2008.[10]

DIAGNÓSTICO

O rastreamento para policitemia deve ser realizado em grupos específicos de alto risco (Quadro 3), com 2 horas de vida. Os RN com achados clínicos sugestivos de policitemia também devem ser investigados.[2,7] A orientação para o rastreamento em RN com alto risco para policitemia está descrita na Figura 1.[2]

Quadro 3 RN com alto risco para policitemia

RN com alto risco para policitemia
RN pequenos para a idade gestacional
RN de mães diabéticas
RN grandes para a idade gestacional
Gêmeos monocoriônicos
RN com achados morfológicos de crescimento intrauterino restrito

RN: recém-nascidos.
Fonte: Luchtman-Jones e Wilson, 2011.[2]

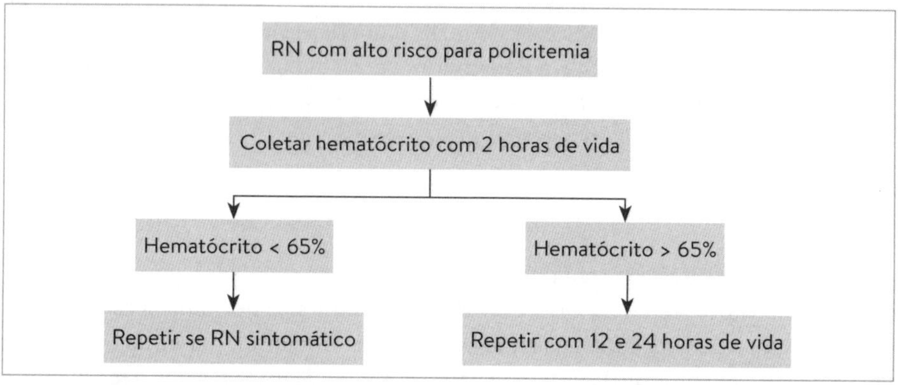

Figura 1 Rastreamento de RNs com alto risco para policitemia.
RN: recém-nascidos.
Fonte: Luchtman-Jones e Wilson, 2011.[2]

DIAGNÓSTICO DIFERENCIAL

Ao se considerar o diagnóstico de policitemia, deve-se excluir a possibilidade de desidratação e avaliar se houve perda de peso excessiva. Após a hidratação do RN, o hematócrito deve ser novamente avaliado.[2] Como os sinais e sintomas apresentados pelo RN não são específicos, deve-se diferenciá-los de outras afecções que apresentam os mesmos sintomas. O diagnóstico diferencial da policitemia está descrito no Quadro 4.[2]

Quadro 4 Diagnóstico diferencial da policitemia

- Distúrbios respiratórios: pneumonia
- Distúrbios cardiovasculares: hipertensão pulmonar, cardiopatia congênita
- Distúrbios neurológicos: hemorragia intracraniana, trombose venosa
- Infecção: sepse neonatal
- Desidratação: perda ponderal > 7%

Fonte: Luchtman-Jones e Wilson, 2011.[2]

TRATAMENTO

O manejo dos RN policitêmicos é dividido de acordo com a presença ou não de sinais e sintomas.

Recém-nascidos assintomáticos

- Hematócrito de 60 a 70%: assegurar hidratação adequada e infusão de glicose por meio da monitoração da oferta oral, das medidas de peso e da diurese. Deve-se manter controle rigoroso da glicemia e da dosagem de bilirrubina. Repetir hematócrito em 12 a 24 horas. Se o hematócrito persistir < 70% e RN assintomático, repete-se a avaliação em 24 horas.[10]
- Hematócrito > 70%: aumentar a taxa hídrica diária em 20 mL/kg, por via enteral ou parenteral, para provocar uma hemodiluição e, consequentemente, a diminuição da viscosidade. Deve-se dar atenção especial ao aumento de volume administrado em RN prematuros. Essa conduta deve ser direcionada aos RN hemodinamicamente estáveis.[10,14]
- Hematócrito > 75%: exsanguineotransfusão parcial.[10,14]

Recém-nascidos sintomáticos

Caso o hematócrito esteja > 65%, indica-se exsanguineotransfusão parcial.[10]

Exsanguineotransfusão parcial

A exsanguineotransfusão parcial é um procedimento que reduz o hematócrito sem causar hipovolemia, reduz a resistência vascular pulmonar e aumenta a velocidade do fluxo sanguíneo cerebral, normalizando a hemodinâmica cerebral e melhorando o estado clínico.[15] O objetivo do procedimento é reduzir o hematócrito para 55%.[15] O fluido que deve ser utilizado é o soro fisiológico. O acesso vascular pode ser por via periférica ou central.[16]

A técnica para a exsanguineotransfusão parcial ou soroferese é: o sangue é retirado da via arterial periférica e substituído simultaneamente por fluido na via venosa. No caso de utilização de acesso venoso central, o cateter venoso umbilical pode ser utilizado para retirada de sangue, enquanto a mesma quantidade de solução salina é infundida em veia periférica ou pelo próprio cateter.[15]

O cálculo do volume a ser trocado é realizado por meio da fórmula apresentada a seguir. A volemia é estimada em 80 mL/kg em RN a termo e em 90 mL/kg em prematuros.[15]

$$\text{Volume da exsanguineotransfusão} = \frac{\text{Volemia} \times (\text{Ht observado} - \text{Ht desejado})}{\text{Ht desejado}}$$

PROGNÓSTICO

De acordo com os últimos estudos, pacientes com hiperviscosidade sanguínea no período neonatal apresentaram 3 vezes mais dificuldades neurológicas do que pacientes sem hiperviscosidade, sendo que o fator que mais influencia a função neurológica é a viscosidade, e não a policitemia.[15] Observa-se, adicionalmente, aumento no risco de enterocolite necrosante após a realização da exsanguineotransfusão parcial via cateter umbilical. Ainda não se sabe se essas complicações são atribuídas à policitemia ou a seus fatores determinantes, como a insuficiência placentária ou o diabetes materno.[17] Ambos os fatores podem determinar morbidades independentemente da presença de policitemia. Não há evidências quanto aos benefícios da exsanguineotransfusão parcial em RN com policitemia, principalmente com relação aos desfechos em longo prazo. Na prevenção de sintomas neurológicos graves, no entanto, a exsanguineotransfusão tem se mostrado benéfica.[18]

DESAFIOS ATUAIS

Um dos desafios no manejo da policitemia é a indicação da utilização de exsanguineotransfusão parcial, já que é controversa. Embora melhore os parâmetros hemodinâmicos em RN com hiperviscosidade sanguínea, não há nenhuma evidência de resultado em longo prazo e pode, ainda, aumentar o risco de morbidade no período neonatal.

ORIENTAÇÕES AOS PAIS

Os pais dos RN com quadro de hiperviscosidade sanguínea e policitemia necessitam de informações permanentes e adequadas. Deve-se sempre lembrar da possível dificuldade da família para entender e interpretar linguagem técnica e rebuscada com relação a todo o aparato necessário para o tratamento do RN. Deve-se perseguir a meta de uma ótima comunicação, pois sabe-se que, com essa técnica, pode-se minimizar sofrimentos desnecessários.

✓ CONCLUSÃO

Nos RN com sinais e sintomas de policitemia deve sempre ser realizada a dosagem do hematócrito. Não deve ser realizado de rotina, no entanto, o hematócrito em RN aparentemente bem, mesmo com história de crescimento intrauterino restrito, já que os policitêmicos assintomáticos não apresentam benefícios com o tratamento. Todos os RN policitêmicos devem ter um controle rigoroso de hidratação e monitorização das complicações mais comuns, como hipoglicemia e hiperbilirrubinemia. O manejo desses RN varia de acordo com a presença ou não de sinais e sintomas, incluindo desde cuidados de suporte até a exsanguineotransfusão parcial, geralmente limitada a pacientes com sintomas graves e que não apresentaram melhora após aumento da taxa hídrica. Ainda há necessidade de mais estudos comparando o efeito da exsanguineotransfusão com o manejo expectante nos desfechos em curto e longo prazos em RN policitêmicos sintomáticos e assintomáticos.

REFERÊNCIAS BIBLIOGRÁFICAS

1. Gallagher PG. The neonatal erythrocyte and its disorders. In: Orkin SH, Fisher DE, Look T, Lux SE, Ginsburg D, Nathan DG (eds.). Nathan and Oski's hematology and oncology of infancy and childhood. 8.ed. Philadelphia: WB Saunders; 2015. p.52-75.
2. Luchtman-Jones L, Wilson DB. Hematologic problems in the fetus and neonate. In: Martin RJ, Fanaroff AA, Walsh MC (eds.). Neonatal-perinatal medicine. 9.ed. St. Louis: Elsevier Mosby; 2011. p.1303-59.
3. Drew JH, Guaran RL, Grauer S, Hobbs JB. Cord whole blood hyperviscosity: measurement, definition, incidence and clinical features. J Paediatr Child Health. 1991;27(6):363-5.
4. Wiswell TE, Cornish JD, Northam RS. Neonatal polycythemia: frequency of clinical manifestations and other associated findings. Pediatrics. 1986;78(1):26-30.
5. McDonald SJ, Middleton P. Effect of timing of umbilical cord clamping of term infants on maternal and neonatal outcomes. Cochrane Database Syst Rev. 2008:CD004074.
6. Ramamurthy RS, Berlanga M. Postnatal alteration in hematocrit and viscosity in normal and polycythemic infants. J Pediatr. 1987;110(6):929-34.
7. Mentzer WC, Glader BE. Erythrocyte disorders in infancy. In: Taeusch HW, Ballard RA (eds.). Avery's diseases of the newborn. 8.ed. Philadelphia: WB Saunders; 2005. p.1180-214.
8. Capasso L, Raimondi F, Capasso A, Crivaro V, Capasso R, Paludetto R. Early cord clamping protects at-risk neonates from polycythemia. Biol Neonate. 2003;83(3):197-200.
9. Rawlings JS, Pettett G, Wiswell TE, Clapper J. Estimated blood volumes in polycythemic neonates as a function of birth weight. J Pediatr. 1982;101(4):594-9.
10. Sarkar S, Rosenkrantz TS. Neonatal polycythemia and hyperviscosity. Semin Fetal Neonatal Med. 2008;13(4):248-55.
11. Rosenkrantz TS. Polycythemia and hyperviscosity in the newborn. Semin Thromb Hemost. 2003;29(5):515-27.
12. Jeevasankar M, Agarwal R, Chawla D, Paul VK, Deorari AK. Polycythemia in the newborn. Indian J Pediatr. 2008;75(1):68-72.
13. Kates EH, Kates JS. Anemia and polycythemia in the newborn. Pediatr Rev. 2007; 28(1):33-4.
14. Schimmel MS, Bromiker R, Soll RF. Neonatal polycythemia: is partial exchange transfusion justified? Clin Perinatol. 2004;31(3):545-53.

15. Dempsey EM, Barrington K. Short and long term outcomes following partial exchange transfusion in the polycythaemic newborn: a systematic review. Arch Dis Child Fetal Neonatal Ed. 2006;91(1):F2-6.
16. Waal KA, Baerts W, Offringa M. Systematic review of the optimal fluid for dilutional exchange transfusion in neonatal polycythemia. Arch Dis Child Fetal Neonatal Ed. 2006;91(1):F7-10.
17. Ergenekon E, Hirfanoglu IM, Turan O, Beken S, Gucuyener K, Atalay Y. Partial exchange transfusion results in increased cerebral oxygenation and faster peripheral microcirculation in newborns with polycythemia. Acta Paediatr. 2011;100(11):1432-6.
18. Ozek E, Soll R, Schimmel MS. Partial exchange transfusion to prevent neurodevelopmental disability in infants with polycythemia. Cochrane Database Syst Rev. 2010:CD005089.

24

HIPERBILIRRUBINEMIA INDIRETA NEONATAL

Jaqueline Serra Brand

João Henrique Carvalho Leme de Almeida (in memoriam)

OBJETIVOS

- ✓ Definir hiperbilirrubinemia indireta neonatal.
- ✓ Conhecer os fatores de risco que predispõem à hiperbilirrubinemia indireta.
- ✓ Estabelecer as medidas adequadas para a assistência do recém-nascido com o diagnóstico de hiperbilirrubinemia.
- ✓ Descrever e analisar as alternativas terapêuticas disponíveis, como fototerapia, imunoglobulina venosa e exsanguineotransfusão total.

DEFINIÇÃO

A maioria dos recém-nascidos (RN), na 1ª semana de vida, desenvolve um nível de bilirrubina sérica ou plasmática > 1 mg/dL (17 mcmol/L), que é o limite superior do normal para adultos. À medida que os níveis de bilirrubina aumentam, a icterícia neonatal se torna visível clinicamente no sentido craniocaudal e pode se acentuar, chegando a níveis acima de 20 mg/dL (5% dos casos), com potencial para o aparecimento da forma grave ou *Kernicterus*.[1,2]

A hiperbilirrubinemia significativa em lactentes ≥ 35 semanas de idade gestacional (IG) é definida como um nível de bilirrubina sérica acima do percentil 95 no nomograma de Bhutani.[1]

Os RN prematuros e a termo com bilirrubina > 25 mg/dL (428 mcmol/L) ou hiperbilirrubinemia grave correm o risco de desenvolver disfunção neurológica induzida pela bilirrubina indireta, quadro que ocorre quando a bilirrubina cruza a barreira hematoencefálica, subsequentemente se liga ao tecido cerebral e induz neurotoxicidade.[3]

METABOLISMO DA BILIRRUBINA

As hemácias alcançam sua sobrevida máxima em torno de 120 dias, tornam-se muito frágeis e suas membranas rompem-se e liberam moléculas de hemoglobina (Hb), que, fagocitada pelos macrófagos tissulares no sistema reticuloendotelial (SRE), é dividida em 2 frações: heme e globina. A bilirrubina é um produto do catabolismo da fração heme. Aproximadamente 80 a 90% da bilirrubina é produzida durante a quebra da hemoglobina, e os 10 a 20% restantes são derivados da quebra de outras proteínas que contêm heme, como citocromos e catalase.[3]

A enzima heme-oxigenase (HO) localizada em todas as células nucleadas catalisa a quebra da heme, resultando na formação de quantidades equimolares de ferro, CO e biliverdina, a qual é rapidamente convertida em bilirrubina pela enzima biliverdina-redutase.[3]

A depuração e a excreção de bilirrubina ocorrem em 4 fases:

- Captação hepática: a bilirrubina circulante ligada à albumina é transportada para o fígado. A bilirrubina se dissocia da albumina e é absorvida pelos hepatócitos, onde é processada para excreção.[3]
- Conjugação: nos hepatócitos, a enzima uridina-difosfogluconurato-glucuronosiltransferase (UGT1A1) catalisa a conjugação de bilirrubina com ácido glucurônico, produzindo diglucuronídeos de bilirrubina e, em menor grau, monoglucuronídeos de bilirrubina.[3]
- Excreção biliar: a bilirrubina conjugada, que é mais solúvel em água do que a bilirrubina não conjugada, é excretada na bile em um processo ativo que depende dos transportadores canaliculares e, depois, é excretada no trato digestivo.[3]
- Circulação êntero-hepática: a bilirrubina conjugada secretada não pode ser reabsorvida pelas células epiteliais intestinais. No adulto, ela é reduzida a urobilina por enzimas bacterianas intestinais; no entanto, ao nascer, o intestino do RN é estéril e, subsequentemente, os lactentes têm muito menos bactérias no intestino. Como consequência, pouca bilirrubina conjugada é reduzida a urobilina. No lactente, a enzima beta-glicuronidase na mucosa intestinal desconjuga a bilirrubina conjugada. A bilirrubina não conjugada é reabsorvida pela parede intestinal e reciclada na circulação, em um processo conhecido como circulação êntero-hepática da bilirrubina.[3]

ETIOLOGIA

A hiperbilirrubinemia pode ser causada por qualquer alteração nas fases de seu metabolismo.

Aumento da produção

A causa mais comum da hiperbilirrubinemia não conjugada significativa (acima do percentil 95) é o aumento de sua produção em decorrência de doenças hemolíticas como:[4]

- Hemólise mediada por incompatibilidade ABO ou Rh.
- Defeitos herdados da membrana dos glóbulos vermelhos (p. ex., esferocitose hereditária e eliptocitose).
- Defeitos enzimáticos eritrocitários (p. ex., deficiência de glicose-6-fosfato-desidrogenase – G6PD), deficiência de piruvatoquinase e porfiria eritropoiética congênita).
- Sepse: uma teoria sugere que o aumento do estresse oxidativo decorrente da sepse danifica os glóbulos vermelhos neonatais.
- Outras causas do aumento da produção de bilirrubina decorrente do aumento da quebra de glóbulos vermelhos incluem policitemia ou sequestro de sangue em um espaço fechado, como no caso dos cefaloematomas.
- RN macrossômicos de mães diabéticas apresentam produção aumentada de bilirrubina em virtude da policitemia ou de eritropoiese ineficaz.

Depuração diminuída

Defeitos herdados no gene que codifica a enzima UGT1A1, que catalisa a conjugação de bilirrubina com ácido glucurônico, diminuem a conjugação de bilirrubina. Isso reduz a depuração da bilirrubina hepática e aumenta os níveis totais de bilirrubina sérica ou plasmática. Esses distúrbios incluem a síndrome de Crigler-Najjar (tipos I e II) e a síndrome de Gilbert:[5]

- Síndrome de Crigler-Najjar tipo I: a forma mais grave de distúrbio herdado da enzima UGT1A1. A atividade dessa enzima é essencialmente ausente, e a hiperbilirrubinemia grave se desenvolve nos primeiros 2 a 3 dias após o nascimento. A fototerapia ao longo da vida é necessária para evitar o desenvolvimento de disfunção neurológica induzida por bilirrubina, a menos que um transplante de fígado seja realizado. O modo de herança é autossômico recessivo.
- Síndrome de Crigler-Najjar tipo II: é menos grave que o tipo I. A atividade da enzima UGT1A1 é baixa, mas detectável. Embora algumas crianças afetadas desenvolvam icterícia grave, a hiperbilirrubinemia geralmente responde ao tratamento com fenobarbital. Em geral, é herdada de maneira autossômica recessiva, embora a transmissão autossômica dominante ocorra em alguns casos.
- Síndrome de Gilbert: é o distúrbio hereditário mais comum da glucuronidação da bilirrubina decorrente de mutações no gene UGT1A1. A mutação causa uma

produção reduzida de UGT1A1, levando à hiperbilirrubinemia não conjugada. A icterícia do leite materno durante a 2ª semana após o nascimento pode ser decorrente de manifestação neonatal concomitante da síndrome de Gilbert.

Outras causas de depuração diminuída de bilirrubina incluem diabetes materno, hipotireoidismo congênito e galactosemia. Esses distúrbios costumam ser identificados pela triagem metabólica neonatal; no entanto, os RN podem desenvolver icterícia grave e prolongada antes dos resultados.[5]

Aumento da circulação êntero-hepática da bilirrubina

As causas de hiperbilirrubinemia decorrente do aumento da circulação êntero-hepática da bilirrubina incluem motilidade intestinal prejudicada, causada por obstrução funcional ou anatômica, e, possivelmente, a icterícia do leite materno.[6]

- Icterícia do leite materno: definida como a persistência da hiperbilirrubinemia neonatal além das primeiras 2 a 3 semanas de idade. Apresenta-se, tipicamente, após os primeiros 3 a 5 dias de vida, atinge o pico dentro de 2 semanas após o nascimento e diminui progressivamente para níveis normais ao longo de 3 a 12 semanas. Essa condição precisa ser diferenciada da icterícia por falha na amamentação, que se deve à ingestão de líquidos e calorias abaixo do ideal durante os primeiros 7 dias de vida.
- Icterícia por falha na amamentação: geralmente ocorre na 1ª semana de vida, pois a falha na lactação leva à ingestão inadequada de líquidos e calorias, resultando em hipovolemia e em perda significativa de peso. Isso resulta em icterícia e, em alguns casos, em hipernatremia definida como sódio sérico > 150 mEq/L. A diminuição da ingestão também causa uma eliminação mais lenta da bilirrubina e aumenta sua circulação êntero-hepática, condição que contribui para um aumento dos níveis séricos de bilirrubina. As complicações na amamentação, como engurgitamento mamário, rachaduras nos mamilos e fadiga, além de fatores neonatais, como sucção ineficaz, podem resultar em amamentação ineficaz se não forem abordadas adequadamente antes da alta hospitalar.

FATORES DE RISCO PARA HIPERBILIRRUBINEMIA NÃO CONJUGADA[7]

Os fatores de risco para hiperbilirrubinemia não conjugada são: icterícia nas primeiras 24 horas de vida, idade gestacional de 35 a 36 semanas (independentemente do peso ao nascer), aleitamento materno exclusivo com dificuldade ou perda de peso > 7% em comparação com o peso de nascimento, irmão com icterícia neonatal tratado com fototerapia, descendência asiática, cefaloematoma ou equimoses, deficiência de G6PD; diabetes materno, policitemia, trissomia do cromossomo 21 e eliminação tardia de mecônio.

MANIFESTAÇÕES CLÍNICAS

O significado clínico da hiperbilirrubinemia no RN refere-se a sua propensão à deposição na pele e mucosas, caracterizando a icterícia.[1]

A icterícia pode apresentar-se ao nascimento ou aparecer em qualquer momento durante o período neonatal. Em geral, tem início na face e escleróticas e, conforme aumenta o nível sérico da bilirrubina, estende-se ao abdome e aos membros inferiores (progressão cefalocaudal).[1]

Pode ocorrer o depósito de bilirrubina não conjugada nas células cerebrais, caracterizando-se o quadro de *Kernicterus,* que se manifesta inicialmente com letargia, recusa alimentar e perda do reflexo de Moro, evoluindo com convulsões, opistótono, contrações da face e membros e choro agudo estridente. Os prematuros são mais suscetíveis a desenvolver essa síndrome neurológica, cujo nível sanguíneo tóxico é imprevisível.[2]

DIAGNÓSTICO

O diagnóstico é essencialmente clínico-laboratorial. Para a investigação da hiperbilirrubinemia neonatal, é importante a realização dos seguintes exames laboratoriais:[1,2]

- Bilirrubina total e frações.
- Hemoglobina, hematócrito, reticulócitos.
- Tipagem sanguínea da mãe e do RN (sistemas ABO e Rh).
- Coombs direto no sangue de cordão ou no RN.
- Pesquisa de anticorpos anti-D (Coombs indireto) quando a mãe for Rh (D ou Du) negativo.
- Dosagem de G6PD.
- Dosagem de hormônio tireoidiano e hormônio estimulante da tireoide (triagem metabólica neonatal).

TRATAMENTO

Independentemente da etiologia da hiperbilirrubinemia indireta, o objetivo do tratamento é impedir níveis neurotóxicos.[8] Recomenda-se o uso da fototerapia contínua e, para os casos refratários, a exsanguineotransfusão total, que, com a modernização dos aparelhos de fototerapia, é indicada cada vez com menor frequência.[9] O tratamento com agentes farmacológicos necessita, ainda, de evidências científicas que comprovem sua eficácia.[10-14]

Fototerapia

A fototerapia é a intervenção mais usada no tratamento e na prevenção da hiperbilirrubinemia grave.[1,9] Trata-se de uma intervenção eficaz para diminuir a bilirrubina sérica e foi considerada segura, com poucos efeitos adversos significativos e complicações neurológicas em longo prazo.[9]

A eficácia da fototerapia depende principalmente dos seguintes fatores:[9]

- Comprimento de onda da luz: o comprimento ideal compreende a faixa azul, de 425 a 475 nm.
- Irradiância espectral: intensidade da luz (valor convencional de 8 a 10 mW/cm²/nm).
- Superfície corporal exposta à luz: quanto maior for a superfície corporal exposta à luz, mais eficaz será a fototerapia.

A Figura 1 e a Tabela 1 mostram os valores para a indicação de fototerapia em RN ≥ 35 semanas[1] e RN < 35 semanas,[3] respectivamente.

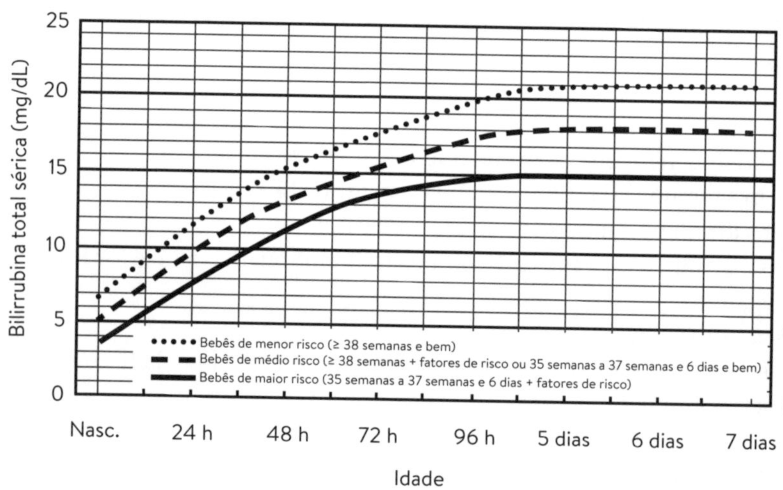

Figura 1 Indicação de fototerapia em recém-nascidos com idade gestacional ≥ 35 semanas (nomograma de Bhutani).

Fonte: American Academy of Pediatrics, 2004.[1]

Tabela 1 Indicação de fototerapia em recém-nascidos com idade gestacional < 35 semanas

Idade gestacional	Bilirrubina total sérica (mg/dL)
< 28	5-6
28 semanas a 29 semanas e 6 dias	6-8
30 semanas a 31 semanas e 6 dias	8-10
32 semanas a 33 semanas e 6 dias	10-12
34 semanas a 34 semanas e 6 dias	12-14

Fonte: Maisels e Watchko, 2012.[3]

Exsanguineotransfusão

A exsanguineotransfusão é um procedimento cada vez mais raro, com alta morbidade e que requer pessoal treinado. É o método mais eficaz para remover rapidamente a bilirrubina indireta. Pode apresentar como complicações: alterações hematológicas e hemodinâmicas, infecção, enterocolite necrosante, trombose de veia porta, reação transfusional, distúrbios hidroeletrolíticos (em especial hipocalcemia e hiperpotassemia), entre outras alterações.[1]

É indicada, principalmente, em RN sintomáticos com sinais clínicos de disfunção neurológica induzida pela bilirrubina, quando a fototerapia falha em impedir a progressão da hiperbilirrubinemia indireta grave. Também é útil para doença hemolítica por isoimunização Rh.[1]

Nesse procedimento, realiza-se a troca de 2 volemias (160 mL/kg) em pequenas alíquotas com sangue tipo O com Rh negativo. Após a troca, os níveis de bilirrubina caem aproximadamente 50% do valor pré-procedimento e ocorre substituição de cerca de 85% dos glóbulos vermelhos circulantes.[1]

A Figura 2 mostra os valores para a indicação de exsanguineotransfusão em RN ≥ 35 semanas.[1]

Imunoglobulina

A terapia com imunoglobulina é indicada para RN que apresentam aumento dos níveis de bilirrubina, apesar do uso da fototerapia, com o objetivo de reduzir a necessidade de exsanguineotransfusão. Os estudos ainda são inconclusivos para se indicar seu uso rotineiro.[10]

Outros agentes farmacológicos

Agentes farmacológicos, como fenobarbital, ácido ursodesoxicólico (UDCA), metaloporfirinas e clofibrato, foram usados como medicamentos com a finalidade de inibir a hemólise, aumentar a conjugação e a excreção de bilirrubina, aumentar

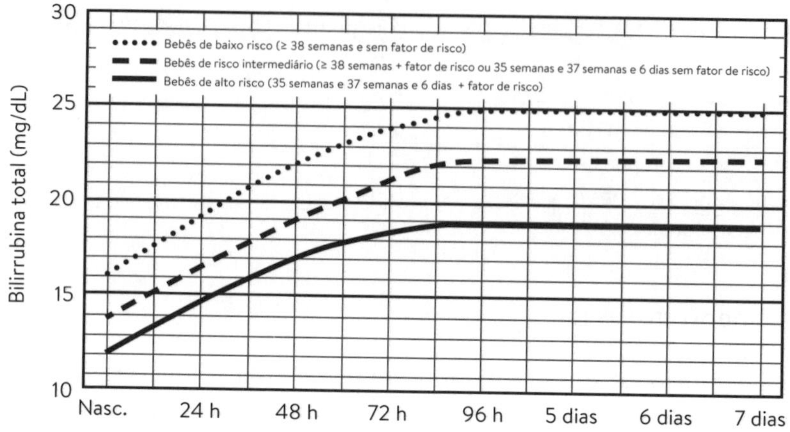

Figura 2 Indicação de exsanguineotransfusão em recém-nascidos com idade gestacional ≥ 35 semanas (nomograma de Bhutani).
Fonte: American Academy of Pediatrics, 2004.[1]

o fluxo biliar ou inibir a formação de bilirrubina, respectivamente. Há poucas evidências, no entanto, de que esses medicamentos sejam úteis no tratamento da hiperbilirrubinemia neonatal.[11-14]

DESAFIOS ATUAIS

Um dos desafios no manejo da hiperbilirrubinemia indireta no período neonatal é o conhecimento de sua etiologia, que deve ser baseado na realização de exames para diagnóstico, além da indicação para a realização de exsanguinotransfusão, já que se trata de um procedimento invasivo, que pode aumentar a morbimortalidade neonatal.

ORIENTAÇÕES AOS PAIS

Os pais dos RN com quadro de hiperbilirrubinemia indireta necessitam de informações permanentes e adequadas. Deve-se sempre lembrar da possível dificuldade da família para entender e interpretar linguagem técnica e rebuscada com relação a todo o aparato necessário para o tratamento do RN. Deve-se perseguir a meta de uma ótima comunicação, pois sabe-se que, com essa técnica, pode-se minimizar sofrimentos desnecessários.

✓ CONCLUSÃO

A prevenção da hiperbilirrubinemia indireta neonatal baseia-se na identificação dos RN com fatores de risco e no uso de intervenções para reduzir os níveis de bilirrubina sérica, conforme necessário. A decisão de quando iniciar o tratamento e a escolha da intervenção baseiam-se na avaliação da probabilidade de o RN desenvolver hiperbilirrubinemia grave usando valores de bilirrubina relacionados ao tempo de vida e na presença de fatores de risco adicionais. Quando esses RN são identificados e tratados adequadamente, o resultado é excelente, com risco mínimo ou nenhum risco de sequelas do neurodesenvolvimento.

REFERÊNCIAS BIBLIOGRÁFICAS

1. American Academy of Pediatrics. Subcommittee on Hyperbilirubinemia. Management of hyperbilirubinemia in the newborn infant 35 or more weeks of gestation. Pediatrics. 2004;114(1):297-318.
2. Maisels MJ, Bhutani VK, Bogen D, Newman TB, Stark AR, Watchko JF. Hyperbilirubinemia in the newborn infant ≥ 35 weeks gestation: an update with clarifications. Pediatrics. 2009;124(4):1193-8.
3. Maisels MJ, Watchko JF. Neonatal hyperbilirubinemia. In: Klaus MH, Fanaroff AA (eds.). Care of the high-risk neonate. 6.ed. Philadelphia: WB Saunders; 2012. p.310-45.
4. Kaplan M, Wong RJ, Sibley E, Stevenson DK. Neonatal jaundice and liver disease. In: Martin RJ, Fanaroff AA, Walsh MC (eds.). Neonatal-perinatal medicine: diseases of the fetus and infant, v.2. 9.ed. St. Louis: Elsevier Mosby; 2011. p.1443-96.
5. Skierka JM, Kotzer KE, Lagerstedt SA, O'Kane DJ, Baudhuin LM. UGT1A1 genetic analysis as a diagnostic aid for individuals with unconjugated hyperbilirubinemia. J Pediatr. 2013;162(6):1146-52.
6. Maisels MJ, Clune S, Coleman K, Gendelman B, Kendall A, McManus S, et al. The natural history of jaundice in predominantly breastfed infants. Pediatrics. 2014;134(2):e340-5.
7. Huang MJ, Kua KE, Teng HC, Tang TS, Weng HW, Huang CS. Risk factors for severe hyperbilirubinemia in neonates. Pediatr Res. 2004;56(5):682-9.
8. Lamola AA, Bhutani VK, Du L, Castillo Cuadrado M, Chen L, et al. Neonatal bilirubin binding capacity discerns risk of neurological dysfunction. Pediatr Res. 2015;77(2):334-9.
9. Bratlid D, Nakstad B, Hansen TW. National guidelines for treatment of jaundice in the newborn. Acta Paediatr. 2011;100(4):499-505.
10. Gottstein R, Cooke RW. Systematic review of intravenous immunoglobulin in haemolytic disease of the newborn. Arch Dis Child Fetal Neonatal Ed. 2003;88(1):F6-F10.
11. Yaffe SJ, Dorn LD. Effects of prenatal treatment with phenobarbital. Dev Pharmacol Ther. 1990;15(3-4):215-23.
12. Bhutani VK, Poland R, Meloy LD, Hegyi T, Fanaroff AA, Maisels MJ. Clinical trial of tin mesoporphyrin to prevent neonatal hyperbilirubinemia. J Perinatol. 2016;36(7):533-9.
13. Suresh GK, Martin CL, Soll RF. Metalloporphyrins for treatment of unconjugated hyperbilirubinemia in neonates. Cochrane Database Syst Rev. 2003:CD004207.
14. Honar N, Ghashghaei Saadi E, Saki F, Pishva N, Shakibazad N, Hosseini Teshnizi S. Effect of ursodeoxycholic acid on indirect hyperbilirubinemia in neonates treated with phototherapy. J Pediatr Gastroenterol Nutr. 2016;62(1):97-100.

ÍNDICE REMISSIVO

B

C

D

E

F

G

H

I

J

K

L

P

S

T

U